生物医学工程中的物理化学
Physical Chemistry in Biomedical Engineering

顾忠泽 徐 华 朱 存 杜 鑫 编著

科学出版社

北 京

内 容 简 介

本书从生物医学工程的角度,系统介绍物理化学的基本知识及其在生物医学工程中的应用,其中包括作者多年来的部分研究成果。全书共 12 章,其中第 1 章为绪论,第 2 章至第 7 章为物理化学的基本知识,包括热力学概念、化学势与化学平衡、电化学、表面物理化学、胶体化学、化学动力学基本原理。第 8 章至第 12 章为物理化学在生物医学工程中的应用,包括气体表面吸附与检测、电化学传感器、生物材料的表面修饰、胶体材料与生物分析、贵金属纳米粒子的合成及动力学调控。

本书可作为综合性大学、高等师范院校生物医学工程、生物工程等专业物理化学课程的教材,也可供其他相关专业学生学习物理化学时参考。

图书在版编目(CIP)数据

生物医学工程中的物理化学 / 顾忠泽等编著. —北京:科学出版社,2019.3

ISBN 978-7-03-060646-4

Ⅰ. ①生… Ⅱ. ①顾… Ⅲ. ①生物工程-医学工程 ②物理化学 Ⅳ. ①R318 ②O64

中国版本图书馆 CIP 数据核字(2019)第 037322 号

责任编辑:翁靖一 / 责任校对:杜子昂
责任印制:赵 博 / 封面设计:耕者设计工作室

科学出版社 出版
北京东黄城根北街 16 号
邮政编码:100717
http://www.sciencep.com
天津市新科印刷有限公司印刷
科学出版社发行 各地新华书店经销

*

2019 年 3 月第 一 版 开本:720 × 1000 1/16
2025 年 2 月第四次印刷 印张:18 3/4
字数:362 000
定价:98.00 元
(如有印装质量问题,我社负责调换)

前　言

生物医学工程（biomedical engineering）是一门前沿交叉学科，它综合医学、化学、生物学等多个学科的理论和方法，利用工程技术手段来解决医学诊断和治疗问题。生物医学工程对发展高端医疗装备和推动临床医学发展起着十分重要的支撑作用。

物理化学（physical chemistry）是研究化学中的物理学问题的科学，是化学和物理学的交叉学科。物理化学是从研究化学现象和物理现象之间的相互联系入手，找出化学运动中最具有普遍性规律的一门学科。物理化学的目的是使化学更好地为科学研究和生产实践服务。不仅化学领域的研究人员需要学习物理化学知识，材料、物理、生物、生物医学工程等领域的研究人员同样需要物理化学知识来指导科学研究。但是不同背景的学生学习物理化学的知识是各有偏重的。因此，编著一本适合生物医学工程专业的学生和研究人员学习的物理化学教材是十分重要的。

东南大学生物医学工程学科于1984年创立，是国内较早设立生物医学工程专业的学校。1997年"生物医学工程"成为国家一级学科博士点，2002年"生物医学工程"成为国家重点学科，并于2017年入选国家"双一流"学科。在2007年、2012年的生物医学工程学科全国评估中排名第一，2017年学科评估为A+。生物科学与医学工程学院多年来一直面向本科生开设物理化学课程，在面向生物医学工程专业背景的学生讲授物理化学知识上积累了丰富的经验。

本书从生物医学工程的角度，系统介绍物理化学的基本知识及其在生物医学工程中的应用，其中包括作者多年来的研究成果。全书共12章，其中第1章为绪论，第2章至第7章为物理化学的基本知识，包括热力学、化学势与化学平衡、电化学、表面物理化学、胶体化学、化学动力学基本原理。第8章至第12章为物理化学在生物医学工程中的应用，包括气体表面吸附与检测、电化学传感器、生物材料的表面修饰、胶体材料与生物分析、贵金属纳米粒子的合成及动力学调控。本书的完成得到了生物电子学国家重点实验室仿生材料与器件课题组老师和同学们的大力支持。东南大学生物医学工程专业的本科生在本书成书过程中提出了诸多宝贵意见。科学出版社的翁靖一编辑在本书的出版过程中给予了大力的支持。在此表示由衷的感谢。

限于编者水平，书中不当之处在所难免，恳望读者不吝指正，以便再版时修改和提高。

顾忠泽

2019 年 3 月于东南大学

目 录

前言
第1章 绪论 ··· 1
  1.1 物理化学的内容和任务 ·· 1
  1.2 物理化学的研究内容 ·· 1
    1.2.1 化学变化的方向和限度 ·· 2
    1.2.2 化学反应的速率和机理 ·· 2
    1.2.3 物质结构和性能之间的关系 ·· 2
  1.3 物理化学的发展历史 ·· 2
  1.4 生物医学工程中的物理化学 ·· 3
第2章 热力学概论 ··· 5
  2.1 热力学的定义 ·· 5
  2.2 热力学中的基本概念 ·· 5
    2.2.1 系统和环境 ·· 5
    2.2.2 系统的状态和状态函数 ·· 6
    2.2.3 热力学平衡状态 ·· 7
    2.2.4 过程和途径 ·· 7
    2.2.5 热和功 ·· 7
    2.2.6 功与过程的关系 ·· 8
    2.2.7 准静态过程与可逆过程 ·· 9
  2.3 热力学第一定律 ·· 10
    2.3.1 热平衡与热力学第零定律 ·· 10
    2.3.2 热力学第一定律及其数学表达 ······································ 11
    2.3.3 焓与热容 ·· 12
    2.3.4 理想气体的热力学 ·· 13
    2.3.5 化学反应的热与焓 ·· 16
  2.4 热力学第二定律 ·· 20
    2.4.1 自发过程与热力学第二定律 ·· 20
    2.4.2 卡诺循环与卡诺定理 ·· 21

2.4.3 熵的概念与计算 23
2.4.4 克劳修斯不等式与熵增原理 24
2.4.5 熵变的计算 25
2.4.6 熵的物理意义 28
2.5 化学反应的熵变与热力学第三定律 30
2.5.1 热力学第三定律 30
2.5.2 规定熵与标准熵 30
2.5.3 亥姆霍兹函数和吉布斯函数 31
2.5.4 化学反应的 ΔG 34

第 3 章 化学势与化学平衡 35
3.1 偏摩尔量 35
3.1.1 偏摩尔量的定义 35
3.1.2 偏摩尔量的集合公式 37
3.2 化学势 37
3.2.1 化学势的定义 37
3.2.2 化学势判据及应用举例 38
3.3 气体的化学势 40
3.3.1 理想气体的化学势 40
3.3.2 实际气体的化学势 41
3.4 理想溶液中物质的化学势 41
3.4.1 拉乌尔定律 42
3.4.2 理想液态混合物的定义和特征 42
3.4.3 理想液态混合物中任一组分的化学势 43
3.5 理想稀溶液中物质的化学势 44
3.5.1 亨利定律 44
3.5.2 理想稀溶液的定义 44
3.5.3 理想稀溶液中溶剂和溶质的化学势 45
3.6 不挥发性溶质稀溶液的依数性 46
3.6.1 蒸气压下降 46
3.6.2 凝固点降低 46
3.6.3 沸点升高 48
3.6.4 渗透压 48
3.7 非理想溶液中物质的化学势 49
3.7.1 活度与活度系数 49
3.7.2 活度求算 50

目 录

3.8 化学反应的方向和限度 ·· 50
    3.8.1 反应系统的吉布斯函数 ····································· 51
    3.8.2 化学反应的平衡常数和等温方程 ························· 52
3.9 反应的标准吉布斯自由能变化 ····································· 53
3.10 平衡常数的各种表示法 ·· 54
    3.10.1 气相反应 ·· 55
    3.10.2 液相反应 ·· 56
    3.10.3 气固复相反应 ·· 57
3.11 温度对平衡常数的影响 ·· 57
3.12 其他因素对平衡常数的影响 ······································ 58
    3.12.1 压力的影响 ·· 58
    3.12.2 惰性气体的影响 ·· 59

第4章 电化学 ·· 60

(一) 电解质溶液 ·· 60
4.1 离子的迁移 ··· 60
    4.1.1 电解质溶液的导电现象 ····································· 60
    4.1.2 法拉第定律 ·· 62
    4.1.3 离子的电迁移 ·· 63
4.2 电解质溶液的电导 ·· 65
    4.2.1 电导、电导率和摩尔电导率 ······························· 65
    4.2.2 电导的测定及应用 ·· 67
    4.2.3 电导率、摩尔电导率与浓度的关系 ······················ 68
    4.2.4 离子独立运动定律和离子的摩尔电导率 ··············· 69
4.3 电导率的应用 ·· 70
    4.3.1 计算弱电解质的解离度和解离平衡常数 ··············· 70
    4.3.2 计算难溶电解质的溶解度 ································· 71
    4.3.3 电导滴定 ·· 72
4.4 强电解质溶液的活度和活度系数 ································· 73
    4.4.1 活度和活度系数 ··· 74
    4.4.2 影响离子平均活度系数的因素 ·························· 75
(二) 可逆电池及其应用 ·· 76
4.5 可逆电池 ·· 76
    4.5.1 可逆电池的概念 ··· 76
    4.5.2 可逆电极的种类 ··· 77
    4.5.3 电池的表示式 ·· 79

	4.5.4 电池电动势的测定	80
4.6	可逆电池的热力学	82
	4.6.1 能斯特方程	82
	4.6.2 电动势及其温度系数与电池反应热力学量的关系	83
4.7	电极和电池电动势	84
	4.7.1 电池电动势产生的机理	84
	4.7.2 电池电动势	87
	4.7.3 电极电势	87
	4.7.4 电池电动势的计算	89
4.8	电极电势及电池电动势的应用	91
	4.8.1 判断氧化还原反应的方向	91
	4.8.2 化学反应标准平衡常数和难溶盐的溶度积的计算	92
	4.8.3 电解质的平均活度系数的计算	93
	4.8.4 溶液的 pH 的计算	94
4.9	浓差电池和液体接界电势	95
	4.9.1 浓差电池	95
	4.9.2 液体接界电势	96

(三) 不可逆电极过程及其应用 97

4.10	电极的极化	97
	4.10.1 分解电压	97
	4.10.2 极化作用与超电势	98
4.11	电解时电极上的竞争反应	100
	4.11.1 电极反应速率	100
	4.11.2 电极反应的竞争	101
4.12	电化学的应用	103
	4.12.1 金属的电化学腐蚀	103
	4.12.2 金属的电化学防腐	104
	4.12.3 化学电源	107

第 5 章 表面物理化学 113

5.1	表面吉布斯函数和表面张力	113
5.2	纯液体的表面现象	115
	5.2.1 弯曲液面的附加压力	115
	5.2.2 弯曲液面的蒸气压	116
5.3	溶液的表面吸附	117
	5.3.1 溶液的表面能	117

		5.3.2 溶液的表面吸附作用	118
		5.3.3 表面活性剂	119
	5.4	表面的润湿	122
		5.4.1 润湿作用	122
		5.4.2 铺展系数与黏附功	122
		5.4.3 接触角与杨氏方程	123

第 6 章 胶体化学 ... 125

- 6.1 引言 ... 125
- 6.2 胶体的基本性质和分类 ... 126
  - 6.2.1 胶体的基本性质 ... 126
  - 6.2.2 胶体的分类 ... 127
- 6.3 溶胶的动力性质 ... 128
  - 6.3.1 布朗运动 ... 128
  - 6.3.2 扩散和渗透压 ... 130
  - 6.3.3 沉降和沉降平衡 ... 131
- 6.4 溶胶的光学性质 ... 132
  - 6.4.1 丁铎尔效应 ... 133
  - 6.4.2 瑞利散射定律 ... 134
- 6.5 溶胶的电性质 ... 135
  - 6.5.1 电动现象 ... 135
  - 6.5.2 胶体粒子带电的原因 ... 136
  - 6.5.3 胶体粒子的双电层 ... 138
  - 6.5.4 胶体粒子的结构 ... 141
- 6.6 溶胶的稳定性 ... 142
  - 6.6.1 胶体稳定性理论 ... 142
  - 6.6.2 影响溶胶稳定性的因素 ... 144
- 6.7 溶胶的制备与纯化 ... 145
  - 6.7.1 溶胶的制备 ... 145
  - 6.7.2 溶胶的纯化 ... 146

第 7 章 化学动力学基本原理 ... 148

- 7.1 引言 ... 148
- 7.2 化学反应速率 ... 150
  - 7.2.1 化学反应速率的表示法 ... 150
  - 7.2.2 化学反应速率的测定 ... 151
  - 7.2.3 化学反应的速率方程 ... 152

7.2.4	反应级数与反应分子数	154
7.2.5	质量作用定律	154
7.2.6	阿伦尼乌斯方程	155

7.3 具有简单级数的反应 … 156
    7.3.1 一级反应 … 156
    7.3.2 二级反应 … 157
    7.3.3 三级反应 … 159
    7.3.4 零级反应 … 161

7.4 典型的复杂反应 … 162
    7.4.1 对峙反应 … 162
    7.4.2 平行反应 … 164
    7.4.3 连续反应 … 166

7.5 链反应 … 168
    7.5.1 直链反应 … 168
    7.5.2 支链反应 … 170

7.6 基元反应速率理论 … 171
    7.6.1 碰撞理论 … 171
    7.6.2 过渡态理论 … 173

第 8 章 气体表面吸附与检测 … 177
8.1 气体在材料表面的吸附 … 177
    8.1.1 固体表面的特点 … 177
    8.1.2 气固吸附的类型 … 178
    8.1.3 吸附量与吸附平衡 … 179
    8.1.4 吸附曲线 … 179

8.2 气固吸附的本质 … 185
    8.2.1 气固吸附的作用力 … 185
    8.2.2 吸附热 … 187
    8.2.3 影响气固吸附的主要因素 … 188

8.3 气体传感与检测 … 188
    8.3.1 气体传感器 … 188
    8.3.2 气体传感阵列 … 199

8.4 气体传感与检测在生物医学工程中的应用 … 205
参考文献 … 208

第 9 章 电化学传感器 … 210
9.1 电化学传感器的基本概念 … 210

9.2 电化学传感器的工作原理 ··· 210
  9.2.1 电流式传感器 ··· 210
  9.2.2 电位式传感器 ··· 211
  9.2.3 电导式传感器 ··· 212
9.3 电化学传感器的分类 ··· 213
  9.3.1 电化学核酸传感器 ·· 213
  9.3.2 电化学酶传感器 ·· 214
  9.3.3 电化学免疫传感器 ·· 215
  9.3.4 电化学组织传感器 ·· 216
  9.3.5 电化学微生物传感器 ·· 216
9.4 电化学传感器在生物医学工程方面的应用 ·································· 216
  9.4.1 遗传病和传染病的诊断 ·· 217
  9.4.2 致病微生物的检测 ·· 217
  9.4.3 生物标志物的检测 ·· 218
  9.4.4 药物研究 ·· 220
  9.4.5 纸芯片 ·· 221
  9.4.6 可穿戴式传感器 ·· 223
参考文献 ··· 224

第 10 章 生物材料的表面修饰 ·· 226
10.1 生物材料表面修饰的意义 ·· 226
10.2 生物材料的表面修饰方法 ·· 227
10.3 基于物理沉积的表面修饰方法 ·· 227
  10.3.1 吸附法 ·· 227
  10.3.2 气相沉积 ·· 227
  10.3.3 等离子喷涂 ·· 228
  10.3.4 溶胶凝胶法 ·· 228
10.4 基于化学偶联的表面修饰方法 ·· 229
  10.4.1 传统的化学改性法 ·· 229
  10.4.2 表面接枝 ·· 231
10.5 生物芯片的表面修饰 ·· 232
  10.5.1 生物芯片与图案化修饰 ·· 232
  10.5.2 常见的表面图案化方法简介 ·· 233

第 11 章 胶体材料与生物分析 ·· 238
11.1 引言 ·· 238
11.2 纳米粒子的结构和性质 ·· 239

11.3 纳米粒子的制备 ··· 240
    11.3.1 制备纳米粒子的物理方法 ··· 240
    11.3.2 制备纳米粒子的化学方法 ··· 241
    11.3.3 制备纳米粒子的物理化学方法 ······································· 243
11.4 纳米粒子的自组装 ··· 244
    11.4.1 纳米粒子自组装的驱动力 ··· 244
    11.4.2 纳米粒子自组装的类型 ··· 246
    11.4.3 纳米粒子自组装的方法 ··· 247
11.5 胶体晶体在生物分析中的应用 ··· 253
    11.5.1 基于胶体晶体的有序结构 ··· 254
    11.5.2 基于胶体晶体的生物分析 ··· 256
参考文献 ·· 263

第12章 贵金属纳米粒子合成及动力学调控 ························ 267
12.1 引言 ·· 267
12.2 金属的表面等离子共振性质 ··· 267
12.3 贵金属纳米粒子的合成方法 ··· 269
12.4 贵金属纳米粒子的形貌调控 ··· 271
    12.4.1 成核与生长 ··· 271
    12.4.2 贵金属纳米粒子形貌的热力学调控 ······························· 274
    12.4.3 贵金属纳米粒子形貌的动力学调控 ······························· 276
参考文献 ·· 283

索引 ·· 285

第1章

绪 论

1.1 物理化学的内容和任务

物质的变化不外乎是化学变化和物理变化,二者有密切的联系。从宏观角度看,化学变化总是包含或者伴随着各种能量形式的物理现象。例如,发生一个化学反应时,总是伴随放热或吸热;电池中正、负极发生的氧化还原反应是产生电流的原因;照相底片中溴化银感光后引起化学反应,从而使图像显示出来;植物中的叶绿素受光照后,可以把二氧化碳和水转化成碳水化合物;爆炸反应可以引起巨大的压力、体积变化,等等。这样的例子还可举出很多。这说明物理现象和化学现象是紧密联系的。

从微观角度看,化学反应仍然与物理过程密不可分。分子中电子的运动、原子的转动和振动、原子间的作用力等微观物理运动形态,直接决定了物质的性质及化学反应能力。例如,二原子分子中两个原子之间的振动程度增加将减弱原子间的键力,当振动强度超过一定界限时,此分子就分解,即发生化学反应;两种物质之间的化学反应一定要经过这两种物质的分子之间的碰撞方能发生。由此可见不管从宏观还是从微观角度看,化学变化与物理变化总是密不可分的。人们在长期的实践中注意到这种相互联系,并且加以总结,逐步形成一门独立的学科分支,称为物理化学。

物理化学是研究物质体系的化学行为的原理、规律和方法的学科。物理化学是从物质的化学现象和物理现象之间的相互联系入手,借助数学和物理学的理论从而探求化学变化中具有普遍性的包含宏观到微观的基本规律(平衡规律和速率规律)的一门学科。在实验方法上,物理化学主要是采用物理学中的测试方法。

1.2 物理化学的研究内容

物理化学作为化学学科的一个分支,主要包含以下内容:化学热力学、化学动力学、电化学及物质结构。

1.2.1 化学变化的方向和限度

在指定条件下，一个化学反应能否朝着预定的方向进行，如果该反应能够进行，则它将达到什么限度；外界条件如温度、压力、浓度等对反应的方向和平衡位置有什么影响，如何控制外界条件使我们所设计的反应途径按预定的方向进行；对于一个给定反应，能量的变化关系怎样，这些问题的研究都属于物理化学中的化学热力学研究的范畴，它以热力学两个基本定律为基础，主要解决化学变化的方向以及与平衡有关的一些问题。

1.2.2 化学反应的速率和机理

化学反应千差万别，速率有快有慢，快的瞬间完成，慢的需几十年甚至上千年。一个化学反应的速率为什么有这样大的差别；在一定条件下，一个化学反应的速率究竟有多大；反应是经过什么样的机理进行的；外界条件如温度、压力、浓度、催化剂对反应速率有什么影响；怎样才能有效地控制化学反应，抑制副反应的发生，使之按照我们所需要的方向以适当速率进行，这些问题的研究属于物理化学中化学动力学研究的范畴。

1.2.3 物质结构和性能之间的关系

物质的性质从本质上说是由物质内部的结构所决定的，深入了解物质内部的结构，不仅可以理解化学变化的内因，而且可以预见到在适当的外因作用下，物质的结构将发生怎样的变化，这可为合成有特殊用途的新材料方面的研究提供方向和线索。

总的来说，物理化学的任务是把化学中各个现象联系起来，对一般规律性进行探讨，并通过揭示的客观规律来指导工业生产和科学研究的实践。

现代化工生产过程中，所用的提纯方法大致有溶解、重结晶、精馏、萃取、柱交换、膜分离等，这些方法的理论基础都是物理化学的组成部分；反应器、换热器的设计，要以物理化学数据为指导依据；分析化学中，仪器分析法的原理，大都利用物理化学理论，如气相色谱、液相色谱、电导滴定、电位滴定、离子选择性电极、极谱法、库仑法等。

1.3 物理化学的发展历史

最早使用"物理化学"术语的是十八世纪中叶俄国科学家罗蒙诺索夫。1887年德国科学家奥斯特瓦尔德（F. W. Ostwald）和荷兰科学家范特霍夫（J. H. van't Hoff）合办的《物理化学杂志》创刊，此后物理化学这个名称逐渐被采用。从这一时期到 20 世纪初，物理化学以化学热力学的蓬勃发展为特征。

热力学第一定律和热力学第二定律被广泛应用于各种化学体系，特别是溶液体系的研究。吉布斯对多相平衡体系的研究和范特霍夫对化学平衡的研究，阿伦尼乌斯电离学说的提出，能斯特热定理的发现，都是对化学热力学的重要贡献。1906 年路易斯提出处理非理想体系的逸度和活度概念，以及它们的测定方法之后，化学热力学的全部基础已经具备。阿伦尼乌斯关于化学反应活化能的概念，以及能斯特关于链反应的概念，对后来化学动力学的发展也都做出了重要贡献。

20 世纪 20～40 年代是结构化学和量子化学蓬勃发展和对化学规律微观探索时期，这时的物理化学研究已深入微观的原子和分子世界，改变了对分子内部结构的复杂性茫然无知的状况。

1926 年，量子力学研究的兴起，不但在物理学中掀起了高潮，对物理化学研究也给以很大的冲击。尤其是在 1927 年，海特勒和伦敦对氢分子问题的量子力学处理，为 1916 年路易斯提出的共享电子对的共价键概念提供了理论基础。1931 年鲍林和斯莱特把这种处理方法推广到其他双原子分子和多原子分子，形成了化学键的价键方法。1932 年，马利肯和洪德在处理氢分子的问题时根据不同的物理模型，采用不同的试探波函数，发展了分子轨道方法。价键法和分子轨道法已成为近代化学键理论的基础。鲍林等提出的轨道杂化法及氢键和电负性等概念对结构化学的发展也起了重要作用。

第二次世界大战后到 60 年代，物理化学以实验研究手段和测量技术，特别是各种谱学技术的飞跃发展和由此而产生的丰硕成果为其特点。

电子学、高真空和计算机技术的突飞猛进，不但使物理化学的传统实验方法和测量技术的准确度、精密度和时间分辨率有很大提高，而且出现了许多新的谱学技术。光谱学和其他谱学的时间分辨率和自控、记录手段的不断提高，使物理化学的研究对象超出了基态稳定分子而进入各种激发态的研究领域。

1.4　生物医学工程中的物理化学

生物医学工程（Biomedical Engineering）是一门理工医相结合的交叉学科，它是应用工程技术的理论和方法，通过在多层次上研究人体的结构、功能及其相互关系，揭示其生命现象，为防病、治病提供新的技术手段的一门综合性、高技术的学科。生物医学工程涉及化学、物理、材料、生物、医学及信息技术等许多学科和高新技术。特别是物理化学的许多基本知识，如化学热力学、反应动力学、电化学、表面现象、胶体化学等基本知识，都是理解和学习生物医学的基础,包括生物现象的一般特点(热力学)、电化学传感(电化学基础)、生物的表界面(表面化学)、胶体材料用于生物检测(胶体化学)及纳米粒子的合成动力学。同时,了解与生物医学有关的界面理论、生物材料的表面与功能的关系等知识,可为生物医学传感检测、生物材料、组织工程、生物芯片等的研究打下必要的基础。

第2章 热力学概论

2.1 热力学的定义

热力学是物理化学的重要内容之一，其主要研究宏观系统的热现象及其和其他形式的能量之间的转换。热力学第一定律和热力学第二定律是热力学的主要基础，这些定律均是人类从长期实践中总结推理出来的，并在大量的实验中得到验证。

利用热力学中的基本原理来研究化学反应及和化学反应相关的物理过程，就称为化学热力学。化学热力学的主要内容是利用热力学定律来解决化学反应中的热效应、化学平衡、相平衡等相关问题，从而判断化学反应是否可以发生、了解其吸热或放热的性质以及优化反应产率和产物提取方法等。化学热力学可以有效地解决许多工业生产中的实际问题，例如，化学反应在一定的温度和压力下是否可以发生，若可以发生，其可能的产热量有多少，若不能发生，则需要改变哪些实验条件才能够使其发生，等等。利用化学热力学的理论指导就可以大大提高生产的效率，减少实验错误。

2.2 热力学中的基本概念

2.2.1 系统和环境

在研究热力学问题时，必须先确定研究的对象并把其与周围的部分分开，此时被划定的研究对象就称为系统，而系统周围与其产生紧密的相互作用的部分就称为环境。系统与环境的界面可以是真实存在的，也可以是想象出来的。

一般来说，根据系统和环境之间的关系，可以把系统分为三类。

1. 隔离系统

系统与环境既无物质交换，又无能量交换，完全不受环境的影响，这种系统称为隔离系统。

2. 封闭系统

与环境间无物质交换而可以有能量交换的系统称为封闭系统。典型的例子是热机气缸，其与环境没有物质交换，但器壁非绝热时可以有热量交换，因此是封闭系统。封闭系统是最常见的系统，因而是研究的重点。

3. 敞开系统

系统与环境既可以有能量交换，又可以有物质交换，这样的系统称为敞开系统。

2.2.2 系统的状态和状态函数

1. 状态和状态函数

为了描述一个系统在某个时间节点下的热力学状态，通常用该系统的可宏观测量的一些性质来描述，如体积、压力、温度、黏度、表面张力等。因此，一个系统的状态是它所有性质的总体表现。不管系统此前经历过何种过程，当达到某个确定的状态后，该系统的所有性质均有各自的确定值。也就是说，在确定的状态下，系统的各项性质与系统达到此状态的经历无关。因此可以把系统的各项参数作为描述系统状态的函数，称为状态函数。状态函数是热力学中非常重要的概念。热力学计算中主要是状态函数和状态函数变化值的计算。

2. 广度性质和强度性质

系统的各项宏观性质中，有些与系统内物质的数量有关，有些与系统内物质的数量无关，因此可以根据此特性将系统的性质分为两类。

（1）广度性质

广度性质的数值与系统内物质的数量成正比，如体积、质量、熵等。此种性质具有加和性，如系统的质量是系统内各部分物质的质量之和。

（2）强度性质

与广度性质不同，强度性质不具有加和性，如温度、压力、密度等，其数值与系统内物质量的多少无关。

由于系统的各种性质间存在着相互关联，确定系统的状态并不需要指定所有的性质，通常只需指定其中几个后，其余的性质也就随之确定了。

对于一个单组分的均匀系统，状态函数 T, p, V 之间有一定的联系，可表示为 $V = f(T, p)$，f 为与该系统性质有关的函数。也就是说，在 T, p, V 三个变量之间，只有两个是互相独立的。系统的状态函数之间的关系式称为状态方程，如对于理想气体有如下的状态方程：

$$V = nRT/p \tag{2-1}$$

经验证明，对于单组分的均匀系统，一般来说只需要指定两个强度性质加一个广度性质，即可确定系统的状态。若系统是复杂的多组分（多相）系统，只有当每一个相的状态均确定之后，整个系统的状态才完全确定。

2.2.3 热力学平衡状态

当一个系统的各种性质都不再随时间改变时，则称系统处于热力学平衡状态。一般来说，处于热力学平衡状态的系统应满足如下条件：

1）热平衡，即系统有单一的温度，其内部各个部分温度一致。

2）力平衡，即系统处于力学稳定状态，各部分之间没有不平衡的力存在。绝大多数情况下，这代表系统中各个部分压力相等。

3）相平衡，若系统中存在多个相，在热力学平衡状态下物质在各相之间的分布达到平衡，即系统内宏观上没有任何一种物质从一个相转移到另一个相。例如，在理想情况下，一个达到热力学平衡的封闭水杯中，尽管液态水的蒸发和水蒸气的凝结都在不断进行，但宏观上看液态水和水蒸气的量一直处于恒定状态。

4）系统内部处于化学平衡，即宏观上系统的化学反应已经停止。

2.2.4 过程和途径

在一定的环境条件下，系统从某一状态（始态）变化到另一状态（末态）的经历，称为热力学过程，简称过程。常见的变化过程有等温过程（系统变化过程中温度始终不变）、等压过程（系统变化过程中压力始终不变）、等容过程（系统变化过程中体积始终不变）、绝热过程（系统变化过程中与环境无热量交换）、循环过程（系统从始态出发经一系列变化又回到始态）等。

而实现系统变化过程的具体步骤称为途径，实现同一始末态的过程可以有不同的途径，并且一个途径可由一个或几个步骤组成，但系统状态函数的变化仅取决于系统的始末状态，而与具体的途径无关。因此，计算系统的某个过程中某些状态函数的变化时，可以假设一条变化途径，求出假设途径中状态函数的变化也就求出了该过程中状态函数的变化。

2.2.5 热和功

系统与环境之间的能量传递有两种形式，即热和功。

热是物质运动的一种表现形式，它代表着物质分子无规则运动的强度大小，而表征这种强度的物理量就是温度。当把两个温度不同的物体接触时，通过分子的碰撞，能量就会从分子运动强度大的物体（温度高）传递到分子运动强度小的物体（温度低）。从宏观上来说，通过这种方式传递的能量就是热，用符号 Q 表示，并规定当系统吸热时 $Q>0$，系统放热时 $Q<0$。

除了热交换这种方式，系统与环境之间还可以通过其他各种形式来传递能量，以这些方式被传递的能量都称为功。功的符号为 W。规定 $W>0$ 时，系统得到环境所做的功。$W<0$ 时，环境得到系统所做的功。在热力学中，功分为体积功和非体积功。体积功（又称膨胀功）是在一定的环境压力下，系统的体积发生变化而与环境交换的能量。除了体积功以外的一切其他形式的功，如电功、表面功等称为非体积功（又称非膨胀功、其他功）。

热和功的单位都是焦耳（J）。

2.2.6 功与过程的关系

在一个变化过程中，系统做的功与系统变化的具体途径有关。以理想气体的膨胀为例（图2-1），假定一个系统外压为 p_e，气体内部压力为 p_i，若 $p_i > p_e$，则气体膨胀。膨胀过程中气体抵抗外部压力所做的功等于系统外部压力乘以活塞移动的距离 l，而外压力等于外部压力乘以活塞的横截面积 A：

$$W = -p_e Al = -p_e \Delta V$$

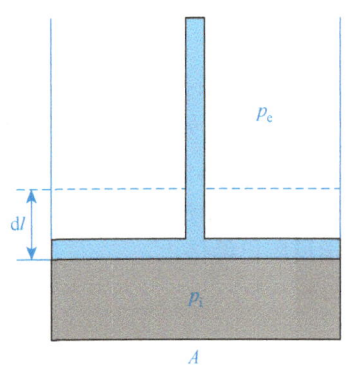

图2-1 气体的体积功

对于微小变化，则有

$$\delta W = -p_e dV \qquad (2-2)$$

式（2-2）即为系统膨胀时体积功的计算公式，一般来说，可以分为以下几种情况。

1. 自由膨胀

若系统外部为真空，$p_e = 0$，则这种膨胀过程称为自由膨胀。此时 $\delta W = 0$，系统不对外做功。

2. 外压恒定

若系统外压始终保持不变，如理想气体在大气环境中膨胀，体积由 V_1 变为 V_2，则该过程中

$$W = -p_e \Delta V = -p_e (V_2 - V_1)$$

3. 多次等外压膨胀

若系统从状态 1 膨胀到状态 2 是经过多个等外压膨胀过程，如先在 p_2 环境中膨胀到 V_2，然后在 p_3 环境中膨胀到 V_3，如此经历 $n-1$ 次膨胀，最后在 p_n 环境中膨胀到 V_n。此时系统对外做功为

$$W = -p_2(V_2 - V_1) - p_3(V_3 - V_2) - \cdots - p_n(V_n - V_{n-1})$$

由于 $p_2 > p_3 > \cdots > p_n$，因此该过程系统对外做功要大于系统直接在 p_n 环境中由 V_1 膨胀到 V_n 所做的功。

假设在上述膨胀过程中，每一次膨胀时外压 p_e 总是比内压 p_i 小一个极小的数值，则膨胀过程中

$$W = \sum \delta W = -\sum p_e dV$$

由于每一次膨胀时，外压与内压都只差极小的数值，因此可以用 p_i 代替 p_e，则有

$$W = -\sum p_i dV = -\int_{V_1}^{V_2} \frac{nRT}{V} dV = -nRT \ln \frac{V_2}{V_1} \tag{2-3}$$

显然这样的膨胀过程，系统对外做功最大。

由此可见，对于同样的始末状态，由于过程不同，系统做的功也不同，因此功（W）不是系统的状态函数。同理，系统吸放热的数值也与过程有关，因此 Q 也不是系统的状态函数。但后面将提到，系统在变化过程中的 $W + Q$ 即系统的热力学能是系统状态函数，因此对于任意一个过程，系统 W 与 Q 的变化都是对应的。

2.2.7 准静态过程与可逆过程

在 2.2.6 小节的计算过程中，假设了一种特殊的气体膨胀方式，在这种膨胀过程中，系统在每一个时刻内外的压力差都无限小，每一个瞬间系统都无限接近于平衡状态，整个变化过程可以看作由无数个极接近于平衡的状态构成，这种过程称为准静态过程。准静态过程是一种理想的过程，在现实中是不存在的。但对于一个变化来说，其进行得越慢，其过程就越接近于准静态过程。

在热力学中假设了一种极为重要的过程，称为可逆过程。可逆过程是指系统经过某一过程从始态变化到末态后，如果能同时使系统和环境都完全复原，则这样的过程就称为可逆过程；如果用任何方法都不能使系统和环境同时复原，则这样的过程称为不可逆过程。上述的准静态膨胀过程中如果没有任何摩擦，则将系统对环境做的功储存起来后，这些功可以将膨胀后的气体压缩回原始状态，同时产生相当于气体膨胀变化时所吸收的热量，这时这个过程便是可逆过程。

可逆过程同样是一种理想的过程，现实中不可能存在。但有很多过程十分接近可逆过程，如液体在沸点温度下的蒸发，固体在熔点温度下的熔化，可充电电池的充放电，等等。许多重要的热力学参数均是通过可逆过程计算求得的，因此在热力学的学习中务必理解可逆过程的意义。

2.3　热力学第一定律

热力学第一定律是热力学最重要的定律，也是热力学的基础。热力学第一定律的本质是能量守恒，因而是定量研究各种形式能量转化的基础，如研究伴随着系统变化过程而与环境交换的热、功（体积功和非体积功）等。

2.3.1　热平衡与热力学第零定律

温度是日常生活中常常会接触到的概念，当用手触摸物体时，就可以通过冷热的感觉判断其温度的高低。但这样的感觉往往是不准确的，如同样是 90℃的水和空气，空气的触感远比水要温和，这是二者对热量传导的效率不同引起的。因此，要准确地表示物体的温度，首先必须对温度给出严格的定义。

温度的测定是以热平衡现象为基础的，热平衡是指在一个不与外界发生能量交换的系统中，系统内各部分的温度最终会达到一个平衡状态，整个系统在宏观上不再变化。当把两个温度不同并各自已达成平衡状态的系统 A 和 B 接触［图 2-2(a)］，若二者的界面不是理想的绝热材料，则两个系统间将发生热量交换，并最终共同达到一个新的平衡状态，即为热平衡。若 A 和 B 并不直接接触，而是分别与系统 C 接触［图 2-2(b)］，则最终通过 A 与 C，C 与 B 的热交换，三者将共同达到一个新的热平衡状态。这个现象可以表述为：如果两个系统分别和处于确定状态的第三个系统达到热平衡，则这两个系统彼此也将处于热平衡。这个规律

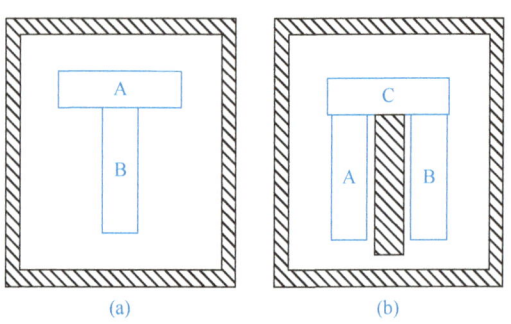

图 2-2　热平衡过程：(a) 温度不同的物体直接接触；(b) 温度不同的物体通过第三个物体接触

就称为热平衡定律或热力学第零定律。此结论是由大量实验事实总结而来，不能由推理或计算得出，类似于数学中的公理，整个热力学便是建立在这一"公理"之上。

通过热力学第零定律，就可以导出温度的定义：当任意两个系统接触时，系统的状态函数将会自发地变化，直到两个系统重新达到平衡，这意味着这两个系统间必然有一个状态函数达到了相同的数值，这个状态函数（或者说物理性质）就是温度。换句话说，当两个互相接触的系统达到热平衡后，它们就有了相同的温度。

热力学第零定律指出了温度的存在及其比较方法，比较不同物体的温度时无须将物体直接接触，只需要用一个作为标准的系统分别与各物体达到热平衡，就可以根据标准系统状态函数的变化得出结论。在实际操作中这个标准系统就是温度计，例如，水银温度计就是将水银和待测系统接触达到热平衡，再通过测量水银的状态函数（体积）来实现温度的测量的。

2.3.2 热力学第一定律及其数学表达

热力学第一定律与热力学第零定律一样，是人类从长期的经验和实验事实中总结出来的。热力学第一定律的内容可以表述为：一切物质都具有能量，这些能量有不同形式，不同形式的能量可以互相转化，在转化的过程中能量的总量不变。这个定律也可以简称为能量守恒定律，此定律得到科学界公认至今已超过150年，仍没有发现实践中出现与其各种推论相违背的现象，这有力地证明了此定律的正确性。

热力学第一定律用数学公式可表达如下：对于静止的封闭系统，当其从状态1变化到状态2时，环境以热和功的形式分别对系统传递了Q与W的能量，则根据热力学第一定律，环境向系统传递的能量只能转变为系统的热力学能（或称内能），且系统的热力学能变化等于环境给予的功与热之和：

$$\Delta U = Q + W \tag{2-4}$$

对于一个无限小的变化过程，式（2-4）可以写成

$$dU = \delta Q + \delta W \tag{2-5}$$

式（2-5）为热力学第一定律的数学表达式。热力学能是状态函数，因此用微分符号 d 表示其微小变化，而热和功不是状态函数，所以用 δ 表示其微小变化。此公式说明，尽管系统的热力学能是一个无法获得的数值，但其变化可以通过过程中的 Q 和 W 来计算。

由式（2-4）还可知，对于一个隔离系统，由于其不与环境发生物质和能量交换，其内部发生任何过程时，Q 与 W 均为零，因此隔离系统的热力学能是一个恒定值，无论系统内发生任何过程都不会改变。

热力学第一定律的数学表达式是热力学乃至物理化学中的基本公式之一，在各种公式推导和计算中经常用到，因此必须理解和牢记。

2.3.3 焓与热容

恒压过程与恒容过程是化学实验及工业生产中最常出现的过程，因此将热力学第一定律用于恒容及恒压过程的计算具有很重要的实际价值。下面对这两种过程中的热进行讨论。

1. 恒容热

由于恒容过程中系统的体积不发生变化，因此过程中的体积功为零。若过程中系统和环境之间也没有非体积功的交换，则整个过程的总功 $W=0$。此时由式（2-4）可得恒容热

$$Q_V = \Delta U \tag{2-6}$$

式中，下标 V 代表该过程为恒容过程，非体积功 $W'=0$。由式（2-6）可知，对于上述恒容过程，恒容热与系统在过程中的热力学能的变化 ΔU 相等，而 ΔU 只取决于系统的始末状态，因此恒容热也只取决于系统的始末状态。对于微小的恒容无非体积功过程，有

$$\delta Q_V = \mathrm{d}U \tag{2-7}$$

2. 恒压热

对于恒压且非体积功为零的过程，根据式（2-4），系统的热力学能变化等于过程中的热量交换与环境对系统做的体积功之和，此处体积功 $W = -p(V_2 - V_1)$，因此

$$U_2 - U_1 = Q_p - p(V_2 - V_1)$$
$$Q_p = (U_2 + pV_2) - (U_1 + pV_1) \tag{2-8}$$

3. 焓

由于 U，p 和 V 均为系统的状态函数，因此 $(U+pV)$ 也应只取决于系统的状态，于是热力学上把 $(U+pV)$ 定义为焓，用符号 H 表示：

$$H \stackrel{\text{def}}{=} U + pV \tag{2-9}$$

对于恒压过程，将式（2-9）代入式（2-8），可得

$$Q_p = \Delta H$$

对于微小过程，

$$\delta Q_p = dH \tag{2-10}$$

由于无法确定系统的热力学能 U 的数值，因此一个系统的焓的绝对值是无法确定的。但系统变化前后焓的变化可以计算出来，本章后面许多内容都会涉及焓变的计算。焓是热力学中很重要的一项系统的状态函数，但其没有确切的物理意义。

4. 热容

对于不发生相变和化学变化，以及不做非体积功的系统，其温度因与环境存在温差而发生改变时，系统与环境间必然有热的交换。这种情况下系统温度每改变 1K 所需的热被定义为热容：

$$C \stackrel{\text{def}}{=} \frac{\delta Q}{dT} \tag{2-11}$$

式（2-11）的意义是，系统在吸收了微小的热量 δQ 后温度升高 dT，则 $\delta Q/dT$ 就是该系统的热容。

热容的大小显然与系统所含的物质的量有关，因此通常使用的是摩尔热容 C_m，即当系统物质的量为 1mol 时的热容，单位为 J/(K·mol)。在不做非体积功的情况下，1mol 物质在恒压情况下升温 1K 与在恒容情况下升温 1K 所需要的热量不同，分别称为摩尔定压热容 $C_{p,m}$ 及摩尔定容热容 $C_{V,m}$。因此对于 1mol 物质，其定容热容和定压热容可用下列数学式表示：

$$C_{V,m} = \frac{\delta Q_V}{dT} \tag{2-12}$$

$$C_{p,m} = \frac{\delta Q_p}{dT} \tag{2-13}$$

将式（2-7）和式（2-10）代入，则有

$$C_{V,m} = \frac{dU}{dT} \tag{2-14}$$

$$C_{p,m} = \frac{dH}{dT} \tag{2-15}$$

因此系统的热力学能或焓的变化可以由以下两式求得：

$$dU = C_{V,m} dT \tag{2-16}$$

$$dH = C_{p,m} dT \tag{2-17}$$

2.3.4 理想气体的热力学

1. 焦耳实验

焦耳（Joule）在 1843 年做了一个低压气体膨胀实验，如图 2-3 所示，实验中

焦耳将一个带有旋塞的导热连通器置于水浴中,其左边装满气体,右边抽成真空。打开旋塞后左侧的气体就会向右侧膨胀,由于右边起始时是真空,这个膨胀过程并不做功,$W = 0$,而气体膨胀前后发现水浴的温度没有发生变化,所以整个过程中系统与环境间没有热交换,$Q = 0$。由热力学第一定律可知,这个自由膨胀的过程中气体的热力学能没有发生变化,$\Delta U = 0$。因此可以得出结论,理想气体在自由膨胀过程中热力学能保持不变。后来的精确实验证明,这个结论仅对理想气体有效。

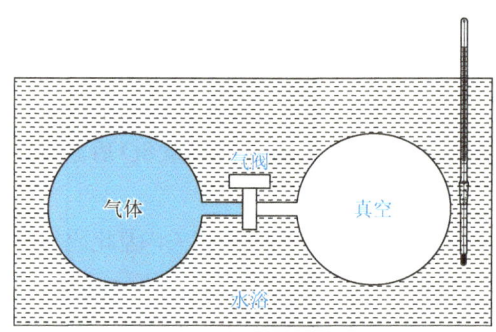

图2-3 焦耳实验示意图

若将此过程用数学表达,可将理想气体的热力学能 U 写成温度 T 与体积 V 的函数,则气体状态变化时 U 的变化可以表示为

$$dU = \left(\frac{\partial U}{\partial T}\right)_V dT + \left(\frac{\partial U}{\partial V}\right)_T dV$$

实验证实该过程中温度不变,气体热力学能也不变,则 $dT = 0$,$dU = 0$,因此

$$\left(\frac{\partial U}{\partial V}\right)_T dV = 0$$

又因为已知此过程中气体体积发生了变化,则 dV 肯定不为零,因此得出结论

$$\left(\frac{\partial U}{\partial V}\right)_T = 0 \tag{2-18}$$

式(2-18)表示的物理意义是:在恒温过程中,改变理想气体的体积,气体的热力学能不变。同理可以将 U 写成 T 与 p 的函数,则得到

$$\left(\frac{\partial U}{\partial p}\right)_T = 0 \tag{2-19}$$

上述两个公式表明,对于理想气体来说,其热力学能仅是温度的函数,而与体积和压力无关,即

$$U = U(T) \tag{2-20}$$

这个现象可以做如下解释：对于理想气体，其热力学能仅与其分子的热运动有关，而分子的热运动又仅与温度有关，因此理想气体的热力学能仅与温度有关。而对于实际气体，其热力学能包括分子的热运动及分子间相互作用两部分，分子的热运动仅受温度影响，分子间相互作用仅受分子间的距离影响（宏观上就是受气体的体积影响），因而实际气体的热力学能与温度和体积都有关系。

由于物质的焓 $H = U + pV$，在温度恒定时 pV 也始终不变，因此可以推导出，理想气体的焓也只是温度的函数，与体积和压力变化无关。

$$H = H(T) \tag{2-21}$$

根据式（2-14）和式（2-15）可知，对于理想气体，C_V 和 C_p 也仅与温度有关。

2. 理想气体的 $C_{p,m}$ 与 $C_{V,m}$ 的关系

由式（2-16）、式（2-17），有

$$C_{V,m} = \frac{dU}{dT}$$

$$C_{p,m} = \frac{dH}{dT}$$

由焓的定义 $H = U + pV$ 及理想气体状态方程 $pV = nRT$，代入可得

$$C_{p,m} = \frac{d(U+pV)}{dT} = \frac{dU}{dT} + \frac{d(pV)}{dT} = C_{V,m} + \frac{d(nRT)}{dT} = C_{V,m} + nR$$

根据统计热力学可以推导出常温下理想气体的摩尔热容：

对于单原子理想气体，$C_{V,m} = \frac{3}{2}R$，$C_{p,m} = \frac{5}{2}R$

对于双原子理想气体，$C_{V,m} = \frac{5}{2}R$，$C_{p,m} = \frac{7}{2}R$

若在计算时没有更精确的测量数据，则可使用上面的统计热力学推导出的 $C_{V,m}$ 和 $C_{p,m}$ 的数值。

3. 热容与温度的关系

实际实验表明，物质的热容往往随温度变化而变化。由于 $C_{p,m}$ 与 $C_{V,m}$ 可以通过公式换算，因此只要测定其中一项数据即可。通常在各种物理化学手册中能查到的是物质的 $C_{p,m}$，其与温度有下列经验关系：

$$C_{p,m} = a + bT + cT^2$$

$$C_{p,m} = a + bT + c'T^{-2}$$

式中，a、b、c 和 c' 均为经验常数，可以在物理化学手册中找到，使用时需注意手册中注明的经验公式的适用范围。

2.3.5 化学反应的热与焓

化学反应常常伴随着吸热与放热现象，对于这些反应的热效应进行精确的测量与计算，可以帮助人们更好地理解化学反应的过程，对化学反应的结果进行预测及对实际生产过程进行指导，这些内容逐渐成为物理化学的一个分支——热化学。热化学实质上可以视为热力学第一定律在化学中的应用。本节将简要介绍热化学的相关知识及其基础应用。

1. 化学反应的热效应

一般来说，当一个系统发生了化学反应后，系统的温度多多少少会产生变化。为了更好地研究这个热过程，人们对化学反应的热效应做了如下定义：在系统发生化学变化并改变温度后，系统温度回到反应初始温度时所放出或吸收的热量，就是该反应的热效应，或称为反应热（Q）。此时系统吸热为正值，放热为负值。化学反应通常是在恒压或者恒容的条件下进行，因此会有两种反应热，等压反应热（Q_p）和等容反应热（Q_V）。对于 Q_p 来说，在非体积功为零的情况下，Q_p 与反应的焓变量值相等［式（2-10）］，因此等压反应热也称反应焓。由于实际生产中恒压反应是最常见的情况，故将主要讨论恒压反应中的反应热（反应焓）。

在讨论化学反应的热效应之前，首先要引入一个重要的物理量，反应进度（ξ）。

假设某反应式为

$$aA + dD \longrightarrow gG + hH$$

则对反应式移项，可得

$$0 = gG + hH - aA - dD$$

此式可以写成通式：

$$0 = \sum_B \nu_B B \tag{2-22}$$

式中，B 为反应中的任一组分；ν_B 为该组分的计量数，对于反应物，ν_B 为负值，对于产物，ν_B 为正值。

反应进度 ξ 的定义为

$$\xi = \frac{n_B(\xi) - n_B(0)}{\nu_B} = \frac{\Delta n_B}{\nu_B} \tag{2-23}$$

式中，$n_B(0)$ 为反应初始时 B 物质的量；$n_B(\xi)$ 为反应进度为 ξ 时 B 物质的量。也就是说，化学反应中某一时刻的物质 B 的反应进度就是该时刻已经消耗了的 B 的量与反应式中 B 的计量数的比值，其单位为 mol。对于产物来说，Δn_B 和 ν_B 均为正值，对于反应物来说，Δn_B 和 ν_B 均为负值，因此反应进度总是正值。

对于一个配平的化学式来说，各组分物质的变化量总是正比于其各自的化学计量数，因此有

$$\xi = \frac{\Delta n_A}{\nu_A} = \frac{\Delta n_D}{\nu_D} = \frac{\Delta n_G}{\nu_G} = \frac{\Delta n_H}{\nu_H}$$

也就是说对于同一个化学反应式，某一时刻的反应进度 ξ 不管用哪一个组分来表示，其值都是一样的，因此 ξ 是一个很好的描述化学反应进程的物理量。

需要注意的是，对于同一个化学反应，其反应式中的化学计量数可以有不同写法，因此 ξ 不能单独使用，需与对应化学反应式一起使用。

2. 摩尔焓变

对于恒压反应，其反应热也可以称为反应焓。对于一个进行中的反应来说，在不同反应进度下的焓变显然是不同的，为了更好地定义一个反应的热效应，引入反应的摩尔焓变的概念：

$$\Delta_r H_m = \frac{\Delta_r H}{\Delta \xi} \tag{2-24}$$

此处得到的摩尔焓变 $\Delta_r H_m$ 的物理意义是，按指定的化学反应式，对于一个物质的量为无穷大的反应系统，当反应进度 $\Delta \xi$ 为 1mol 时系统的焓变，其单位是 J/mol。

由于化学反应的反应热受温度、压力和反应物的状态的影响较大，为了让摩尔焓变的数值更有参考性，热力学规定了物质的标准态：

气体：在标准压力下（$p^\ominus = 100\text{kPa}$）且表现出理想气体性质的纯气体状态。

液体和固体：标准压力下的纯液体或固体状态。

标准态对温度没有规定，因此物质在每一个温度下都有一个各自的标准态，但在绝大部分情况下都会使用温度 $T = 298.15\text{K}$ 时测得的相关数值进行计算。如果一个化学反应中各反应物和产物都处于标准态，则此时反应的摩尔焓变就称为标准摩尔焓变，用 $\Delta_r H_m^\ominus(T)$ 表示。

有了标准摩尔焓变这个参数，一个化学反应的热效应就有了可参考的数据，这时就可以将反应热标在化学反应式旁边，这样的化学反应式又称热化学方程式。例如

$$N_2(g) + 3H_2(g) \longrightarrow 2NH_3(g) \quad \Delta_r H_m^\ominus(298.15\text{K}) = -92.38\text{kJ/mol}$$

此时反应式中要注明物态（包括结晶形态）、温度、压力，溶液中的反应还需注明物质的浓度。习惯上，如果不注明压力和温度则代表反应是在标准压力和 298.15K 下进行的。

3. 赫斯定律

赫斯（Hess）在 1840 年根据大量的实验结果总结出了一条关于化学反应的反

应热的定律：一个化学反应无论是分几步完成，其总的热效应不变。换句话说，一个化学反应的反应热只与反应体系的始末状态有关，而与其反应过程无关，这就是赫斯定律。赫斯定律只对等容过程或者等压过程有效，其实质上就是热力学第一定律在化学反应中的体现。因为对于等容和等压过程，$Q_V = \Delta U$，$Q_p = \Delta H$，而 U 和 H 都是状态函数，其只与系统的始末状态有关，而与系统经历的过程无关。

赫斯定律在热化学中具有很重要的用途，许多化学反应的反应热难以直接测得或精确测量，而通过赫斯定律就可以由一些易于测量的化学反应的反应热来间接推导出其他化学反应的反应热。例如，C(s)和O_2(g)反应生成CO(g)的反应是个不完全反应，产物中必然存在CO_2，因此其反应的焓变无法直接测得，但通过赫斯定律可以由以下两个易于测量焓变值的反应求出：

$$C(s) + O_2(g) \longrightarrow CO_2(g) \quad \Delta_r H_m^\ominus = -393.5 \text{kJ/mol}$$

$$CO(g) + \frac{1}{2}O_2(g) \longrightarrow CO_2(g) \quad \Delta_r H_m^\ominus = -283 \text{kJ/mol}$$

上式减下式，则得到

$$C(s) + \frac{1}{2}O_2(g) \longrightarrow CO(g)$$

$$\Delta_r H_m^\ominus = -393.5 \text{kJ/mol} - (-283) \text{kJ/mol} = -110.5 \text{kJ/mol}$$

这就是此反应在298.15K时的标准摩尔焓变。

4. 生成焓与燃烧焓

在恒温恒压下，化学反应的热效应就等于产物的总焓值减去反应物的总焓值：

$$\Delta_r H_m = \left(\sum_B H_B\right)_{产物} - \left(\sum_B H_B\right)_{反应物} \tag{2-25}$$

如果知道反应中每一种物质的焓的绝对值，就可以直接计算出任意反应的热效应而无须对反应进行测量。然而焓的绝对值是无法测定的，因此热力学采用了一种测定相对焓值来计算反应热的方法。

5. 标准摩尔生成焓

热力学规定，在温度为 T 的标准状态下，由元素最稳定的单质生成1mol某化合物时的反应热称为该化合物的标准摩尔生成焓，以 $\Delta_f H_m^\ominus$ 表示，单位为 kJ/mol。根据该规定可得，任意元素的最稳定单质的 $\Delta_f H_m^\ominus$ 均为零。许多化合物在298.15K下的标准摩尔生成焓可以在各种手册中查到，通过简单的运算就可以直接得到许多化学反应的标准摩尔焓变。

例如，对于反应

$$C_2H_5OH(l) + 3O_2(g) \xrightarrow{298.15K} 2CO_2(g) + 3H_2O(g)$$

可从手册中查到各物质的 $\Delta_f H_m^\ominus$：

$$\Delta_f H_m^\ominus (CO_2, g) = -393.5 \text{kJ/mol}$$
$$\Delta_f H_m^\ominus (H_2O, g) = 241.8 \text{kJ/mol}$$
$$\Delta_f H_m^\ominus (C_2H_5OH, l) = -277.7 \text{kJ/mol}$$

$O_2(g)$是最稳定的单质，所以其标准摩尔生成焓为零。

反应的标准摩尔焓变为

$$\Delta_r H_m^\ominus = [2 \times (-393.5) + 3 \times (-241.8) - (-277.7)] \text{kJ/mol}$$
$$= -1234.7 \text{kJ/mol}$$

6. 标准摩尔燃烧焓

绝大多数有机化合物都可以燃烧。热力学规定，1mol 物质在温度 T 和标准压力下完全氧化燃烧为指定产物时的反应热为该物质的标准摩尔燃烧焓，用符号 $\Delta_c H_m^\ominus$ 表示。由该规定可知，各元素的完全氧化产物，如 $CO_2(g)$、$H_2O(l)$、$SO_2(g)$ 等，其 $\Delta_c H_m^\ominus$ 均为零。

与标准摩尔生成焓 $\Delta_f H_m^\ominus$ 一样，利用物质的标准摩尔燃烧焓 $\Delta_c H_m^\ominus$ 可以直接计算出各种化学反应的标准摩尔反应焓（摩尔焓变）$\Delta_r H_m$。具体的方法为用反应物的总 $\Delta_c H_m^\ominus$ 减去产物的总 $\Delta_c H_m^\ominus$，即得到反应的 $\Delta_r H_m^\ominus$。

使用标准摩尔燃烧焓的意义在于，许多化合物，尤其是聚合物等是难以直接由单质合成的，也就是其标准摩尔生成焓难以测定，但将这些化合物完全氧化就很容易做到了，这样通过测定标准摩尔燃烧焓可以计算出该物质的标准摩尔生成焓，以及该物质参与的反应的标准摩尔焓变。

7. 反应热与温度的关系——基尔霍夫公式

由于化学反应受温度影响较大，同一化学反应在不同温度下进行时，产生的反应热一般不同。但已知某反应在某一温度（如 298.15K）下的反应热时，可通过计算得到其在其他温度下的反应热。

对于恒温恒压反应，其反应热等于产物和反应物的焓之差：

$$\Delta_r H_m = \sum H_{产物} - \sum H_{反应物} \quad (2\text{-}26)$$

根据式（2-26），当反应温度发生微小的改变时，$\Delta_r H_m$ 的变化就等于产物与反应物焓变之差：

$$\frac{d\Delta_r H_m}{dT} = \frac{d\sum H_{产物}}{dT} - \frac{d\sum H_{反应物}}{dT}$$

将式（2-15）代入，可得

$$\frac{d\Delta_r H_m}{dT} = \sum C_{p(产物)} - \sum C_{p(反应物)} = \Delta C_p \quad (2\text{-}27)$$

即恒压反应中反应热随温度的变化率等于产物与反应物定压热容之差，式（2-27）称为基尔霍夫（Kirchhoff）公式。对于一个反应，当反应温度从 T_1 变化到 T_2 时，有

$$\Delta_r H_m(T_2) = \Delta_r H_m(T_1) + \int_{T_1}^{T_2} \Delta C_p dT \quad (2\text{-}28)$$

一般来说，当温度变化范围不大时，可以认为 ΔC_p 为常数，因此式（2-28）就变为

$$\Delta_r H_m(T_2) = \Delta_r H_m(T_1) + \Delta C_p (T_2 - T_1)$$

若 ΔC_p 随温度变化而变化，则可以把 ΔC_p 改变的具体函数代入式（2-28），积分后即可求得 $\Delta_r H_m(T_2)$。

2.4 热力学第二定律

热力学第一定律，或者说能量守恒定律，已经被证明是自然界的基本原理之一。违背热力学第一定律的过程是不可能发生的，典型的例子就是该定律否定了第一类永动机的可能性。但是人们发现，很多变化和过程虽然原则上并不违背热力学第一定律，但在自然界中却不可能发生。典型的例子就是自发过程的方向性：将两个温度不同的物体相互接触，热量一定是从高温物体流向低温物体，而它的逆过程则绝对不可能发生。因此除了热力学第一定律，自然过程中一定还有其他热力学规律。热力学第二定律的发现解决了这个问题，其揭示了自发过程的方向性问题，对热力学第一定律进行了补充。热力学第二定律也是人类在长期的生产生活中的经验总结，其无法被逻辑推导证明，但人类发展至今的各种实验结果均肯定了其正确性。

2.4.1 自发过程与热力学第二定律

自发过程指在一定条件下，无须外力帮助就可以自动发生的过程，如热量从高温物体流向低温物体，气体从高压容器流向低压容器，水从高处流向低处，铁从硫酸铜溶液中还原出铜，等等，都属于自发过程。而上述所有过程的逆过程都是不可能自发进行的，因此，自发过程是热力学中的不可逆过程，这个结论是热力学第二定律的基础。

需要注意的是，上述过程"不可逆"的前提是"不借助外力"，而在借助外力的情况下，自发过程的逆过程同样也可以发生。例如，通过冷冻机可以让热量从低温物体流向高温物体（如冰箱），利用压缩机可以把低压的空气压入高压的钢瓶

内,通过抽水机可以将水从低处抽到高处,等等。但是上述逆过程的实现全部依赖于环境对系统做功,即这些逆过程都对环境造成了影响。由此可见,要使自发过程的逆过程能够进行,环境必须对系统做功。

在生活和生产中人们会遇到许多自发过程,其共同特性就是不可逆性。对这种共同的不可逆特点进行抽象总结就得到了热力学第二定律。对于热力学第二定律的表述,普遍采用的是开尔文和克劳修斯的说法。

开尔文说法:"不能从单一热源取热,使之完全变成功且不引起其他变化。"

克劳修斯说法:"不可能把热量从低温物体传到高温物体,而不引起其他变化。"

这两种说法实质上是等价的,一个说法成立则可以推导出另一个说法也成立,反之亦然。开尔文的说法也可以表述为:"第二类永动机是不可能制成的。"所谓第二类永动机是指可以从单一热源吸热做功,而不产生其他影响的机器(见 2.4.2 小节)。这种机器的原理并不违反热力学第一定律,但实际上永远无法造出。

上述有关热力学第二定律的表述都是经验事实的总结,但难以用这样的表述去判断一个过程能否自发进行及进行的方向和限度等。为了更好地对一个过程的自发性进行判断,克劳修斯提出了一个新的状态函数"熵"来作为过程自发性的判据。

2.4.2　卡诺循环与卡诺定理

在了解熵的定义之前,首先要了解卡诺循环与卡诺定理。克劳修斯正是在考察了卡诺定理后,才提出了熵这个概念的。

热与功是可以互相转换的,想利用热对外连续做功必须借助一种能够循环操作的机器——热机来实现。蒸汽机就是一种典型的热机,其利用煤的燃烧产热,使水(工质)在锅炉内变成高温高压的水蒸气,这些水蒸气随后进入气缸膨胀从而实现对外做功,而膨胀后的水蒸气进入冷凝器降温凝结成水后,又重新进入锅炉内循环使用。上述过程抽象出来就是,热机从高温热源吸收热量(Q_1),然后将一部分热量转化为对外做功($-W$),另一部分传给低温热源(Q_2),如图 2-4 所示。

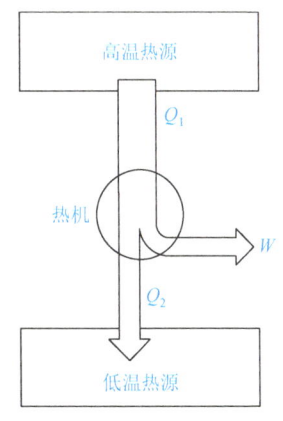

图 2-4　热机工作原理示意图

因此,热机无法将吸收的热量 100%转化为功,而是存在一个热机效率:

$$\eta = \frac{-W}{Q_1}$$

即热机对外做的功与其吸收的热量的比值。

若热机不向低温热源散热也可以正常循环，则其吸收的热量就可以全部用来做功，这样热机的效率就可以达到100%。这样的机器，也就是后来所称的第二类永动机，即从单一热源吸热并全部用来对外做功，热机效率达到100%的机器，始终无法被制造出来。在人们确信第二类永动机无法实现后，就有了另一个问题：既然热机效率不可能达到100%，那它是否存在理论极限呢？法国工程师卡诺于1824年提出了一套理论，证明热机效率存在极限，这也导致了热力学第二定律的提出。

1. 卡诺循环

卡诺在其1824年的论文中提出，即使是在最理想的情况下，热机效率也是有极限的，不可能将吸收的热全部转化为功。为证明其理论，卡诺提出了由四个可逆步骤组成的循环过程作为可逆热机的运行模式：气体由初始状态（p_1, V_1, T_1）依次经历恒温可逆膨胀（p_2, V_2, T_1）、绝热可逆膨胀（p_3, V_3, T_2）、恒温可逆压缩（p_4, V_4, T_2）、绝热可逆压缩（p_1, V_1, T_1）回到初始状态并对外做功。这种循环即为卡诺循环，按卡诺循环工作的热机也称卡诺热机。

卡诺计算了在温度T_1和T_2的两个热源之间工作的卡诺热机的效率，得出的结果是

$$\eta_R = \frac{-W}{Q} = \frac{Q_1 + Q_2}{Q_1} = \frac{T_1 - T_2}{T_1} \tag{2-29}$$

式中，Q_1为热机从高温热源吸收的热量；W为热机对环境做的功；Q_2为热机向低温热源释放的热量。

2. 卡诺定理

卡诺的计算结果表明，卡诺热机的效率只与两个热源的温度有关，由于T_2不可能为零，因此热机效率必然小于1（事实上通常热机的冷却热源是大气或冷水，其效率远低于1，目前最好的热机效率也只能达到0.6左右）。而热机如果仅有一个热源，则$T_1 = T_2$，热机的效率为零。

在此基础上，卡诺提出了著名的卡诺定理：工作在两个不同温度热源之间的所有热机中，可逆热机效率最大。可用公式表示为

$$\eta = \frac{Q_1 + Q_2}{Q_1} \leq \frac{T_1 - T_2}{T_1} \tag{2-30}$$

此定理的意义是，对于工作于同样的两个热源之间的热机，不可逆热机的效率一定低于可逆热机，且所有可逆热机的效率都相等。

第 2 章 热力学概论

克劳修斯在分析了卡诺的工作后认为,卡诺定理中包含了新的原理,并由此提出了熵这个概念,作为过程的自发性的判据。

2.4.3 熵的概念与计算

由式（2-29）可知，对于卡诺循环来说，

$$\frac{Q_1 + Q_2}{Q_1} = \frac{T_1 - T_2}{T_1}$$

经过重排演算,可以得到一个重要结果：

$$\frac{Q_1}{T_1} + \frac{Q_2}{T_2} = 0 \tag{2-31}$$

式中，$\frac{Q}{T}$ 为热温商。此式的意义就是在卡诺循环中，热温商之和等于零。对于一个微小的卡诺循环，工质在循环过程中只吸收和放出极小的热量,则式（2-31）可以表示为

$$\frac{\delta Q_1}{T_1} + \frac{\delta Q_2}{T_2} = 0 \tag{2-32}$$

对于任意可逆循环来说，都可以通过引入绝热线和恒温线将其近似地划分为一个个小的卡诺循环的合集。当划分的卡诺循环数量无限多时，这种封闭折线图形就和任意循环的曲线重合，且每一条绝热线上，过程都沿正反方向各进行一次，做的功刚好抵消（图 2-5）。因此可以将任意可逆循环用无数个小卡诺循环之和来代替，其总效应不变。对于每一个微小的卡诺循环来说，其过程中的热温商之和都等于零,因此可以得到结论,在任意的可逆循环过程中,工质在各温度的热温商之和等于零。

有了上述结论后,再在任意一个可逆循环上取两点 A、B，如图 2-6 所示，这样可逆循环就被分为两段：$A \to B$（过程 C），$B \to A$（过程 D）。根据上面的结论可知,若将两段过程中工质在各温度的热温商之和求出,二者应该互为相反数（也就是和为零）,即

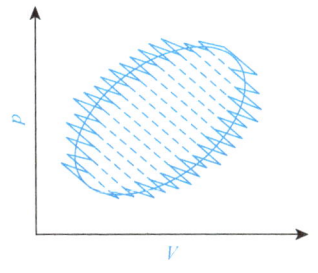

图 2-5　任意循环都可分割为无数个卡诺循环之和

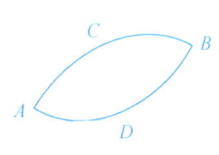

图 2-6　A 到 B 的可逆过程

$$\int_A^B \left(\frac{\delta Q}{T}\right)_C = -\int_B^A \left(\frac{\delta Q}{T}\right)_D \quad 或 \quad \int_A^B \left(\frac{\delta Q}{T}\right)_C = \int_A^B \left(\frac{\delta Q}{T}\right)_D$$

由此可以得到一个重要结论，当系统从 A 经过可逆过程变化到 B 时，不管具体过程是什么样，工质在各温度的热温商之和（即 $\int_A^B \left(\frac{\delta Q}{T}\right)$）的变化都是一样的，其只与系统的始末状态有关。这使得 $\int_A^B \left(\frac{\delta Q}{T}\right)$ 具有了状态函数的特点。克劳修斯因此定义了一个状态函数"熵"，以 S 表示。一个体系的熵的绝对值无法获得，但其发生变化时的熵变可以根据公式求出：

$$\Delta S = \int_A^B \left(\frac{\delta Q}{T}\right)$$

对于微小的变化，上式也可以写为

$$dS = \frac{\delta Q}{T} \tag{2-33}$$

显然，对于绝热可逆过程，δQ 始终为零，因此 dS 始终为零，所以绝热可逆过程是等熵过程。

2.4.4 克劳修斯不等式与熵增原理

卡诺定理已经指出，对于工作在温度为 T_1、T_2 的两个热源之间的任意热机，可逆热机效率最大，而任意不可逆热机效率均低于可逆热机，即

$$\frac{\delta Q_1}{T_1} + \frac{\delta Q_2}{T_2} \leq 0 \tag{2-34}$$

这意味着任意热机完成一个微小的循环后，其热温商之和均小于或等于零，其中循环可逆时等于零，不可逆时小于零。由于任意可逆循环都可以转变为一系列微小的卡诺循环之和，可以推论得出，对于任意的循环过程，工质在各温度的热温商之和都小于等于零，其中循环可逆时等于零，不可逆时小于零。

1. 克劳修斯不等式

假设一个不可逆循环如图 2-7 所示，则根据上面的结果，可以得出，对于整个循环来说，热温商之和小于零

$$\int_A^B \left(\frac{\delta Q}{T}\right)_C + \int_B^A \left(\frac{\delta Q}{T}\right)_D < 0$$

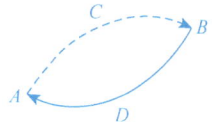

图 2-7 A 到 B 的可逆与不可逆过程

而对于可逆途径 D 来说，有

$$\int_B^A \left(\frac{\delta Q}{T}\right)_D = -\int_A^B \left(\frac{\delta Q}{T}\right)_D$$

由此可得

$$\int_A^B \left(\frac{\delta Q}{T}\right)_D > \int_A^B \left(\frac{\delta Q}{T}\right)_C$$

此式的意义就是，系统从 A 状态变化到 B 状态时，可逆过程的热温商之和大于不可逆过程的热温商之和。而根据熵的定义，状态 A、B 之间的熵变等于可逆过程时的热温商之和，因此可以得出结论：

$$\Delta S_{A \to B} \geq \int_A^B \frac{\delta Q}{T}$$

对于微小过程，可写为

$$dS \geq \frac{\delta Q}{T} \quad (2\text{-}35)$$

式（2-35）称为**克劳修斯不等式**，也称热力学第二定律的数学表达式。和经验性的概括语句相比，克劳修斯不等式的描述要精确得多，原则上可以用于计算。后面将要涉及的判断过程自发性的亥姆霍兹函数和吉布斯函数，就是从克劳修斯不等式推导而来的。

2. 熵增原理

由克劳修斯不等式可知，对于绝热过程，$\delta Q = 0$，则 $dS \geq 0$，因此在绝热系统中的任何变化都只会导致系统的熵增加或不变（可逆过程熵不变，不可逆过程熵增加），而不可能发生熵减小的过程，这就是熵增原理。由于隔离系统中发生的过程必然是绝热过程，因此隔离系统中发生任何不可逆过程时（即自发过程），都只能朝着使系统熵增加的方向进行，而熵减小的过程则绝不会发生，因此熵增原理的另一个说法是：隔离系统的熵永不减小。在解决实际问题时，可以将系统与环境加在一起构成隔离系统，通过计算某变化发生前后的熵变即可判断出此变化能否自发进行。

任何自发过程都是系统从非平衡状态向平衡状态的变化，对于一个已经达到平衡状态的系统，任何过程一定是可逆的，因为平衡的系统中不会再有自发的变化。因此一个平衡系统中的熵必然达到了最大值。

2.4.5 熵变的计算

由前面的内容可知，对于一个任意过程，

$$dS \geq \frac{\delta Q}{T}$$

其中过程可逆时取等号,不可逆时取大于号。因此,对于系统经可逆过程由状态 A 变化到状态 B 时的熵变,只需算出该过程中的热温商之和,其数值就是 A、B 间的熵变。注意在进行计算时必须用可逆过程来计算,若系统是经由不可逆过程从 A 变化到 B,则可以先设计一个从 A 到 B 的可逆过程,再通过计算此过程的热温商之和来得到状态 A、B 之间的熵变值。

由式(2-2)及式(2-5)可知,$\delta Q = dU + pdV$,再结合上面的熵的定义式,可以得到

$$\Delta S_{A \to B} = \int_A^B \frac{dU + pdV}{T} \tag{2-36}$$

下面计算理想气体可逆过程的熵变。

1)对于等温过程,由于理想气体的热力学能仅与温度有关,温度恒定时,理想气体热力学能不变,$dU = 0$,吸收的所有热量只能全部用来对外做功,系统的体积由 V_1 变成 V_2,压力由 p_1 变为 p_2。因此结合式(2-1),有

$$\Delta S = \int_{V_1}^{V_2} \frac{pdV}{T} = nR\ln\frac{V_2}{V_1} = nR\ln\frac{p_1}{p_2} \tag{2-37}$$

2)对于等压过程,系统压力不变,温度由 T_1 变成 T_2,体积由 V_1 变成 V_2。由式(2-10),等压过程中系统吸收的热量等于系统的焓变,则

$$dS = \frac{dH}{T} = \frac{nC_{p,m}dT}{T}$$

因此,

$$\Delta S = \int_{T_1}^{T_2} \frac{nC_{p,m}dT}{T} = nC_{p,m}\ln\frac{T_2}{T_1} \tag{2-38}$$

在获得了以上两种变化的熵变计算公式后,就可以计算理想气体在任意两个状态间的熵变,例如,对于从 (p_1, V_1, T_1) 状态变化到 (p_2, V_2, T_2) 状态的理想气体,计算熵变时,可以将变化过程设计为经等压可逆和等温可逆两个过程。

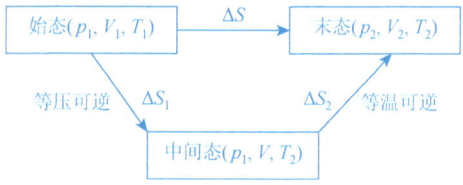

因此该变化始末态的熵变为

$$\Delta S = nC_{p,m}\ln\frac{T_2}{T_1} + nR\ln\frac{V_2}{V_1} \quad 或 \quad \Delta S = nC_{p,m}\ln\frac{T_2}{T_1} + nR\ln\frac{p_1}{p_2}$$

同理，可将变化过程设计为经等容可逆和等温可逆两个过程，则始末态熵的计算公式变为

$$\Delta S = nC_{V,m}\ln\frac{T_2}{T_1} + nR\ln\frac{V_2}{V_1}$$

例 将 1mol 理想气体从 298.15K 加热至 500K，气体体积增加为原来的 3 倍，若该气体的 $C_{V,m}=19.5\text{J/(K·mol)}$，求该过程的熵变。

解：该变化过程中气体的 p,V,T 均发生了变化，因此需先设计替代的可逆过程。由于气体的 $C_{V,m}$ 已知，可以假设气体先后经历等容升温和等温膨胀两个过程从始态达到末态，则由上面的推导，过程的熵变为

$$\Delta S = nC_{V,m}\ln\frac{T_2}{T_1} + nR\ln\frac{V_2}{V_1} = \left(19.5\times\ln\frac{500}{298.15} + 8.314\times\ln 3\right)\text{J/K} = 19.2\text{J/K}$$

1. 不同理想气体混合过程中的熵变

前面研究的是单组分的理想气体状态改变时的熵变，而多组分气体混合时，始末态的熵变也可以通过类似的方法计算，计算原则是分别计算各气体始末态的熵变，然后求和。

假设一个定容容器中有两种理想气体 A 和 B，二者用隔板隔开，抽去隔板让二者恒温混合达到平衡（图 2-8），则该过程的熵变计算如下。

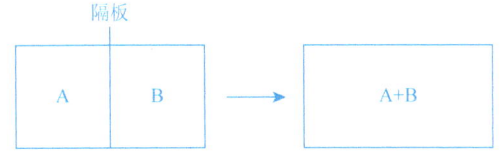

图 2-8 理想气体在容器中的混合过程

气体 A 经历等温过程，由 (p_1, V_A, T_1) 变化到 (p_2, V_A+V_B, T_1)，则

$$\Delta S_A = n_A C_{p,m}\ln\frac{T_1}{T_1} + n_A R\ln\frac{V_A+V_B}{V_A} = n_A R\ln\frac{V_A+V_B}{V_A}$$

气体 B 同理，

$$\Delta S_B = n_B R\ln\frac{V_A+V_B}{V_B}$$

因此混合气体的熵变为

$$\Delta S = \Delta S_A + \Delta S_B = n_A R \ln \frac{V_A + V_B}{V_A} + n_B R \ln \frac{V_A + V_B}{V_B} \tag{2-39}$$

由于 $V_A + V_B$ 必然大于 V_A 或 V_B，因此 ΔS_A、ΔS_B 均大于零，混合气体熵变必然大于零。由此可以得出结论，等温下理想气体的混合导致体系的总熵变大，因此该混合过程不可逆，是自发过程。

在上面的计算过程中，也可以改用混合前后的气体压力 p_A、p_B 来计算熵变。需要注意的是，气体混合后的压力应该使用各气体的分压，而不能用总压力来计算。

2. 相变过程的熵变

相变化过程，如水从液态变为气态，金属从固态变为液态，一般都是在恒温恒压条件下发生的。相变过程分为可逆相变和不可逆相变两种，如果参加变化的两相可以平衡共存，则认为该相变为可逆相变，如水结冰和水沸腾都是可逆相变过程。不可逆相变则是参加变化的两相不能平衡共存，如煮鸡蛋的过程发生的就是不可逆相变。恒温恒压下发生可逆相变时，系统的熵变为

$$\Delta S = \frac{\Delta Q}{T} = \frac{n \Delta H_{m\text{相变}}}{T} \tag{2-40}$$

2.4.6 熵的物理意义

热力学是从宏观角度来解释物理化学现象的方法，用其可以对各种物理化学过程的变化进行计算，具有很好的普适性和可靠性。但热力学并没有从本质上解释这些变化的机理，缺乏对各种现象的微观解释。例如，从热力学第二定律得到了熵的概念以及熵增原理，但熵的物理意义及熵增原理的本质无法从宏观的热力学中得到解释。

统计热力学的发展使得热力学不仅可以从宏观解释物理化学现象，也可以从微观解释其机理，这里只简单地介绍相关结论。

热的本质是分子的无序运动，分子在无序运动中相互碰撞，结果只会让系统内分子整体上变得更加无序，直到达到允许的最大混乱度为止。例如，一个容器内分隔的两种气体在隔板抽去后迅速均匀混合成为一体，实际上就是系统由有序（两种气体分子各自占据容器的一部分）到更加无序（两种气体分子随机出现在容器内的任意一点）的过程。将温度不同的两个物体相接触时，整个系统处于一个相对有序的状态（热运动强的分子与热运动弱的分子各处于系统的一部分内），而热平衡的过程就是热运动强的分子不断地碰撞热运动弱的分子，最终使整个系统内所有分子的热运动程度达到一致的过程。以上的例子都是熵增过程，也是系统

从相对有序变到更加无序的过程，因此，热力学认为，一切不可逆过程都是向着系统无序度增加的方向进行，而熵可以作为系统无序度（或者混乱程度）的一种度量。

统计热力学认为，对于一定量的物质，其可以有无数种存在方式，而各种存在方式的出现概率则有大有小。例如，将2个小球A、B放入2个相同的盒子中，可以出现4种放法，其中A、B出现在同一个盒子中的情况有2种，A、B分别出现在一个盒子中的情况有2种。当增大小球数量到4个后可以计算出，一共有16种放法，其中4个小球同时出现在一个盒子中的情况有2种，而每个盒子出现2个小球的情况有6种。当小球数量进一步增加时，这两种情况出现的概率之差将进一步拉大，如小球数量为100时，均匀分布的概率已经达到98.5%。而1mol气体所具有的分子数目可以达到 6.02×10^{23} 个，因此气体分子非均匀分布的概率几乎不存在。

因此，对于一个分子可以自由运动的系统来说，其总是倾向于形成出现概率较高的情况。例如，将理想气体装入一个容器中，理想气体可以均匀分布在容器内，可以渐变分布，也可以形成一侧真空一侧充满气体的情况（图2-9），但后两者出现的概率远低于前者，因此气体总是充满整个容器。即使通过某种方法让气体分子以特殊方式分布于容器中，如用隔板将容器隔成一侧气体、一侧真空，在撤去隔板后自由运动的气体分子也会快速充满容器，达到最可能出现的情况。

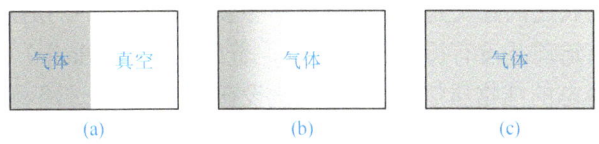

图2-9 气体在容器中可能的存在形式

（a）气体聚集于容器一侧；（b）气体在容器中渐变分布；（c）气体均匀分布于容器内各处

热力学中将系统在某种宏观状态下可能出现的微观状态的数目称为热力学概率，用 Ω 表示。如将1mol气体充入一个容器中，系统宏观状态为该容器中含有1mol气体，而微观状态则有包含前述三种情况的无数种可能分布。热力学概率总是大于1，且一般是一个很大的数字，在热力学过程中，体系的热力学概率与熵有着同步变化的规律，玻尔兹曼认为，一切不可逆过程都是系统由概率小的状态变化到概率大的状态，熵与热力学概率之间具有函数关系，并由统计学理论推导得到：

$$S = k \ln \Omega \qquad (2\text{-}41)$$

式（2-41）称为玻尔兹曼公式，其中 $k = R/L$，k 为玻尔兹曼常量，L 为阿伏伽德罗常量。玻尔兹曼公式指明，熵是体系混乱度的量度，体系的混乱度越大，则熵越大。

2.5 化学反应的熵变与热力学第三定律

与理想气体的状态变化不同，绝大多数化学反应都是自发进行的不可逆变化，因此其熵变不能简单地由式（2-35）通过计算反应热温商之和得出，而需要设计一系列可逆反应来实现（通常很难实现），这使得化学反应的熵变难以计算。热力学第三定律的发现解决了这一问题，使得化学反应的熵变计算变得简单可行。

2.5.1 热力学第三定律

20世纪初，科学家通过研究低温反应得出了一系列理论，其中最重要的是德国科学家能斯特（W. H. Nernst）于1906年提出的一条假设：随着温度趋近于0K，凝聚体系的反应过程中熵变趋近于零。用数学公式可表示为

$$\lim_{T \to 0K} (\Delta S)_T = 0$$

这个假设通常称为能斯特定理，它也可表述为"在温度恒定为0K时，系统发生任何变化，其熵不变"。能斯特定理奠定了热力学第三定律的基础。

能斯特定理表达的意义是0K时物质不会发生熵变，至于0K下物质的熵的绝对值是多少，该定理并没有提及。1911年，普朗克（M. Plank）提出了进一步的假定：0K下凝聚态的纯物质熵等于零。该假设在1920年经过路易斯（G. N. Lewis）和吉布森（G. E. Gibson）的完善后形成了更加科学严谨的说法：任何纯物质的完美晶体在0K时的熵都等于零。

这条假设便是后来热力学第三定律最普遍的表述。这里的完美晶体指晶体内无任何缺陷，所有质点均处于最低能级并排列成完全有规律的、唯一的点阵结构。

上述表述也符合熵的物理意义，熵代表的是物体分子的混乱程度，当熵为零时也就意味着物体的分子处于最低的无序状态，或者说物体分子以它能实现的最高的有序结构排列，这正好符合完美晶体的概念。

2.5.2 规定熵与标准熵

热力学第三定律实际上就是对熵的基准进行了规定。有了基准后，就可以计算出定量的某物质在某一状态下的熵值。热力学中将这个熵值称为规定熵，将1mol标准态物质在温度T时的熵称为该温度的标准摩尔熵，符号为$S_m^\ominus(T)$。常见

化学物质的 $S_m^\ominus(298.15K)$ 数据可以在各种物理化学手册中查到。有了物质的标准摩尔熵，就可以计算化学反应前后的熵变。

例如，对于 298.15K 下进行的化学反应

$$a\text{A} + b\text{B} \longrightarrow c\text{C} + d\text{D}$$

当反应进度为 1mol 时，对应的熵变称为该反应的标准摩尔反应熵 $\Delta_r S_m^\ominus$，它可以直接由各物质的 $S_m^\ominus(298.15K)$ 计算得到：

$$\Delta_r S_m^\ominus = cS_m^\ominus(\text{C}) + dS_m^\ominus(\text{D}) - aS_m^\ominus(\text{A}) - bS_m^\ominus(\text{B})$$

需要指出的是，标准摩尔反应熵实际上是一种假想的反应情况下的熵变，因为在实际的化学反应中，反应物 A、B 混合后体系会发生熵变，因此其反应的实际熵变与标准摩尔反应熵并不相同。

多数情况下，化学反应并非在 298.15K 下进行，这时反应的 $\Delta_r S_m^\ominus$ 的计算可以通过状态函数法，利用 $\Delta_r S_m^\ominus(298.15K)$ 计算求得。

当化学反应 $a\text{A} + b\text{B} \longrightarrow c\text{C} + d\text{D}$ 不在 298.15K 进行时，为了计算反应前后的熵变，可以利用熵的状态函数的特性，即反应前后熵的变化只与反应前后物质的状态有关，而与经历的反应历程无关，去设计一条新的反应路线。可以先让反应物从原有的反应温度 T 变化至 298.15K，待反应完成后，再让产物的温度从 298.15K 变化到原始温度 T。经过此变化后，该温度下的摩尔反应熵变就可以按下式计算：

$$\Delta_r S_m^\ominus(T) = \Delta_r S_m^\ominus(298.15K) + \Delta S_1 + \Delta S_2$$

将式（2-38）代入，得

$$\Delta_r S_m^\ominus(T) = \Delta_r S_m^\ominus(298.15K) + \int_T^{298.15K} \frac{aC_{p,m}(\text{A}) + bC_{p,m}(\text{B})}{T} dT$$
$$+ \int_{298.15K}^T \frac{cC_{p,m}(\text{C}) + dC_{p,m}(\text{D})}{T} dT$$

2.5.3 亥姆霍兹函数和吉布斯函数

通过熵的概念及其计算，可以判断一个隔离系统内的变化是否可以发生。但这种判断只能针对隔离系统。由于化学反应通常都在恒温、恒压或恒容的情况下进行，其并非隔离系统，在使用熵判据时还必须考虑环境的熵变，因此实际使用

起来很不方便。为了更方便地判断系统自发变化的方向，亥姆霍兹（Helmholtz）和吉布斯（Gibbs）又分别定义了两个状态函数，热力学中称为亥姆霍兹函数和吉布斯函数（也称亥姆霍兹自由能和吉布斯自由能）。利用这两个状态函数就可以在一定的条件下直接通过函数的变化来判断自发过程的方向，而无须考虑环境的熵变。

1. 亥姆霍兹函数

在讨论热力学第二定律时，得出了一个结论［式（2-35）］：

$$dS \geqslant \frac{\delta Q}{T}$$

即系统从温度为 T 的热源吸热时，其熵变总是大于等于热温商的增量。而由热力学第一定律［式（2-5）］知道：

$$\delta Q = dU - \delta W$$

由以上二式可以得到

$$-\delta W \leqslant -(dU - TdS)$$

对于恒温过程，T 为常数，则

$$-\delta W \leqslant -d(U - TS) \tag{2-42}$$

定义 $A \stackrel{\text{def}}{=} U - TS$，称 A 为亥姆霍兹函数，由于 U、T、S 均为状态函数，因此 A 也是系统的状态函数。将 A 的定义代入式（2-42），则有

$$-\delta W \leqslant -dA \tag{2-43}$$

在宏观情况下为 $-W \leqslant -\Delta A$。

此式的物理意义是，在等温过程中，封闭系统对外做的功一定不会超过亥姆霍兹函数的减少值。若过程可逆，则系统对外做功等于 A 的减小值，若过程不可逆，则系统对外做功小于 A 的减小值。因此可以通过 ΔA 和 W 的数值来判断等温过程的可逆性。

若系统除了恒温之外还恒容，则在变化过程中系统对外做功为零，由此可得，对于恒温恒容的过程，

$$-\Delta A \geqslant 0, \quad \Delta A \leqslant 0$$

其中等号仅适用于可逆过程，也就是说，在该条件下系统的任何自发变化总是向着亥姆霍兹函数减小的方向进行，任何 $\Delta A > 0$ 的变化都不可能自动发生，由此可以判断系统内自发变化的方向。

2. 吉布斯函数

一个系统对外做的功可分为体积功（W_e）和非体积功（W_f）两种，在恒温条件下，根据式（2-42），有

$$-\delta W_e - \delta W_f \leqslant -\mathrm{d}(U-TS)$$
$$p\mathrm{d}V - \delta W_f \leqslant -\mathrm{d}(U-TS)$$

若过程为恒压过程，p 为常数，则上式可写为
$$-\delta W_f \leqslant -\mathrm{d}(U+pV-TS) = -\mathrm{d}(H-TS)$$

定义 $G \stackrel{\mathrm{def}}{=} H - TS$，为吉布斯函数（也称吉布斯自由能），则有
$$-\delta W_f \leqslant -\mathrm{d}G \tag{2-44}$$

此式的意义是，在恒温恒压下，一个封闭系统所能做的最大非体积功等于其吉布斯函数的减少值。若过程不可逆，则系统所做的非体积功小于系统吉布斯函数的减少值。吉布斯函数是状态函数，其只与系统状态有关而与系统经历的过程无关。

对于一个恒温恒压、非体积功为零的过程，只有当 $\Delta G \leqslant 0$ 时，该过程才有可能进行，其中 $\Delta G = 0$ 时过程可逆，$\Delta G < 0$ 时过程不可逆。任何 $\Delta G > 0$ 的过程都不可能自发地发生（注意不是不可能发生，而是不会自发地进行）。通常化学反应都是在恒温恒压下进行的，因此吉布斯函数是最常使用的判断化学反应方向性的判据。需要强调的是，ΔG 只能判断反应能否发生，会往哪个方向进行，其并不能指出反应的速率，因此反应的 ΔG 小于零时并不代表反应就会快速发生。例如，氢气与氧气反应生成水的反应，在 298.15K 时 $\Delta G < 0$，但室温下二者实际上可以稳定共存相当长的时间。

3. ΔA 与 ΔG 的计算

计算一个过程的 ΔA 与 ΔG，首先还是从二者的定义出发：
$$\Delta A = \Delta(U - TS) = \Delta U - \Delta(TS)$$
$$\Delta G = \Delta(H - TS) = \Delta(U + pV - TS) = \Delta(A + pV) = \Delta A + nR\Delta T$$

对于理想气体等温无非体积功的过程，由于温度 T 不变，$\Delta U = 0$，因此
$$\Delta A = -\Delta(TS) = -T\Delta S = -TnR\ln\frac{V_2}{V_1} = -TnR\ln\frac{p_1}{p_2}$$
$$\Delta G = \Delta A + nR\Delta T = \Delta A$$

例 1mol 理想气体在 298.15K 下等温膨胀，体积扩大为原来的 10 倍。（1）若该过程为可逆膨胀，求该过程的 ΔU，ΔH，ΔS，ΔA，ΔG。（2）若该过程不可逆，求上述物理量的变化。

解：（1）理想气体热力学能与焓只与温度有关，故 $\Delta U = 0$，$\Delta H = 0$。
$$\Delta S = nR\ln\frac{V_2}{V_1} = (1 \times 8.314 \times \ln 10)\mathrm{J/K} = 19.14\mathrm{J/K}$$
$$\Delta A = -T\Delta S = -5706.59\mathrm{J}$$
$$\Delta G = \Delta A + nR\Delta T = -5706.59\mathrm{J}$$

(2)由于 U,H,S,A,G 均为系统的状态函数,其只与过程的始末态有关,因此对不可逆过程,上述函数的变化值与可逆过程相同。

对于可逆相变过程,其是在两相平衡的条件下进行的恒温恒压过程,$dT=0$,$dp=0$,可根据公式计算出,$\Delta A = \Delta G = 0$。对于不可逆相变,则需要用状态函数法,在始末态间设计一可逆过程来计算。

2.5.4 化学反应的 ΔG

计算化学反应 ΔG 可以有效地判定在给定条件下一个反应能否发生,因此非常重要。对于恒温反应,由于 $\Delta G = \Delta(H-TS) = \Delta H - T\Delta S$,而反应的 ΔH,ΔS 可由反应式中各物质的标准摩尔生成焓 $\Delta_f H_m^\ominus$ 及标准摩尔熵 $S_m^\ominus$ 求得,因此 ΔG 可直接计算得到。

例 对于反应 $H_2O(g) + CO(g) \longrightarrow CO_2(g) + H_2(g)$,已知反应中各物质在 298.15K 时的 $\Delta_f H_m^\ominus$ 为:$\Delta_f H_m^\ominus(H_2O) = -241.8 kJ/mol$,$\Delta_f H_m^\ominus(CO) = -110.5 kJ/mol$,$\Delta_f H_m^\ominus(CO_2) = -393.5 kJ/mol$;在 298.15K 时的 $S_m^\ominus$ 为:$S_m^\ominus(H_2O) = 188.7 J/(mol \cdot K)$,$S_m^\ominus(CO) = 197.9 J/(mol \cdot K)$,$S_m^\ominus(CO_2) = 213.8 J/(mol \cdot K)$,$S_m^\ominus(H_2) = 130.5 J/(mol \cdot K)$。判断此反应在 298.15K 时能否自发发生。

解: 已知各物质的 $\Delta_f H_m^\ominus$,H_2 为最稳定的单质,因此 $\Delta_f H_m^\ominus(H_2) = 0$,因此反应的标准摩尔焓变为

$$\Delta_r H_m^\ominus = \Delta_f H_m^\ominus(产物) - \Delta_f H_m^\ominus(反应物) = [-393.5 + 0 - (-241.8 - 110.5)] kJ/mol$$
$$= -41.2 kJ/mol$$

$$\Delta_r S_m^\ominus = S_m^\ominus(产物) - S_m^\ominus(反应物) = [130.5 + 213.8 - (188.7 + 197.9)] J/(mol \cdot K)$$
$$= -42.3 /(mol \cdot K)$$

当反应进度为 1mol 时,

$$\Delta G = \Delta_r H_m^\ominus - T\Delta_r S_m^\ominus = [-41200 - 298.15 \times (-42.3)] J/mol = -28588.26 J/mol$$

因此该反应在标准态、298.15K 环境下可以自发进行。

为了更方便地使用吉布斯函数进行计算,热力学中定义了标准摩尔生成吉布斯函数 $\Delta_f G_m^\ominus$,其定义为:在温度为 T 的标准态下,由稳定单质生成 1mol 某化合物时,生成反应的吉布斯函数的变化值就是该物质在温度 T 时的标准摩尔吉布斯生成函数,符号为 $\Delta_f G_m^\ominus(\beta,T)$,单位为 kJ/mol,其中 β 为该物质的相态。常见化学物质在 298.15K 的 $\Delta_f G_m^\ominus$ 可以在各种物理化学手册中查到。有了 $\Delta_f G_m^\ominus$ 的数值就可以直接计算反应的 ΔG,具体方式与 $\Delta_r H_m^\ominus$ 及 $\Delta_r S_m^\ominus$ 的计算相同,此处不再复述。

在使用 $\Delta_f G_m^\ominus$ 进行计算时,要注意所查到的物质的 $\Delta_f G_m^\ominus$ 所对应的相态是否与反应中的对应物质的相态相同,只有二者相态相同时才能使用查找的数值。

第3章

化学势与化学平衡

本书前面讨论的热力学系统多数都是纯物质,称为单组分系统。但是常见的系统绝大部分为多种物质组成的系统,如混合气体、液体混合物和溶液等,称为多组分系统。对于混合均匀的多组分系统,根据其标准态选取方式的不同,将其分为混合物和溶液。按聚集状态的不同,混合物又可分为气态混合物、液态混合物和固态混合物。本书中,除特别指出外,混合物指液态混合物,溶液指液态溶液。

3.1 偏摩尔量

对于单组分密闭系统,描述其状态只需两个状态性质(如 T 和 p)。而对于多组分均相系统,仅规定温度和压力,系统的状态并不能确定,还必须规定系统中每种物质的量(或浓度)方可确定系统的状态。这是因为在一多组分组成的均相混合物中,系统的某热力学量并不等于各物质在纯态时热力学量之和。例如,在25℃和标准压力时,将100mL水和100mL乙醇,150mL水和50mL乙醇,50mL水和150mL乙醇分别混合,其混合后的总体积都不是200mL,而分别是192mL,195mL和193mL左右。这就表明,对于水和乙醇组成的多组分均相系统,虽然指明了系统的温度和压力,而且也指明了水和乙醇在纯态时的总体积为200mL,但系统的状态性质——体积却不能确定,即系统的状态还不能确定。还必须指明乙醇在水中的浓度,此时系统的状态方能确定。要描述多组分均相系统的状态,除指明系统的温度和压力以外,还必须指明系统中每种物质的量。因此,需要引入一个新的概念——偏摩尔量。

3.1.1 偏摩尔量的定义

偏摩尔量是多组分单相系统热力学中一个非常重要的概念。系统的状态函数中 V, U, H, S, A, G 等为容量性质,其都有偏摩尔量。在由组分 A,B,C,…

形成的多组分混合系统中，以 X 代表 V, U, H, S, A, G 这些容量性质，任一容量性质 X 是 T, p, n_A, n_B, …的函数，即

$$X = f(T, p, n_A, n_B, \cdots)$$

对此式求全微分，得

$$\mathrm{d}X = \left(\frac{\partial X}{\partial T}\right)_{p,n_k} \mathrm{d}T + \left(\frac{\partial X}{\partial p}\right)_{T,n_k} \mathrm{d}p + \left(\frac{\partial X}{\partial n_A}\right)_{T,p,n_j} \mathrm{d}n_A + \left(\frac{\partial X}{\partial n_B}\right)_{T,p,n_j} \mathrm{d}n_B + \cdots \quad (3\text{-}1)$$

偏摩尔量 X_B 定义：在温度、压力及除了组分 B 以外其余各组分的物质的量均不改变的条件下，容量性质 X 随组分 B 的物质的量 n_B 的变化率 X_B 称为组分 B 的偏摩尔量，即

$$X_B \stackrel{\mathrm{def}}{=} \left(\frac{\partial X}{\partial n_B}\right)_{T,p,n_C(C \neq B)} \quad (3\text{-}2)$$

式（3-2）是偏摩尔量的定义式。因此，式（3-1）可写为

$$\mathrm{d}X = \left(\frac{\partial X}{\partial T}\right)_{p,n_C} \mathrm{d}T + \left(\frac{\partial X}{\partial p}\right)_{T,n_C} \mathrm{d}p + X_A \mathrm{d}n_A + X_B \mathrm{d}n_B + \cdots \quad (3\text{-}3)$$

按定义式（3-2），对混合物中物质 B，X 为体积 V 时，V_B 是物质 B 的偏摩尔体积；X 为热力学能 U 时，U_B 是物质 B 的偏摩尔热力学能；X 为吉布斯函数 G 时，G_B 是物质 B 的偏摩尔吉布斯函数；余类推。需要注意的是，只有系统的容量性质才有偏摩尔量，系统的强度性质是不存在偏摩尔量的，因为只有容量性质才与系统中物质的量有关。只有恒温恒压下系统的广度量随某一组分的物质的量的变化率才能称为偏摩尔量，任何其他条件（如恒温恒容、恒熵恒压等）下的变化率均不称为偏摩尔量。例如，$\left(\frac{\partial G}{\partial n_B}\right)_{T,p,n_C}$ 是偏摩尔量，$\left(\frac{\partial U}{\partial n_B}\right)_{S,V,n_C}$ 不是偏摩尔量。

偏摩尔量和摩尔量一样，也是强度性质。对纯物质，偏摩尔量即为摩尔量。

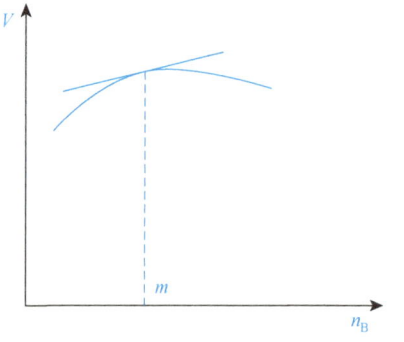

图 3-1 物质 B 的偏摩尔体积

从偏摩尔量的定义式（3-2）可以看出，偏摩尔量的物理意义是在恒温恒压下，往无限大的系统中（其他组分浓度可以看作不变）加入 1mol 物质 B 所引起的系统中某个热力学量 X 的变化，实际上是一偏摩尔商的概念。如图 3-1 所示，以系统的体积对物质 B 的物质的量 n_B 作图，当浓度为 m 时，曲线的斜率即为浓度 m 时系统中物质 B 的偏摩尔体积。这时的斜率为

$$(\partial V / \partial n_B)_{T,p,n_C(B \neq C)} = V_B$$

这也是偏摩尔量的求法之一。

3.1.2 偏摩尔量的集合公式

对于式（3-3），恒温恒压条件下，
$$dX = X_A dn_A + X_B dn_B + \cdots = \sum_B X_B dn_B$$

X_B 视为常数，积分上式，得
$$X = \sum_B n_B X_B$$

此式称为偏摩尔量集合公式，它的物理意义是，在一定温度、压力下，某一组成混合物的任一容量性质等于形成该混合物的各组分在该组成下的偏摩尔量与其物质的量的乘积之和。上式适用于任何容量性质，例如，对混合物或溶液的体积 V，则
$$V = n_A V_A + n_B V_B + \cdots + n_S V_S \tag{3-4}$$

对双组分液态混合物，其体积的加和性应表示为
$$V = n_B V_B + n_C V_C \tag{3-5}$$

在一定温度、压力下，系统的总体积为系统中各组分物质的量与各组分的偏摩尔体积乘积之和。V_B 表示在一定温度、压力下，单位物质的量的组分 B 在确定组成的混合物中对体积的贡献值，V_B 等于在无限量该组成的混合物中加入单位物质的量的 B（混合物组成未变）引起系统体积的增加值，用数学式表示为
$$V_B = (\partial V / \partial n_B)_{T,p,n_C(B \neq C)}$$

3.2 化 学 势

3.2.1 化学势的定义

在所有偏摩尔量中，以偏摩尔吉布斯函数 G_B 最为重要，它有一个专门的名称——化学势，用 μ_B 表示：
$$\mu_B \stackrel{\text{def}}{=} G_B = \left(\frac{\partial G}{\partial n_B} \right)_{T,p,n_C(C \neq B)} \tag{3-6}$$

式（3-6）即为化学势的定义式。化学势的物理意义在于，在一定温度、压力及其他组分不改变的条件下，改变组分 B 物质的量（n_B）所引起系统吉布斯函数的变化。化学势是体系的状态函数，为强度性质，单位为 J/mol，化学势也是个相对量，所以不同物质的化学势不能比较（基准态不同）。

将混合物的吉布斯函数 G 表示成 T，p 及构成此混合物各组分 A，B，C，… 的物质的量 n_A，n_B，…的函数，即对多组分均相系统，有

$$G = f(T, p, n_A, n_B, \cdots)$$

求全微分，得

$$dG = \left(\frac{\partial G}{\partial T}\right)_{p,n_B} dT + \left(\frac{\partial G}{\partial p}\right)_{T,n_B} dp + \left(\frac{\partial G}{\partial n_A}\right)_{T,p,n_C(C\neq A)} dn_A + \left(\frac{\partial G}{\partial n_B}\right)_{T,p,n_C(C\neq B)} dn_B + \cdots$$

在组成不变的条件下，与 $dG = -SdT + Vdp$ 对比，得

$$\left(\frac{\partial G}{\partial p}\right)_{T,n_B} = V \quad \left(\frac{\partial G}{\partial T}\right)_{p,n_B} = -S$$

于是得到

$$dG = -SdT + Vdp + \sum_B \mu_B dn_B \tag{3-7}$$

同理可得

$$dU = TdS - pdV + \sum_B \mu_B dn_B \tag{3-8}$$

$$dH = TdS + Vdp + \sum_B \mu_B dn_B \tag{3-9}$$

$$dA = -SdT - pdV + \sum_B \mu_B dn_B \tag{3-10}$$

上述四式称为多组分均相系统的热力学基本方程，既适用于组成可变的均相封闭系统，也适用于敞开系统。在封闭系统内的任一均匀部分（纯物质、混合物或溶液）中组分 B，C 等物质发生变化，是由于系统内发生了相变化或化学变化。化学势还可用下列关系式表示：

$$\mu_B = \left(\frac{\partial H}{\partial n_B}\right)_{S,p,n_C(C\neq B)} \quad \mu_B = \left(\frac{\partial U}{\partial n_B}\right)_{S,V,n_C(C\neq B)} \quad \mu_B = \left(\frac{\partial A}{\partial n_B}\right)_{T,V,n_C(C\neq B)}$$

纯物质的化学势等于该物质的摩尔吉布斯函数，即

$$\left(\frac{\partial G^*}{\partial n_B}\right)_{T,p} = \mu_B = G_{m,B}^*(T, p)$$

3.2.2 化学势判据及应用举例

根据吉布斯函数判据式，在恒温恒压及非体积功为零时，$dG_{T,p} \leqslant 0$ 分别对应自发过程及平衡状态，由式（3-7）可得

$$\sum_B \mu_B dn_B \leqslant 0 \tag{3-11}$$

1. 相平衡条件

假设一多组分系统有 α 及 β 两个相，在恒温恒压条件下若有 dn_B 的组分 B 从 α 相转移到 β 相，则 α 相的吉布斯函数变化为

$$dG(\alpha) = -\mu_B(\alpha)dn_B$$

β 相的吉布斯函数变化为

$$dG(\beta) = \mu_B(\beta)dn_B$$

系统总的吉布斯函数变化为

$$dG = dG(\alpha) + dG(\beta) = -\mu_B(\alpha)dn_B + \mu_B(\beta)dn_B$$

由式（3-11）可知，自发过程及平衡状态时，

$$\sum_B \mu_B dn_B = -\mu_B(\alpha)dn_B + \mu_B(\beta)dn_B \leqslant 0$$

所以 $\qquad\qquad\qquad \mu_B(\beta) - \mu_B(\alpha) \leqslant 0$

上式可作为相平衡判据。在一定 T，p 下，若 $\mu_B(\beta) = \mu_B(\alpha)$，组分 B 在 α，β 两相中达成平衡；若 $\mu_B(\beta) > \mu_B(\alpha)$，组分 B 有从 β 相转移到 α 相的自发趋势。相变化的自发方向必然是从化学势高的一相转变到化学势低的一相，即朝着化学势减少的方向进行，若两相化学势相等，则两相处于相平衡状态。

2. 化学平衡条件

对于一化学反应，如

$$2SO_2 + O_2 \longrightarrow 2SO_3$$

当反应有 $dn(O_2)$ 发生反应时，一定有 $2dn(SO_2)$ 反应，同时有 $2dn(SO_3)$ 生成。当反应在恒温恒压及不做非体积功时，上述反应的吉布斯函数变化应为

$$dG = \sum \mu_B dn_B = 2\mu(SO_3)dn - 2\mu(SO_2)dn - \mu(O_2)dn$$

由式（3-11）可知：

$$\sum_B \mu_B dn_B \leqslant 0$$

当反应达到平衡时，$dG = 0$，于是

$$2\mu(SO_3)dn - 2\mu(SO_2)dn - \mu(O_2)dn = 0$$

即 $\qquad\qquad 2\mu(SO_3)dn = 2\mu(SO_2)dn + \mu(O_2)dn$

当反应没有平衡，向右进行时，$dG < 0$，于是

$$2\mu(SO_3)dn < 2\mu(SO_2)dn + \mu(O_2)dn$$

因此，在恒温恒压及不做非体积功条件下，多组分体系中若发生自发过程，则总是朝着化学势之和减少的方向进行。

3.3 气体的化学势

3.3.1 理想气体的化学势

1. 纯物质气体的化学势表达式

对纯物质系统来说，该物质的偏摩尔吉布斯函数——化学势就等于该物质在纯态时的摩尔吉布斯函数，即 $\mu^* = G_m^*$。

根据热力学基本方程，则有

$$d\mu^* = -S_m^* dT + V_m^* dp$$

在恒温条件下，

$$d\mu^* = V_m^* dp$$

对于理想气体，$V_m^* = \dfrac{RT}{p}$，则

$$d\mu^* = \dfrac{RT}{p} dp$$

上式在标准压力 $p^\ominus$ 和任意压力 p 之间积分，得

$$\int_{\mu^\ominus}^{\mu^*} d\mu^* = \int_{p^\ominus}^{p} \dfrac{RT}{p} dp$$

即

$$\mu^* = \mu^\ominus + RT \ln(p/p^\ominus) \qquad (3-12)$$

式（3-12）就是纯理想气体化学势表达式。理想气体压力为 $p^\ominus$ 时的状态称为标准态，$\mu^\ominus$ 为标准态化学势，它只是温度的函数。

2. 理想气体混合物中任意组分 B 的化学势表达式

对理想气体混合物，由于气体分子之间除碰撞外，无别的相互作用。每种气体的行为与该气体单独占有混合物总体积的行为相同。所以理想气体混合物中某种气体的化学势表示法与该气体在纯态时的化学势表示法相同，即与式（3-12）相似，有

$$\mu_B = \mu_B^\ominus + RT \ln(p_B/p^\ominus) \qquad (3-13)$$

式中，p_B 为混合气体中气体 B 的分压；$\mu_B^\ominus$ 为分压 $p_B = p^\ominus$ 时气体 B 的化学势，为气体 B 的标准态化学势，它只是温度的函数。可见，理想气体混合物中任一组分 B 的标准态是该气体单独处于该混合物温度及标准压力下的状态。此状态就是 $p = p^\ominus$ 的纯理想气体。

对于混合气体系统的总吉布斯函数来说，可用集合公式表示，即

$$G = \sum n_B \mu_B$$

3.3.2 实际气体的化学势

对于实际气体，特别是在压力比较高时，就不能用式（3-12）和式（3-13）表示其摩尔吉布斯函数或化学势。为了使真实气体的化学势表达式具有理想气体化学势表达式那种简单形式，路易斯引入了逸度的概念。将实际气体的 p 乘上一个校正因子 γ，再代入化学势表示式，即

$$\mu = \mu^{\ominus} + RT \ln \left(\frac{\gamma p}{p^{\ominus}} \right) \tag{3-14}$$

令 $f = \gamma p$，f 称为逸度，其量纲与压力相同，SI 单位也为 Pa。气体的逸度与压力具有相同的作用。也可以说，逸度就是有效压力。对实际气体来说，其逸度与压力有偏差，其比值称为逸度系数，用 γ 表示。γ 表示该气体与理想气体的偏差程度，其数值不仅与气体的特性有关，还与温度、压力有关。一般来说，温度一定时，压力小，逸度系数 $\gamma < 1$；当压力很大时，逸度系数 $\gamma > 1$；当压力趋于零时，实际气体的行为接近于理想气体的行为，这时 $\gamma \to 1$，即

$$\lim_{p \to 0} \frac{f}{p} = \lim_{p \to 0} \gamma = 1$$

$\mu^{\ominus}$ 为标准态化学势，表示该气体的压力等于标准压力 $p^{\ominus}$，且符合理想气体的标准化学势。对真实混合气体任一组分 B，它的化学势为

$$\mu_B = \mu_B^{\ominus} + RT \ln \frac{f_B}{p^{\ominus}} \tag{3-15}$$

式（3-15）就是实际气体的化学势公式。式中，$\mu^{\ominus}$ 是温度为 T，逸度为 $f = p^{\ominus} = 10^5$Pa 时，实际气体 B 的化学势，即实际气体 B 的标准化学势，它也只是温度 T 的函数。实际气体的标准态是 $p^{\ominus} = 10^5$Pa，且满足 $f = p^{\ominus}$，即 $\gamma = 1$。这是一个假想状态，客观上并不存在这样的状态。

对比理想气体和实际气体的化学势公式可以看出，实际上是通过对实际气体的压力进行修正，及乘上一个校正系数（即逸度系数），使理想气体的化学势表达式适用于实际气体。因此，欲表示某实际气体的化学势，必须知道在压力 p 时该气体的逸度 f 值。若能知道实际气体的状态方程，原则上就可以找出该气体的逸度 f 和压力 p 之间的关系。

3.4 理想溶液中物质的化学势

液态溶液和液态混合物的一个重要性质是它们的蒸气压。描述一定温度下理

想稀溶液或理想液态混合物中任一组分的蒸气压与液相组成的公式即拉乌尔定律；描述一定温度下理想稀溶液中挥发性溶质的蒸气压与溶液组成的公式即亨利定律。本章讨论的溶液是非电解质溶液。

3.4.1 拉乌尔定律

在一定温度下，将一溶质 B 溶于纯溶剂 A 中，无论溶质 B 挥发与否，溶剂 A 在气相中的蒸气分压 p_A 都要下降。1887 年，拉乌尔总结出相关的规律，称为拉乌尔定律，即在一定温度下，溶液中溶剂 A 的蒸气分压 p_A 与溶剂在溶液中的摩尔分数 x_A 成正比，其比例系数是纯溶剂在该温度时的饱和蒸气压 p_A^*（上标*表示纯物质）。数学表达式为

$$p_A = p_A^* x_A \tag{3-16}$$

式中，p_A^* 为在同样温度下纯溶剂的饱和蒸气压；x_A 为溶液中溶剂的摩尔分数。此式不仅可适用于两种物质构成的溶液，也可适用于多种物质构成的溶液。由于溶质溶于溶剂所引起溶剂蒸气压的降低为 $p_A^* - p_A$，根据式（3-16），可得

$$p_A^* - p_A = p_A^*(1 - x_A)$$

对二组分溶液来说，$1 - x_A = x_B$，拉乌尔定律还可表示为

$$p_A^* - p_A = p_A^* x_B \tag{3-17}$$

即溶剂蒸气压的降低与溶质在溶液中的摩尔分数成正比。

值得注意的是，拉乌尔定律的适用条件及对象是稀溶液中的溶剂。因为在稀溶液中，溶剂分子之间的引力受溶质分子的影响很小，即溶剂分子周围的环境与纯溶剂几乎相同，所以溶剂的蒸气压仅与单位体积溶液中溶剂的分子数（即浓度）有关，而与溶质分子的性质无关。因此，p_A 正比于 x_A，且其比例系数为 p_A^*。但当溶液浓度变大时，溶质分子对溶剂分子之间的引力就有显著的影响。因此溶剂的蒸气压就不仅与溶剂的浓度有关，还与溶质的性质（它对溶剂分子所施加的影响）有关。因此，溶剂的蒸气压与其摩尔分数不呈正比关系，即不遵守拉乌尔定律。

3.4.2 理想液态混合物的定义和特征

在一定温度下，液态混合物中任意组分 B 在全部组成范围内（$0 \leq x_B \leq 1$）都遵守拉乌尔定律（$p_B = p_B^* x_B$），则该混合物为理想液态混合物。根据前面对拉乌尔定律的讨论，理想液态混合物中各组分间的分子间作用力与各组分在混合前纯

组分的分子间作用力相同（或近似相同），可表示为：$f_{AA}^* = f_{BB}^* = f_{AB}$。因此，其处境与它在纯物质时的情况近似相同。因此，理想液态混合物可表示为

$$p_B = p_B^* x_B$$

式中，p_B 为混合物中任意物质 B 在摩尔分数为 x_B 时的蒸气压；p_B^* 为该物质在纯态时的饱和蒸气压。

理想液态混合物中各物质与它在纯物质时的情况近似相同，因此任一物质在理想液态混合物中的偏摩尔体积与它在纯态时的摩尔体积相等，偏摩尔焓与它在纯态时的摩尔焓相等。所以当几种纯物质混合形成理想液态混合物时，必然伴随这样两个性质：体积具有加和性和没有热效应，即

$$\Delta_{mix} V = 0$$

$$\Delta_{mix} H = 0$$

如同理想气体是研究气体性质的模型一样，理想液态混合物是研究液态混合物性质的一种简化的理论模型，严格的理想混合物在客观上是不存在的。但是，某些物质的混合物，如结构异构体的混合物，o-二甲苯和 p-二甲苯，p-二甲苯和 m-二甲苯，可以认为是理想混合物；紧邻同系物的混合物，苯和甲苯，甲醇和乙醇，可以近似认为是理想混合物。

3.4.3 理想液态混合物中任一组分的化学势

假设有多种物质组成一液态混合物，每种物质都是挥发性的，则当此液态混合物与蒸气相达成平衡时，根据平衡条件，此时混合物中任意物质 B 在两相中的化学势相等。即

$$\mu_B(l) = \mu_B(g)$$

假定蒸气均遵守理想气体定律，根据式（3-13），其中物质 B 的化学势可以表示为

$$\mu_B(g) = \mu_B^\ominus(g,T) + RT \ln \frac{p_B}{p^\ominus}$$

则

$$\mu_B(l) = \mu_B^\ominus(g,T) + RT \ln \frac{p_B}{p^\ominus}$$

此式适用于任何液态混合物。混合物中任意物质 B 的化学势可用此物质在平衡蒸气相中的化学势表示。如果系统是理想液态混合物，因任意物质都遵守拉乌尔定律，所以将 $p_B = p_B^* x_B$ 代入上式，得

$$\mu_B(l) = \mu_B^\ominus(g,T) + RT \ln \frac{p_B^* x_B}{p^\ominus} = \mu_B^\ominus(g,T) + RT \ln \frac{p_B^*}{p^\ominus} + RT \ln x_B$$

令

$$\mu_B^* = \mu_B^\ominus(g,T) + RT \ln \frac{p_B^*}{p^\ominus}$$

则
$$\mu_B(l) = \mu_B^* + RT\ln x_B \quad (3\text{-}18)$$

此式可以作为理想溶液的定义式。很明显，$\mu_B^*(l)$ 是 $x_B = 1$ 时，即物质 B 是纯态时的化学势。它不仅与温度有关，还与压力有关。$\mu_B^*(l)$ 不是标准态的化学势。按液体 B 标准态的规定，以温度 T，压力为 $p^\ominus$ 下的纯液体 B 为标准态，其化学势以 $\mu_B^\ominus(l,T)$ 表示，则 $\mu_B^*(l,p)$ 与标准态化学势 $\mu_B^\ominus(l,T)$ 是有差别的。但是 $\mu_B^*(l)$ 随压力的变化很小，所以一般情况下与标准态下的化学势 $\mu_B^\ominus(l)$ 差别不大，即 $\mu_B^*(l) \approx \mu_B^\ominus(l)$。所以式（3-18）在一般情况下可近似写成
$$\mu_B(l) = \mu_B^\ominus(l) + RT\ln x_B$$

3.5 理想稀溶液中物质的化学势

3.5.1 亨利定律

1807 年亨利（Henry）在研究一定温度下气体在溶剂中的溶解度时，发现溶解度与溶液上方该气体的平衡压力成正比。后来发现，此规律对挥发性溶质也适用。亨利定律可表述为：一定温度下，稀溶液中挥发性溶质的平衡分压与溶质在溶液中的摩尔分数成正比。用数学表达式可表示为
$$p_B = k_{x,B} x_B \quad (3\text{-}19)$$

式中，p_B 为与溶液平衡的溶质蒸气的分压；x_B 为溶质在溶液中的摩尔分数；$k_{x,B}$ 为亨利系数（与 T、p 及溶剂、溶质的性质有关）。从上式可看出，亨利定律的形式与拉乌尔定律相似，但是比例系数不等于纯溶质在该温度时的蒸气压，$k_{x,B}$ 的数值在一定温度下不仅与溶质的性质有关，还与溶剂的性质有关，其数值可以大于纯溶质的饱和蒸气压 p_B^*，也可以小于 p_B^*。

当溶质的组成标度用质量摩尔浓度 b_B（或物质的量浓度 c_B）表示时，亨利定律可表示成
$$p_B = k_{b,B} b_B \quad 或 \quad p_B = k_{c,B} c_B$$

注意，$k_{x,B}, k_{b,B}, k_{c,B}$ 的单位是不同的，且 $k_{x,B} = k_{c,B}\dfrac{\rho_A}{M_A} = \dfrac{k_{b,B}}{M_A}$。

亨利定律的应用条件与对象是稀溶液中的溶质，且溶质在两相中的分子形态必须相同。

3.5.2 理想稀溶液的定义

一定温度下，溶剂和溶质分别服从拉乌尔定律和亨利定律的无限稀溶液称为

理想稀溶液。在这种溶液中，溶质分子间距离很远，溶剂和溶质分子周围几乎全是溶剂分子。

对溶剂、溶质都挥发的二组分理想稀溶液，由 $p = p_A + p_B$ 得

$$p = p_A^* x_A + k_{b,B} b_B \quad \text{或} \quad p = p_A^* x_A + k_{x,B} x_B$$

若溶质不挥发，

$$p = p_A = p_A^* x_A$$

3.5.3 理想稀溶液中溶剂和溶质的化学势

1. 溶剂 A 的化学势

由于其遵守拉乌尔定律，所以稀溶液中溶剂 A 的化学势与纯溶剂的化学势相同：

$$\mu_A(l) = \mu_A^\ominus(l,T) + RT \ln x_A \tag{3-20}$$

2. 溶质 B 的化学势

当理想稀溶液在 T, p 下达到气、液两相平衡时，由相平衡条件可知，溶质 B 在理想稀溶液中的化学势应与其气体化学势相等，设其蒸气为理想气体，则有

$$\mu_B(l, T, p, x_B) = \mu_B(g, T, p_B) \tag{3-21}$$

或简化写成

$$\mu_B(l) = \mu_B^\ominus(g,T) + RT \ln \frac{p_B}{p^\ominus}$$

由于理想稀溶液的溶质遵守亨利定律，将 $p_B = k_x x_B$ 代入上式，

$$\mu_B(l) = \mu_B^\ominus(g,T) + RT \ln \frac{k_x}{p^\ominus} + RT \ln x_B = \mu_B^\ominus(l,T) + RT \ln x_B \tag{3-22}$$

式中，$\mu_B^\ominus(l,T)$ 为溶质 B 标准态的化学势，仅与溶液温度 T、溶质和溶剂性质有关，与溶液组成无关。其表示溶液温度为 T，标准压力 $p^\ominus$ 下，将亨利定律 $p_B = k_x x_B$ 外延至 $x_B = 1$ 的溶质 B 的假想状态。值得注意的是，这一标准态为虚拟的假想状态，因为亨利定律只适用于理想稀溶液。而当 $x_B = 1$，即为纯 B 溶液，$p_B = k_x x_B$ 显然不成立。实际上 $x_B = 1$ 时，B 的蒸气压应为 p_B^*，而在 $x_B = 1$ 且服从亨利定律的假想状态下，B 的蒸气压为亨利系数 k_x，而不是 p_B^*。

另外，由于亨利定律还可表示为

$$p_B = k_m b_B \quad \text{或} \quad p_B = k_c c_B$$

溶质 B 的化学势还可表示为

$$\mu_B(l) = \mu_B^\ominus(b) + RT \ln(b_B/b^\ominus)$$

或

$$\mu_B(l) = \mu_B^\ominus(c) + RT\ln(c_B/c^\ominus)$$

式中，$b^\ominus$ 为标准质量摩尔浓度，$c^\ominus$ 为标准物质的量浓度，都是溶质处于标准状态时的浓度，通常单位分别为 mol/kg 和 mol/dm³。同理，溶质 B 的标准化学势可以近似写成

$$\mu_{B,m}^\ominus(l) = \mu_B^\ominus(g,T) + RT\ln\frac{k_m}{p^\ominus}$$

或

$$\mu_{B,c}^\ominus(l) = \mu_B^\ominus(g,T) + RT\ln\frac{k_c}{p^\ominus}$$

3.6 不挥发性溶质稀溶液的依数性

理想稀溶液的依数性是指稀溶液中某些性质仅与溶液中质点数有关，而与溶液中溶质性质无关的性质。实践证明，稀溶液中溶剂的蒸气压下降、凝固点降低、沸点升高、渗透压等性质具有依数性。

3.6.1 蒸气压下降

若溶液中溶质是非挥发的，则溶液面上溶质的蒸气分压可忽略不计，溶液面上的蒸气压就是溶液中溶剂 A 的蒸气压 p_A。假定蒸气压不高，蒸气可视作理想气体，则溶液的蒸气压为

$$p = p_A = p_A^* x_A$$
$$\Delta p = p_A^* - p_A = x_B p_A^*$$

溶剂蒸气压的下降值 Δp 与溶质的摩尔分数 x_B 成正比。假如（仅当）溶质不挥发时，即气相为纯物质情况下，溶剂的饱和蒸气压才等于溶液的饱和蒸气压。

3.6.2 凝固点降低

溶液的凝固点指固态纯溶剂和液态溶液呈平衡状态的温度。若以 T_f^* 表示纯溶剂的正常凝固点，以 T_f 表示溶液的正常凝固点，则凝固点降低可表示为

$$\Delta T_f \stackrel{\text{def}}{=\!=} T_f^* - T_f$$

在溶液的凝固点，固态纯溶剂与溶液呈平衡状态，因此固态纯溶剂的化学势与溶液中溶剂的化学势相等，即

$$\mu_A^\ominus(s) = \mu_A(\text{sln}) = \mu_A^\ominus(\text{sln}) + RT\ln x_A$$

所以，

$$\ln x_A = \frac{\mu_A^{\ominus}(s) - \mu_A^{\ominus}(sln)}{RT} = \frac{\Delta G_m}{RT}$$

式中，ΔG_m 为由液态纯溶剂凝固为固态纯溶剂时的摩尔吉布斯函数改变量。在恒定压力下，将上式对 T 求偏微商，引用吉布斯-亥姆霍兹公式，得

$$\left(\frac{\partial \ln x_A}{\partial T}\right)_p = \frac{1}{R}\left[\frac{\partial}{\partial T}\left(\frac{\Delta G_m}{T}\right)\right]_p = -\frac{\Delta H_m}{RT^2}$$

式中，ΔH_m 为纯溶剂的摩尔凝固焓，若忽略压力对它的影响，可以用纯溶剂的标准摩尔熔化焓（$\Delta_{fus} H_m^{\ominus}$）代替 $-\Delta H_m$，若将 $\Delta_{fus} H_m^{\ominus}$ 看作与温度无关，于是在 $x_A=1$ 和任意 x_A 值之间积分上式，可得

$$\ln x_A = \frac{\Delta_{fus} H_m^{\ominus}}{R}\left(\frac{1}{T_f^*} - \frac{1}{T_f}\right)$$

对于理想稀溶液，由于 x_B 很小，上式还可近似地处理为

$$\ln x_A = \ln(1-x_B) \approx x_B = \frac{\Delta_{fus} H_m^{\ominus}}{R}\left(\frac{T_f - T_f^*}{T_f^* \cdot T_f}\right) \approx \frac{\Delta_{fus} H_m^{\ominus}}{R}\left(\frac{\Delta T_f}{(T_f^*)^2}\right)$$

所以
$$\Delta T_f = \frac{R(T_f^*)^2}{\Delta_{fus} H_m^{\ominus}} x_B$$

若把 $\Delta_{fus} H_{m,A}^*$ 看作与温度无关的常数，则对理想稀溶液，溶剂的物质的量远远超过溶质的物质的量，即 $x_B \ll 1$，所以，

$$\ln x_A = \ln(1-x_B) \approx x_B + \frac{x_B^2}{2} + \frac{x_B^3}{3} + \cdots \approx x_B$$

又
$$\frac{n_B}{n_A + n_B} \approx \frac{n_B}{n_A} \approx M_A b_B$$

所以
$$\Delta T_f = \frac{R(T_f^*)^2 M_A}{\Delta_{fus} H_{m,A}^*} b_B \tag{3-23}$$

其中，
$$k_f \stackrel{def}{=} \frac{R(T_f^*)^2 M_A}{\Delta_{fus} H_{m,A}^*}$$

所以
$$\Delta T_f = k_f b_B$$

式中，k_f 为凝固点降低常数；M_A 为溶剂 A 的摩尔质量；b_B 为溶质 B 的质量摩尔浓度。从上式可以看出，k_f 只与溶剂的性质有关而与溶质的性质无关。

式（3-23）的重要应用之一是利用凝固点降低值来测定溶质的摩尔质量 M_B。

$$b_B = \frac{n_B}{W_A} = \frac{W_B}{M_B W_A} = \frac{\Delta T_f}{K_f}$$

$$M_B = \frac{W_B}{b_B W_A} = \frac{K_f W_B}{\Delta T_f W_A}$$

式中，W_A 和 W_B 分别为溶剂 A 和溶质 B 的质量。根据实验测得的 ΔT_f，利用 K_f 就可以求出 M_B。在推导上述结论时，作了两个假设：①必须是理想稀溶液；②只有纯溶剂呈固态析出。此外，在推导过程中，没有涉及溶质的挥发性。因此，溶质是否挥发，与凝固点降低值无关，上述公式对挥发性和非挥发性溶质均适用。

在寒冷的冬天，通常需要在汽车水箱里注入防冻剂来防止水结冰。汽车防冻剂的主要成分是水-乙二醇、水-二甘醇或者水-乙醇，其目的就是降低水的凝固点。

3.6.3 沸点升高

关于理想稀溶液的沸点升高，其热力学推导过程和凝固点降低类似，不再叙述。

$$\Delta T_b \stackrel{def}{=} T_b - T_b^* = k_b b_B$$

$$k_b \stackrel{def}{=} \frac{R(T_b^*)^2 M_A}{\Delta_{vap} H_{m,A}^*}$$

式中，$\Delta_{vap} H_{m,A}^*$ 为纯溶剂 A 在正常沸点 T_b^* 时的摩尔汽化热；ΔT_b 为沸点升高值；k_b 为沸点升高常数；M_A 为溶剂的摩尔质量。但此结果只适用于不挥发性溶质，对挥发性溶质不适用。因为对挥发性溶质来说，其沸点不一定升高，即使升高，也不符合上面推导的式子。

3.6.4 渗透压

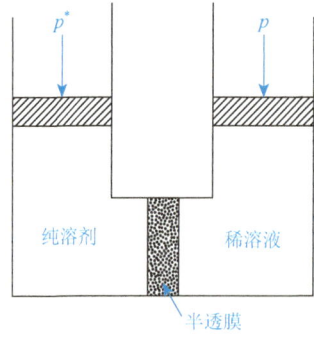

图 3-2 渗透压示意图

在一连通 U 形管中间安置一个半透膜，在 U 形管两边分别放置溶液和纯溶剂。此半透膜只允许溶剂通过，溶质分子不能通过。一定温度下，由于纯溶剂的化学势比溶液中溶剂的化学势大，所以可以见到水通过半透膜转移至溶液一端，如图 3-2 所示。

假设在溶液端施加压力，而此压力可刚好阻止水的渗透，使半透膜双方溶剂的化学势相等而达到平衡，则这个额外施加的压力就定义为渗透压（π）。如果平衡时纯溶剂的压力为 p^*，溶液的压力为 p，则

$$p - p^* = \pi$$

由渗透压概念可知，在压力 p 下溶液中溶剂的化学势与 p^* 压力下纯溶剂的化学势相等，即

$$\mu_1^{\ominus}(T, p^*) = \mu_1(T, p, x_1) = \mu_1^{\ominus}(T, p) + RT \ln x_1$$

即

$$\mu_1^{\ominus}(T, p^*) - \mu_1^{\ominus}(T, p) = RT \ln x_1$$

在恒温下，

$$d\mu_1^{\ominus} = V_{m,1}^* dp$$

式中，$V_{m,1}^*$ 为纯溶剂的摩尔体积，设其为常数，将上式在 p 和 p^* 之间积分，

$$\mu_1^\ominus(T,p) - \mu_1^\ominus(T,p^*) = V_{m,1}^*(p - p^*) = \pi V_{m,1}^*$$

则

$$\pi V_{m,1}^* = -RT \ln x_1$$

对于理想稀溶液，溶质的量可以忽略，溶剂的体积就是溶液的体积，即

$$-\ln x_1 \approx x_2 \approx \frac{n_2}{n_1}$$

$$n_1 V_{m,1}^* = V_1^* \approx V(\text{sln})$$

代入上式，得

$$\pi V(\text{sln}) = n_2 RT$$

$$\pi = cRT$$

式中，$c = n_2 / V(\text{sln})$，为溶质的浓度。上式表明，在恒温条件下，稀溶液的渗透压的大小与溶液浓度成正比。上式也可用于求算溶质的摩尔浓度。

上式也可用于求算溶质的摩尔浓度。

$$\pi V = \frac{W_B}{M_B} RT$$

所以

$$M_B = \frac{W_B}{\pi V} RT$$

当在稀溶液的一侧施加足够的压力，则溶液中的溶剂会透过半透膜，在左侧得到纯溶剂，此现象称为反渗透。反渗透是重要的膜分离技术之一，现已用于海水淡化和纯水制备。

3.7 非理想溶液中物质的化学势

3.7.1 活度与活度系数

真实液态混合物的任意组分均不遵守拉乌尔定律；真实稀溶液的溶剂不遵守拉乌尔定律，也不遵守亨利定律；它们对理想液态混合物及理想稀溶液遵守的规律产生偏差。人们希望真实液态混合物和真实稀溶液的化学势有理想系统的简单形式，因此提出了活度的概念。用活度或活度系数表示组分 B 对拉乌尔定律的偏差。在真实溶液中，溶质 B 的浓度为 x_B 或 b_B 或 c_B，定义如下：

$$a_{B,x} = \gamma_{B,x} x_B$$

$$a_{B,b} = \gamma_{B,b} b_B / b_B^\ominus$$

$$a_{B,c} = \gamma_{B,c} c_B / c_B^\ominus$$

a 将实际液态混合物组分 B 的浓度 b_B 乘上一个校正因子 γ_B。γ_B 称为 B 组分

在该真实溶液中的活度系数或活度因子，它是与浓度有关的纯数，表示真实溶液与理想溶液的差异程度。a 称为活度，也是纯数，表示有效浓度。

真实溶液的化学势定义如下。

对于溶剂：

$$\mu_A = \mu_{A(T,p)}^{\ominus} + RT \ln a_A$$

对于溶质：

$$\mu_B = \mu_{B,x(T,p)}^{\ominus} + RT \ln a_{B,x}$$

$$\mu_B = \mu_{B,b(T,p)}^{\ominus} + RT \ln a_{B,b}$$

$$\mu_B = \mu_{B,c(T,p)}^{\ominus} + RT \ln a_{B,c}$$

3.7.2 活度求算

前面已推导出理想溶液中溶剂的浓度与其蒸气压、凝固点、沸点及渗透压之间的关系。若以非理想溶液中溶剂的化学势来表示，可以推导出如下关系式：

$$p_A = p_A^* a_A$$

$$\ln a_A = \frac{\Delta_{fus} H_m^{\ominus}}{R} \left(\frac{1}{T_f^*} - \frac{1}{T_f} \right)$$

$$\ln a_A = \frac{\Delta_{vap} H_m^{\ominus}}{R} \left(\frac{1}{T_b} - \frac{1}{T_b^*} \right)$$

$$\ln a_A = -\frac{\pi_{m,A}^*}{RT}$$

通过实验测得非理想溶液的蒸气压、凝固点、沸点或渗透压，利用上述公式就可以求算出非理想溶液中溶剂的活度 a。

3.8 化学反应的方向和限度

所有的化学反应既可正向进行，也可逆向进行。例如，常温下，将 2mol 氢气和 1mol 氧气经电火花引爆可生成水。这时用一般的实验方法检查剩余的氢气和氧气的数量是检查不出来的。但若是温度高达 1500℃时，水蒸气却可以在相当程度下分解为氢气和氧气。这个事实说明，在通常情况下，氢气和氧气的反应，其逆向进行的程度是很小的，而在高温条件下，反应逆向进行的程度可相当明显。另外，在通常条件下，有一些化学反应正向和逆向进行均有一定的程度。例如，乙醇和乙酸在浓硫酸条件下发生酯化反应，即使在高温加热的情况下，乙醇和乙酸也不可能全部转化为乙酸乙酯。这就是说，乙醇和乙酸可以生成乙酸乙酯，但同时乙酸乙酯也可在相当程度下分解为乙醇和乙酸。

所有的此类反应在进行一段时间后均可达到平衡状态。此时的反应进度达到极限值，用 ξ^{eq} 表示。若温度和压力保持不变，ξ^{eq} 不变，即混合物中组成不随时间变化，这就是化学反应的限度。此时的化学平衡是一种动态平衡，即反应正向进行和逆向进行的速率相等。

3.8.1 反应系统的吉布斯函数

为什么化学反应总有一定的限度呢？这是由反应系统的吉布斯函数变化规律决定的。

严格讲，反应物与产物处于同一体系的反应都是可逆的，不能进行到底。只有逆反应与正反应相比小到可以忽略不计的反应，才可以粗略地认为可以进行到底。这主要是由于存在混合吉布斯自由能。

假设有一简单的理想气体反应：

$$A \rightleftharpoons B$$

若反应起始时，系统中只有 1mol 纯 A，只要 A 的化学势大于 B 的化学势，反应就可正向进行。当反应进行到 ξ 时，A 的物质的量为 $(1-\xi)$，B 的物质的量应为 ξ。若反应过程中，A，B 不混合，则反应系统的吉布斯函数应为

$$G^* = (1-\xi)\mu_A^* + \xi\mu_B^* = \mu_A^* + \xi(\mu_B^* - \mu_A^*)$$

显然，以 G^* 对 ξ 作图，应为一条直线，如图 3-3 中的虚线所示。

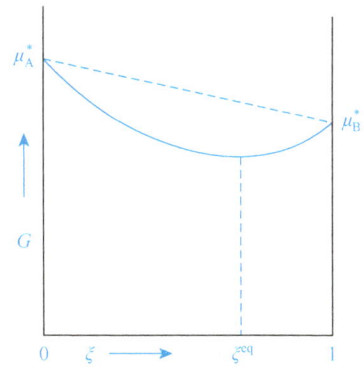

图 3-3 反应系统中的吉布斯函数变化示意图

然而在实际反应过程中，A 和 B 是混合在一起的，则 A，B 两种理想气体混合过程的吉布斯函数应为

$$\Delta_{mix}G = RT(n_A \ln x_A + n_B \ln x_B)$$
$$= RT[(1-\xi)\ln(1-\xi) + \xi \ln \xi]$$

实际反应系统的吉布斯函数应为

$$G = G^* + \Delta_{mix}G$$
$$= [\mu_A^* + \xi(\mu_B^* - \mu_A^*)] + RT[(1-\xi)\ln(1-\xi) + \xi \ln \xi]$$

由于 ξ 和 $1-\xi$ 都小于 1，因此 $\Delta_{mix}G$ 小于 0，所以 G 小于 G^*。如图 3-3 所示，G 必然存在极小值。在一定温度和压力下，总吉布斯函数最低的状态就是反应系

统的平衡态。图中的极低点就是化学平衡的位置，相应的 ξ 就是反应的极限进度 ξ^{eq}。ξ^{eq} 越大，平衡产物越多；反之，ξ^{eq} 越小，平衡产物越少。

3.8.2 化学反应的平衡常数和等温方程

若有一理想气体的化学反应为

$$aA + bB \longrightarrow gG + hH$$

反应达到平衡时，应有

$$g\mu_G + h\mu_H = a\mu_A + b\mu_B$$

将理想气体在一定温度下的化学势表示式 $\mu_i = \mu_i^{\ominus} + RT\ln\dfrac{p_i}{p_0}$ 代入，则上式可写成

$$g\mu_G^{\ominus} + gRT\ln\frac{p_G}{p_0} + h\mu_H^{\ominus} + hRT\ln\frac{p_H}{p_0} = a\mu_A^{\ominus} + aRT\ln\frac{p_A}{p_0} + b\mu_B^{\ominus} + bRT\ln\frac{p_B}{p_0}$$

$$\ln\frac{(p_G/p^{\ominus})^g(p_H/p^{\ominus})^h}{(p_A/p^{\ominus})^a(p_B/p^{\ominus})^b} = -\frac{1}{RT}(g\mu_G^{\ominus} + h\mu_H^{\ominus} - a\mu_A^{\ominus} - b\mu_B^{\ominus})$$

当温度一定时，上式右边为一常数。所以

$$\frac{(p_G/p^{\ominus})^g(p_H/p^{\ominus})^h}{(p_A/p^{\ominus})^a(p_B/p^{\ominus})^b} = 常数 = K^{\ominus}$$

参加反应的物质在平衡时的分压，可能由于起始组成的不同而有不同的数值，但平衡时上式的比例关系在一定温度时却是一定值，不因各气体平衡分压的不同而不同。该比例系数称为标准平衡常数，用 $K^{\ominus}$ 表示。标准平衡常数 $K^{\ominus}$ 是无量纲的量。如令

$$g\mu_G^{\ominus} + h\mu_H^{\ominus} - a\mu_A^{\ominus} - b\mu_B^{\ominus} = \Delta_r G_m^{\ominus}$$

则

$$\Delta_r G_m^{\ominus} = -RT\ln K^{\ominus}$$

若反应不是平衡态时，

$$\Delta_r G_m = (g\mu_G + h\mu_H) - (a\mu_A + b\mu_B)$$

$$= (g\mu_G^{\ominus} + h\mu_H^{\ominus} - a\mu_A^{\ominus} - b\mu_B^{\ominus}) + RT\ln\frac{(p_G'/p^{\ominus})^g(p_H'/p^{\ominus})^h}{(p_A'/p^{\ominus})^a(p_B'/p^{\ominus})^b}$$

令

$$Q_p = \frac{(p_G'/p^{\ominus})^g(p_H'/p^{\ominus})^h}{(p_A'/p^{\ominus})^a(p_B'/p^{\ominus})^b}$$

则

$$\Delta_r G_m = \Delta_r G_m^{\ominus} + RT\ln Q_p$$

式中，p_B 为平衡时的分压；p_B' 为任意状态时的分压。上式称为范特霍夫等温方程。因此，$K^{\ominus}$ 是标准平衡常数，Q_p 不是平衡常数，称为分压商。用范特霍夫等温方程可判别一化学反应是否能自发进行及进行到什么限度为止。

$Q_p < K^{\ominus}$时，$\Delta_r G_m < 0$，反应正向自发进行

$Q_p > K^{\ominus}$时，$\Delta_r G_m > 0$，反应逆向自发进行

$Q_p = K^{\ominus}$时，$\Delta_r G_m = 0$，反应达到平衡

3.9 反应的标准吉布斯自由能变化

任意化学反应的等温方程可表示为

$$\Delta_r G_m = \Delta_r G_m^{\ominus} + RT \ln Q_p$$

式中，$\Delta_r G_m = \sum \nu_i \mu_i (产物) - \sum \nu_j \mu_j (反应物)$，为反应的吉布斯函数变化量；$\Delta_r G_m^{\ominus} = \sum \nu_i \mu_i^{\ominus} (产物) - \sum \nu_j \mu_j^{\ominus} (反应物)$，为反应的标准吉布斯函数变化量。很显然 $\Delta_r G_m^{\ominus}$ 与 $\Delta_r G_m$ 的含义是不相同的。在温度和压力一定的条件下，任何物质的标准态化学势都有确定值，所以任何化学反应的 $\Delta_r G_m^{\ominus}$ 都是常数，但 $\Delta_r G_m$ 不是常数，它还与各物质实际所处的状态分压或浓度有关，即与 Q 有关。在恒温恒压不做其他功的条件下 $\Delta_r G_m$ 的正负可以指示化学反应能够进行的方向，$\Delta_r G_m^{\ominus}$ 的正负不能指示化学反应进行的方向。但

$$\Delta_r G_m^{\ominus} = -RT \ln K^{\ominus}$$

由于标准平衡常数 $K^{\ominus}$ 可以指示反应的限度，所以 $\Delta_r G_m^{\ominus}$ 也是指示反应限度的量。此外，当 $\Delta_r G_m^{\ominus}$ 的绝对值很大时，一般情况下，$\Delta_r G_m$ 的正负能够与 $\Delta_r G_m^{\ominus}$ 一致，除非 Q 很大或者很小，这就意味着反应物的数量与产物的数量十分悬殊，这在实际工作中往往难以实现。因此，虽然 $\Delta_r G_m^{\ominus}$ 不能指示反应的方向，但在实际工作中经常应用 $\Delta_r G_m^{\ominus}$ 值来估计反应的方向。如果 $\Delta_r G_m^{\ominus}$ 为很大的正值，则在一般情况下，$\Delta_r G_m$ 大致也为正值，这就是说，在一般条件下反应不能正向进行。然而，当 $\Delta_r G_m^{\ominus}$ 的数值不是很大时，则不论其符号如何都不能判别其反应方向，只有通过 Q 和 K 的比较，即根据 $\Delta_r G_m$ 的符号，方可判别反应的方向。

化学反应的 $\Delta_r G_m^{\ominus}$ 是指示反应限度的物理量，由于 $\Delta_r G_m^{\ominus}$ 不仅可以求算反应的标准平衡常数，在一定条件下还能估计反应的方向，因此，$\Delta_r G_m^{\ominus}$ 的求算就显得十分重要。为了能方便地求算反应的 $\Delta_r G_m^{\ominus}$，人们引入标准生成吉布斯函数的概念，即在某温度和标准压力下，各种最稳定单质的生成吉布斯函数为零，那么由稳定单质变为单位物质的量某物质时，反应的吉布斯函数变化称为该物质在该温度时的标准生成吉布斯函数，记作 $\Delta_f G_m^{\ominus}$，单位为 J/mol 或 kJ/mol。于是任意化学反应的 $\Delta_r G_m^{\ominus}$ 可采用下式计算：

$$\Delta_r G_m^{\ominus} = \sum \nu_B \Delta_f G_m^{\ominus}$$

利用物质的标准生成吉布斯函数数据就可以求算反应的 $\Delta_r G_m^\ominus$。

例 计算25℃下反应的 $\Delta_r G_m^\ominus$ 和 $K^\ominus$：

$$CO_2(g) + H_2(g) \longrightarrow CO(g) + H_2O(g)$$

解： 查表得，$CO_2(g)$，$H_2(g)$，$CO(g)$ 和 $H_2O(g)$ 的 $\Delta_f G_m^\ominus$ 分别为 -394.38kJ/mol，0kJ/mol，-137.27kJ/mol 和 -228.59kJ/mol。

$$\Delta_r G_m^\ominus = \sum v_i \mu_i^\ominus (\text{产物}) - \sum v_j \mu_j^\ominus (\text{反应物})$$

所以

$$\Delta_r G_m^\ominus = (-137.27 - 228.59 + 394.38)\text{kJ/mol} = 28.5\text{kJ/mol}$$

$$\Delta_r G_m^\ominus = -RT \ln K^\ominus$$

$$K^\ominus = \exp\left[\frac{-\Delta_r G_m^\ominus}{RT}\right] = \exp\left[\frac{-28500}{8.314 \times 298}\right] = 1.018 \times 10^{-5}$$

$\Delta_r G_m^\ominus$ 可进一步用于求算：

1）反应的 $K^\ominus$；

2）从一个反应的 $\Delta_r G_m^\ominus(T)$ 求另一个反应的 $\Delta_r G_m^\ominus(T)$，进而求此反应的 $K^\ominus$；

3）用 $\Delta_r G_m^\ominus(T)$ 大致估计一个反应的可能性。

一般情况下，若 $\Delta_r G_m^\ominus(T) < -40$kJ/mol，反应通常可以自发进行；$\Delta_r G_m^\ominus(T) > +40$kJ/mol，反应一般不能自发进行；$\Delta_r G_m^\ominus(T)$ 在 0~40kJ/mol，一般调节 Q_p 中的分压（浓度），可使反应自发进行。

对于一化学反应，其 $\Delta_r G_m^\ominus$ 值与反应方程式各物质的计量系数密切相关。同一化学反应，如果反应方程式采用不同的写法，其计量系数也会不同，相应地 $\Delta_r G_m^\ominus$ 也会不同。很显然，平衡常数也会随之变化。例如，合成氨反应可以表示为

$$N_2 + 3H_2 \longrightarrow 2NH_3 \tag{1}$$

也可表示为

$$\frac{1}{2}N_2 + \frac{3}{2}H_2 \longrightarrow NH_3 \tag{2}$$

很显然，可以得出，

$$\Delta_r G_m^\ominus(1) = 2\Delta_r G_m^\ominus(2)$$
$$K^\ominus(1) = [K^\ominus(2)]^2$$

这说明，如果一化学反应方程的计量系数加倍，反应的 $\Delta_r G_m^\ominus$ 也随之加倍，而各种平衡常数则按指数关系增加。

3.10 平衡常数的各种表示法

对于一化学反应，除了标准平衡常数，习惯上平衡常数还有其他表示形式，

统称为经验平衡常数，一般简称平衡常数。标准平衡常数与参加反应各物质的标准化学势密切相关，量纲为1，也称无量纲，而平衡常数有时具有一定的量纲。对于指定的反应，其标准平衡常数与各种形式的平衡常数之间存在确定的换算关系。

3.10.1 气相反应

对于理想气体反应，其标准平衡常数可表示为

$$K^\ominus = \frac{(p_G/p^\ominus)^g (p_H/p^\ominus)^h}{(p_A/p^\ominus)^a (p_B/p^\ominus)^b} = \prod_i (p_i/p^\ominus)^{\nu_i}$$

$$K^\ominus = \frac{p_G^g \cdot p_H^h}{p_A^a \cdot p_B^b}(p^\ominus)^{-[(g+h)-(a+b)]} = \left(\prod_i p_i^{\nu_i}\right)(p^\ominus)^{-\sum_i \nu_i}$$

式中，ν_i 为参加反应各物质的计量数，对于产物 ν_i 取正值，对于反应物 ν_i 取负值。$\sum_i \nu_i$ 为产物和反应物的计量数之差，也有用 $\Delta\nu_i$ 来表示的。

1. 用压强（压力）表示的平衡常数 K_p

令

$$K_p = \prod_i p_i^{\nu_i}$$

则

$$K^\ominus = K_p (p^\ominus)^{-\sum_i \nu_i}$$

式中，K_p 为用压力表示的平衡常数，是温度的函数，但与大气压无关。若 $\sum_i \nu_i \neq 0$，K_p 就有量纲，其单位为 $(Pa)^{\Delta\nu_i}$。

2. 用摩尔分数表示的平衡常数 K_x

根据分压定律，$p_i = px_i$，代入 $K_p = \left(\prod_i p_i^{\nu_i}\right)$，得

$$K_p = \prod_i (px_i)^{\nu_i} = \left(\prod_i x_i^{\nu_i}\right) p^{\sum_i \nu_i}$$

$$K_x = \prod_i x_i^{\nu_i} = K_p p^{-\sum_i \nu_i}$$

式中，x_i 为各物质平衡时的摩尔分数；K_x 为用摩尔分数表示的平衡常数。由上式可看出，K_x 不仅是温度的函数，还是总压力的函数。由于 x_i 的量纲为1，所以 K_x 的量纲也是1。

3. 用物质的量表示的平衡常数 K_n

根据摩尔分数的定义，$x_i = n_i/n$，代入 $K_x = \left(\prod_i x_i^{\nu_i}\right)$，得

$$K_x = \prod_i x_i^{v_i} = \prod_i \left(\frac{n_i}{n_\text{总}}\right)^{v_i} = \prod_i (n_i)^{v_i} n_\text{总}^{-\sum_i v_i} = K_n n_\text{总}^{-\sum_i v_i}$$

$$K_n = (n_i)^{v_i} = K_x n_\text{总}^{\sum_i v_i}$$

式中，K_n 的单位为 $(\text{mol})^{\sum_i v_i}$。它不仅是温度的函数，还是总压力 p 和系统中总物质的量 n 的函数。

4. 用物质的量浓度（体积摩尔浓度）表示的平衡常数 K_c

对于理想气体，$pV = nRT$，$p = cRT$，代入 $K_p = \left(\prod_i p_i^{v_i}\right)$，可得

$$K_p = \prod_i p_i^{v_i} = \prod_i c_i^{v_i} \cdot (RT)^{\sum_i v_i}$$

$$K_c = \prod_i c_i^{v_i} = K_p \cdot (RT)^{-\sum_i v_i}$$

式中，K_c 的单位为 $(\text{mol/m}^3)^{\sum_i v_i}$，是温度函数。

以上是理想气体反应的四种经验平衡常数，它们之间的关系为

$$K_p = K_x \cdot p^{\sum_i v_i} = K_n \cdot \left(\frac{p}{n}\right)^{\sum_i v_i} = K_c \cdot (RT)^{\sum_i v_i} = K^\ominus \cdot (p^\ominus)^{\sum_i v_i}$$

当反应 $\sum_i v_i = 0$ 时，$K_p = K_x = K_n = K_c = K^\ominus$ 相等。

3.10.2 液相反应

如果参加反应的物质构成理想液态混合物，根据理想液态混合物中物质的化学势表示式 $\mu_i = \mu_i^\ominus + RT \ln x_i$ 和式（3-23），可得理想液态混合物中反应的标准平衡常数表示式

$$K^\ominus = \frac{x_G^g \cdot x_H^h}{x_A^a \cdot x_B^b} = \prod_i x_i^{v_i}$$

如果参加反应的物质均溶于一溶剂中，而溶液为理想稀溶液，则根据理想稀溶液中溶质化学势的表示式 $\mu_i = \mu_{i(c)}^\ominus + RT \ln(c_i/c^\ominus)$，可得理想稀溶液中标准平衡常数的表示式

$$K^\ominus = \frac{(c_G/c^\ominus)^g (c_H/c^\ominus)^h}{(c_A/c^\ominus)^a (c_B/c^\ominus)^b}$$

$$= \prod_i (c_i/c^\ominus)^{v_i}$$

第 3 章 化学势与化学平衡

由于溶液中各物质的标准态化学势 $\mu^\ominus$ 均是温度的函数，所以溶液中反应的标准平衡常数 $K^\ominus$ 与温度有关，是温度的函数。

3.10.3 气固复相反应

前面所讨论的化学反应，无论是反应物还是产物均在同一相中，这类化学反应为均相反应。如果参与反应的物质（反应物和产物）不是在同一相中，则称为复相反应。例如，碳酸盐的分解反应就是气固复相反应的实例。

$$CaCO_3(s) \longrightarrow CaO(s) + CO_2(g)$$

如果此反应在一密闭容器中进行，则达到平衡时，

$$\mu(CO_2,g) + \mu(CaO,s) = \mu(CaCO_3,s)$$

即

$$\mu^\ominus(CO_2,g) + RT\ln(p(CO_2)/p^\ominus) + \mu^\ominus(CaO,s) = \mu^\ominus(CaCO_3,s)$$

$$-RT\ln(p(CO_2)/p^\ominus) = [\mu^\ominus(CO_2,g) + \mu^\ominus(CaO,s)] - \mu^\ominus(CaCO_3,s) = \Delta_r G_m^\ominus$$

对比

$$\Delta_r G_m^\ominus = -RT\ln K^\ominus$$

可得

$$K^\ominus = p(CO_2)/p^\ominus$$

即此反应的标准平衡常数 $K^\ominus$ 等于平衡时 CO_2 的分压与标准压力的比值，即在一定温度下，不论 $CaCO_3$ 和 CaO 的数量有多少，平衡时 CO_2 的分压是定值。通常将平衡时 CO_2 的分压称为 $CaCO_3$ 分解反应的分解压。分解压是指固体物质在一定温度下分解达到平衡时产物中的总压力。若分解产物中不止一种气体，则平衡时各气体产物分压之和才是分解压。

由于固体物质的标准化学势也仅是温度的函数，所以复相反应的标准平衡常数也是温度的函数。此外，对气固相复相反应来说，表示反应的标准平衡常数时，只要写出参加反应的各气体物质的分压即可。例如，

$$NH_4HS(s) \longrightarrow NH_3(g) + H_2S(g)$$

其标准平衡常数可表示为

$$K^\ominus = \frac{p(NH_3)}{p^\ominus} \cdot \frac{p(H_2S)}{p^\ominus}$$

其分解压为

$$p = p(NH_3) + p(H_2S)$$

3.11 温度对平衡常数的影响

所有反应的平衡常数都是温度的函数。因此，在不同温度下进行的同一化学反应具有不同的平衡常数，因而反应的限度也是不同的。

根据

$$\frac{\Delta_r G_m^\ominus}{T} = -R\ln K^\ominus$$

将上式在恒压下对温度求偏微商，则

$$\left[\frac{\partial}{\partial T}\left(\frac{\Delta_r G_m^\ominus}{T}\right)\right]_p = -R\left(\frac{\partial \ln K^\ominus}{\partial T}\right)_p$$

用热力学中学过的吉布斯-亥姆霍兹公式

$$\left[\frac{\partial}{\partial T}\left(\frac{\Delta G}{T}\right)\right]_p = -\frac{\Delta H}{T^2}$$

代入，得

$$\left(\frac{\partial \ln K^\ominus}{\partial T}\right)_p = \frac{\Delta_r H_m^\ominus}{RT^2}$$

即任意化学反应的标准平衡常数随温度变化的微分形式。式中，$\Delta_r H_m^\ominus$ 为产物和反应物在标准态时的焓值之差，即反应在恒压条件下的标准摩尔反应焓。可以看出，当 $\Delta_r H_m^\ominus > 0$，即为吸热反应，温度升高将使标准平衡常数增大，有利于正向反应的进行；当 $\Delta_r H_m^\ominus < 0$，即为放热反应，温度升高将使标准平衡常数减小，不利于正向反应的进行；该式定性地说明了温度对标准平衡常数的影响。此外，通过将上式积分，可以定量地计算出标准平衡常数随温度的变化。对理想气体化学反应，标准平衡常数只是温度的函数。因此，上式可写成

$$d\ln K^\ominus = \frac{\Delta_r H_m^\ominus}{RT^2}dT$$

若将 $\Delta_r H_m^\ominus$ 近似地看作与温度无关的常数，将上式进行不定积分，可得

$$\ln K^\ominus = -\frac{\Delta_r H_m^\ominus}{RT} + C$$

式中，C 为积分常数。由上式可看出，以 $\ln K^\ominus$ 对 $1/T$ 作图，应得一条直线。此直线的斜率为 $-\Delta_r H_m^\ominus / R$。

若将微分式进行定积分，则得

$$\ln \frac{K^\ominus(2)}{K^\ominus(1)} = \frac{\Delta_r H_m^\ominus}{RT}\left(\frac{1}{T_1} - \frac{1}{T_2}\right)$$

当反应在此温度范围内，$\Delta_r H_m^\ominus$ 已知时，可以根据某一温度时的标准平衡常数计算另一温度时的标准平衡常数。

3.12 其他因素对平衡常数的影响

3.12.1 压力的影响

任一化学反应的标准平衡常数都只是温度的函数，与压力无关。然而，对于

气相反应来说,压力虽然不能改变标准平衡常数,但对平衡系统的组成往往会有不容忽视的影响。

根据
$$K^\ominus = K_x(p/p^\ominus)^{\sum_i v_i}$$

温度一定时,$K^\ominus$ 即为常数。此时若改变系统的总压力 p,则 K_x 必然会随之改变。这就是说系统的组成会随之改变。由上式可见,如果 $\sum_i v_i = 0$,则 $K^\ominus = K_x$,系统压力 p 改变对平衡组成没有影响;如果 $\sum_i v_i > 0$,即分子数随反应增加,那么 p 增大时,K_x 减小,即系统总压力增大时,组成向产物减小、反应物增大的方向变化;如果 $\sum_i v_i < 0$,即分子数随反应减少,那么 p 增大时,K_x 增大,即系统总压力增大时,组成向产物增大、反应物减小的方向变化。

3.12.2 惰性气体的影响

此处所说的惰性气体泛指存在于系统中但未参与反应(既不是反应物,也不是产物)的气体。对气相化学反应来说,当温度和压力都一定时,若往反应系统中充入惰性气体,往往也会改变系统达到平衡时的组成。

根据
$$K^\ominus = K_n(p/n_总 p^\ominus)^{\sum_i v_i}$$

充入惰性气体即增大 $n_总$。由上式可见,如果 $\sum_i v_i = 0$,$n_总$ 对 $K^\ominus$ 没有影响,这就是说惰性气体的存在与否不会影响系统的平衡组成;如果 $\sum_i v_i > 0$,$n_总$ 增加,K_n 必然随之增大,即产物的物质的量会增大,反应物的物质的量会减小;如果 $\sum_i v_i < 0$,$n_总$ 增加,K_n 必然随之减小,即产物的物质的量会减小,反应物的物质的量会增大。

第4章

电 化 学

　　电化学是主要研究电现象和化学变化之间关系的一门学科，研究的主要内容是化学能与电能相互转化的规律。电化学是物理化学的一门重要的分支学科，其涉及的领域十分广泛，从日常生活、生产实际直至基础理论研究，都会经常遇到电化学问题。当前世界上十分关注的研究课题，如能源、材料、环境保护、生命科学等都与电化学以各种各样的方式关联在一起。电化学在生物医学工程学科的研究中也发挥着重要的作用。生命现象的许多过程皆伴随着电子传递反应，应用电化学方法研究生物体系的电子传递及其相关过程，是揭示生命本质的较好途径。很多生命现象如人或动物的肌肉运动、细胞的代谢作用、神经的信息传递以及细胞膜的结构与功能都可用电化学原理来解释。基于电化学原理，利用生物体成分（酶、抗原、抗体、激素等）或生物体本身（细胞、细胞器、组织等）作为敏感元件构建的传感器，即电化学生物传感器，目前已广泛应用于生物医学、环境监测、食品和医药等领域。

　　通常条件下进行的化学反应不涉及电能，而电化学所讨论的化学反应是需要消耗电能的反应或通过化学能能够产生电能的反应，这一类化学反应称为电化学反应。电能与化学能之间的相互转化必须通过电化学装置来实现。电化学装置可分为两大类：将电能转变为化学能的装置称为电解池，而将化学能转变为电能的装置则称为原电池。无论是原电池还是电解池，都包含电解质溶液和电极两个重要组成部分。

　　电化学的内容十分丰富，本章主要分三部分作简要概述：①电解质溶液；②可逆电池及其应用；③不可逆电极过程及其应用。

（一）电解质溶液

4.1　离子的迁移

4.1.1　电解质溶液的导电现象

　　能导电的物质称为导体。导体可分为电子导体和离子导体两类，其导电机理不同。电子导体是依靠自由电子的定向移动导电，如金属、石墨及某些金属化合物等。离子导体是依靠离子的迁移导电，如电解质溶液、熔融电解质等。电解质溶液是指溶质在溶剂中溶解后完全或部分解离成离子的溶液，该溶质则称为电解质。电解质溶液与非电解质溶液的主要区别之一是，前者能够导电，而后者则不能。在溶液中完全解离的电解质，称为强电解质。在溶液中只有部分解离，即使在较稀的溶液中都有未解离成离子的电解质，称为弱电解质。

电解质溶液的连续导电必须在电化学装置中实现。电化学装置有两种，一种是原电池（primary cell），将化学能转化为电能；另一种是电解池（electrolytic cell），将电能转化为化学能。原电池和电解池都由两个电极和电解质溶液组成。习惯上根据是否发生氧化还原反应将电极分为阳极（anode）和阴极（cathode），阳极发生氧化反应（失去电子的反应），阴极发生还原反应（得到电子的反应）。也可根据电势高低将电极分为正极（positive electrode）和负极（negative electrode），电位高的为正极，电位低的为负极。一般习惯上对原电池用正极和负极命名，对电解池用阴极和阳极命名。电解池和原电池电极对应关系如表 4-1 所示，应注意加以区分。

表 4-1 电极命名对应关系

电解池	原电池
正极是阳极（氧化极）	正极是阴极（还原极）
负极是阴极（还原极）	负极是阳极（氧化极）

图 4-1（a）为典型的原电池体系。将铜电极插入硫酸铜溶液，锌电极插入硫酸锌溶液，由外电路连接组成一原电池。在该体系中，给出电子到外电路的电极称为电池的负极，从外电路接受电子的电极称为电池的正极。负极锌给出电子变为锌离子溶解进入溶液，正极铜离子得电子变为铜在电极上析出。外电路中电子由负极流向正极。由此可见，电解质溶液在传导电流的同时，在两极发生得、失电子的电极反应，即

正极：　　　　$Cu^{2+} + 2e \longrightarrow Cu$　　　　阴极，还原反应
负极：　　　　$Zn - 2e \longrightarrow Zn^{2+}$　　　　阳极，氧化反应

图 4-1（b）为典型的电解池体系。由连接外电源的两个电极插入 HCl 溶液构成，在外电场的作用下，H^+ 向负极移动，并在负极上得到电子，变成氢原子，两个氢原子结合成氢分子。Cl^- 则向正极移动，把电子留在正极上变成氯原子，两个氯原子结合成氯分子。由此可见，电解质溶液在传导电流的同时，在两极发生得、失电子的电极反应，即

正极：　　　　$2Cl^- - 2e^- \longrightarrow Cl_2$　　　　阳极，氧化反应
负极：　　　　$2H^+ + 2e^- \longrightarrow H_2$　　　　阴极，还原反应

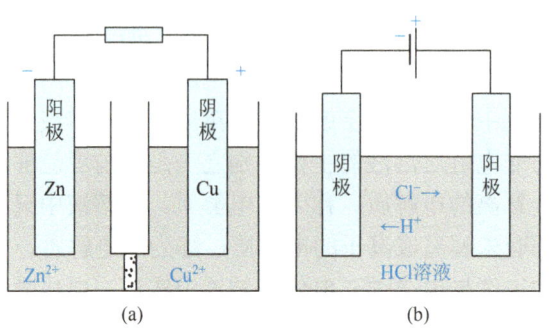

图 4-1 电化学装置示意图

（a）原电池；（b）电解池

上述反应发生在电极与溶液的界面处，称为电极反应。两电极上发生了氧化还原反应，使得两电极放出或得到电子，其结果相当于在负极有电子进入溶液，通过电解质溶液中离子的运动到达正极。由此可见，对于两电极上的氧化还原反应，电解质溶液中正负离子的定向运动使得整个回路产生连续的电流。

4.1.2 法拉第定律

图 4-1（b）表示的电解池体系中，两极之间含有电解质溶液。当电解池的两极与蓄电池的两端相连时，在两极上就有电势差。电子定向运动形成电流通过导线和电极，离子定向运动形成电流通过溶液。在每一个电极与溶液的界面上发生电化学反应，电子在电极上流出或流入。1833 年，英国科学家法拉第（Faraday）在总结大量实验结果的基础上提出了著名的法拉第电解定律（Faraday's law of electrolysis），该定律内容如下：在电极上发生电极反应的物质的量与通过溶液的电量成正比。

实际上，该定律对电解反应或电池反应都是适用的。电流通过电极是由于化学反应而实现的。通过的电量越多，说明电极与溶液之间得失电子的数目越多，发生化学变化的物质的量必然会越多，因为电子的电量是一定的。若以 Q 代表通入的电量，单位是库仑，用符号 C 表示；用 n 代表电极上起反应的物质的量，单位是 mol，根据法拉第定律，则

$$Q = nF \tag{4-1}$$

此式是法拉第定律的数学式，其中比例常数 F 称为法拉第常量，代表 1mol 物质在电极上起反应时所通过的电量，1mol 物质是指与 1mol 电子相对应的物质的数量，而一个电子所具有的电量是 1.6022×10^{-19}C，所以 F 为

$$F = Le = 6.023 \times 10^{23} \text{mol}^{-1} \times 1.6022 \times 10^{-19} \text{C}$$
$$= 96484.4 \text{C/mol} \approx 96500 \text{C/mol}$$

若通过溶液的电量为 $1F$，则电路中每一个电极上都要发生得或失 1mol 电子的电极反应。根据法拉第定律，通过溶液的电量与电极上发生电极反应的物质的量之间有严格的定量关系。通过从电极上发生电极反应的物质的量可以确定通过溶液的电量，实现这种测量的装置称为电量计。常用的有铜电量计、银电量计和气体电量计等。例如，将两个银电极插入硝酸银溶液中就构成了银电量计，若阴极沉积了银 107.88g，则通过溶液的电量为 $1F$。

法拉第定律没有任何使用的限制条件，在任何温度和压力下均可使用。

4.1.3 离子的电迁移

离子在电场作用下的定向运动称为离子的电迁移（electromigration）。当电解质溶液通电后，溶液中承担导电任务的阴、阳离子分别向阴、阳两极移动，并在相应的电极上发生氧化和还原反应，从而使得电极附近离子的浓度发生改变。这个过程可用图 4-2 来说明。

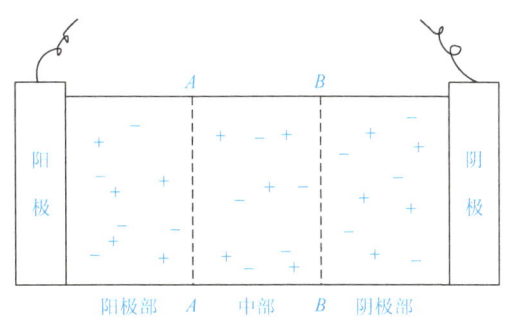

图 4-2 离子的电迁移现象

电解质溶液导电是由正、负离子共同完成的，不同的离子运动速率不同，传导的电量多少也不同，为此引入迁移数，离子 B 的迁移数用符号 t_B 表示，即每一种离子所传输的电量在通过溶液的总电量中所占的分数，可表示为

$$t_B = Q_B/Q \tag{4-2}$$

式中，Q_B 为离子 B 传导的电量；Q 为通过溶液的总电量，即溶液中各离子传导的电量之和。

若溶液中只有一种正离子和一种负离子，则有

正离子迁移数： $$t_+ = \frac{Q_+}{Q_+ + Q_-}$$

负离子迁移数： $$t_- = \frac{Q_-}{Q_+ + Q_-}$$

假设在电解池中插入两个惰性电极，池中充入电解质溶液，在两个惰性电极间有平面 AA 和 BB，将整个溶液分为阳极部、中部和阴极部三个部分。在通电前，各部分均含有 5mol 的正、负一价离子，分别使用 +、– 号的数量来表示正、负离子的物质的量。并且在整个通电过程中，溶液的导电任务由正、负离子共同承担。当接通电源后有 4mol 的电量通过，在阴极上有 4mol 正离子发生还原反应，在阳极上有 4mol 负离子发生氧化反应。由于每种离子的迁移速率不同，它们的转移电量也不同，下面分两种情况讨论。

第一种情况：正、负离子的迁移速率相等（$v_+ = v_-$），则正、负离子各传导 $2F$ 的电量，在 AA、BB 平面上各有 2mol 正、负离子逆向通过。通电完成后，中间区没有变化，而阴极区和阳极区各减少了 2mol 电解质。

第二种情况：正离子的速率是负离子的 3 倍：$v_+ = 3v_-$，$4F$ 电量中正离子传导了 $3F$，负离子传导了 $1F$，因此在 AA 和 BB 平面上都有 3mol 正离子和 1mol 负离子逆向通过。通电完成后，阴极区减少了 1mol 电解质，阳极区减少了 3mol 电解质。

由以上讨论可以看出，阳极区减少的电解质的物质的量与正离子迁移的电量在数值上相等，即

$$\frac{\text{正离子运动速率} v_+}{\text{负离子运动速率} v_-} = \frac{\text{阳极区减少的物质的量}}{\text{阴极区减少的物质的量}} = \frac{\text{正离子传导的电量} Q_+}{\text{负离子传导的电量} Q_-}$$

由离子迁移数的定义可得

$$t_+ = \frac{Q_+}{Q_+ + Q_-} = \frac{v_+}{v_+ + v_-} \qquad t_- = \frac{Q_-}{Q_+ + Q_-} = \frac{v_-}{v_+ + v_-} \tag{4-3}$$

此即离子迁移数与离子迁移速率的关系。

离子在电场的作用下定向移动，其运动速率除了与离子的本性（包括离子半径、所带电荷、离子水化程度等）、介质的性质、温度等因素有关外，还与电位梯度（electric potential gradient）dE/dl 有关。当其他因素一定时，离子的运动速率与电位梯度成正比，即

$$v_+ = U_+ \frac{dE}{dl} \qquad v_- = U_- \frac{dE}{dl}$$

式中，U_+ 和 U_- 为离子电迁移率（ionic mobility），$m^2/(s \cdot V)$。离子电迁移率的大小

与温度、浓度等因素有关。计算离子迁移数时可以用离子电迁移率代替离子的运动速率，即

$$t_+ = \frac{U_+}{U_+ + U_-} \qquad t_- = \frac{U_-}{U_+ + U_-}$$

例 用两个银电极电解 $AgNO_3$ 溶液，电解前 $AgNO_3$ 溶液的浓度为 43.50mmol/kg，电解后银电量计中有 0.723mmol 银沉积，由分析得知，电解后阳极区有 23.14g 水和 1.390mmol $AgNO_3$。试计算银离子和硝酸根的离子迁移数 $t(Ag^+)$ 和 $t(NO_3^-)$。

解：用银电极电解 $AgNO_3$ 溶液，两极上发生的反应如下：

阳极： $Ag - e^- \longrightarrow Ag^+$

阴极： $Ag^+ + e^- \longrightarrow Ag$

银电量计中沉积了 0.723mmol 银，则通过溶液的总电量 $Q = 0.723 \times 10^{-3}F$，在电解池的阳极有 0.723mmol 银溶解。设水不迁移，则电解前阳极区 $AgNO_3$ 的物质的量 n（前）为

$$n(前) = \frac{43.5 \times 10^{-3}}{1000} \times 23.14 \text{mol} = 1.007 \text{mmol}$$

阳极区由于电解产生 Ag^+ 为 $n(电) = 0.723$mmol，而电解后阳极区 Ag^+ 为 $n(后) = 1.390$mmol，所迁出阳极区的 Ag^+ 的物质的量 $n(迁)$ 为

$$n(迁) = n(前) + n(电) - n(后) = (1.007 + 0.723 - 1.390) \times 10^{-3} \text{mol} = 0.340 \times 10^{-3} \text{mol}$$

Ag^+ 迁移的电量为 $0.340 \times 10^{-3}F$，所以 Ag^+ 的迁移数为

$$t(Ag^+) = \frac{0.340 \times 10^{-3}}{0.723 \times 10^{-3}} = 0.47$$

$$t(NO_3^-) = 1 - t(Ag^+) = 1 - 0.47 = 0.53$$

4.2 电解质溶液的电导

电解质溶液和非电解质溶液最显著的差别是：前者能够导电，后者不能。离子的存在是电解质导电的根本原因，溶液中的离子是导电的基本单位。一个电解质溶液的导电能力取决于两个方面：①溶液中所含离子的数目（严格来说是电荷数目）。离子越多，即参加导电的基本颗粒越多，溶液的导电能力就越强。②离子的电迁移率。离子的电迁移率越大，表明离子电迁移的速率越快，则溶液的导电能力就越强。

4.2.1 电导、电导率和摩尔电导率

物体的导电能力通常用电阻 R [resistance，单位为欧姆（Ω）] 表示。而在

电解质溶液中,人们习惯于用电阻的倒数来衡量电解质溶液的导电能力,即电导(conductance),用符号 G 表示,即

$$G = 1/R \tag{4-4}$$

电导的单位为 Ω^{-1},即西门子(Siemens),用符号 S 表示。通常认为,电导越大,导体的导电能力越强。

电解质溶液的电导与两电极间的距离(l)成反比,与电极的横截面积(A)成正比,即

$$G = \kappa \frac{A}{l} \tag{4-5}$$

式中,κ 为电阻率的倒数,称为电导率(conductivity),S/m。κ 的物理意义如图 4-3 所示,代表横截面为 $1m^2$,相距为 $1m$ 的两平行电极之间所具有的电导。两电极之间所含的离子的多少取决于溶液的浓度,所以导电能力(κ)取决于离子浓度和电迁移率。其数值还与电解质种类、溶液浓度及温度等因素有关。

由于电解质溶液的浓度不同,所包含的离子数不同,因此不能用电导率来比较电解质的导电能力。为了比较不同类型的电解质溶液的导电能力,常用摩尔电导率(molar conductivity)来表示。摩尔电导率是指在相距为 $1m$ 的两平行电极之间,放入含 $1mol$ 电解质的溶液,此时该溶液具有的电导,用符号 Λ_m 表示,如图 4-4 所示。

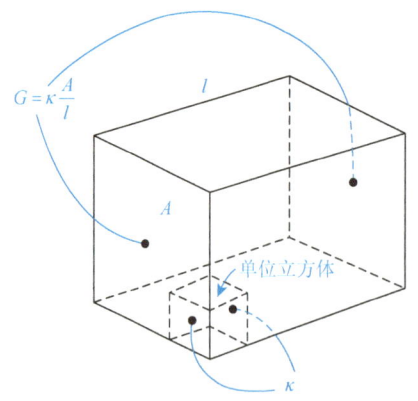

图 4-3 电导率定义示意图

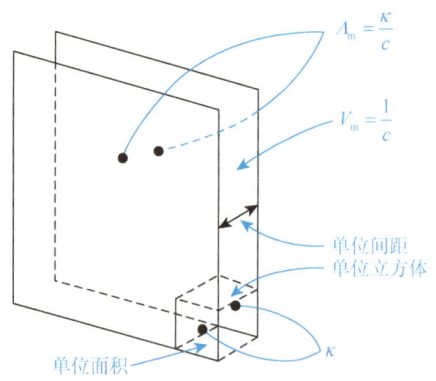

图 4-4 摩尔电导率定义示意图

若电解溶液的浓度为 $c(mol/m^3)$,则含 $1mol$ 电解质溶液的体积为 $1mol/c$,由于电导率是边长为 $1m$,体积为 $1m^3$ 的导体的电导,所以摩尔电导率(Λ_m)与电导率之间的关系可表示为

$$\varLambda_m = \kappa/c \qquad (4\text{-}6)$$

式中，c 的单位为 mol/m³，摩尔电导率的单位为 S·m²/mol。摩尔电导率在比较不同类型的电解质的导电能力时，必须选取具有相同的荷电量的基本单元，如 $\varLambda_m(NaCl)$、$\varLambda_m(1/2\ CuSO_4)$、$\varLambda_m(1/2\ H_2SO_4)$，且所选取的不同的基本单元具有以下关系，如 $\varLambda_m(CuSO_4) = 2\varLambda_m(1/2\ CuSO_4)$，$\varLambda_m(H_2SO_4) = 2\varLambda_m(1/2\ H_2SO_4)$。

4.2.2 电导的测定及应用

电解质溶液电导的测定实际上就是测定其电阻，通常使用电导仪直接测定，其测定原理是先测定电阻，再通过相应的转换得到电导。电导的测量原理与物理上测电阻的惠斯通（Wheatstone）电桥类似。图 4-5 是测电导用的惠斯通电桥装置示意图。

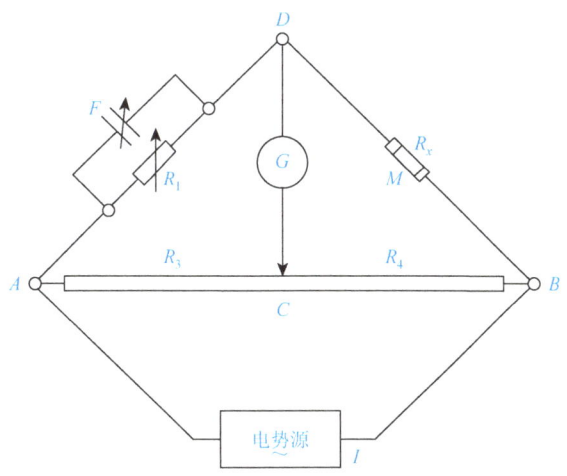

图 4-5　测电导用的惠斯通电桥装置示意图

图中 I 为高频交流电源，AB 为均匀滑线电阻，R_1 为可变电阻，F 为可变电容器，M 为电导池，R_x 为电导池中待测溶液电阻，G 为耳机（检流器或示波器）。接通电源后，滑动接触点 C，使得耳机中的声音最小（检流器或示波器无电流通过）。这时电桥已达到平衡，有如下关系：

$$\frac{R_1}{R_x} = \frac{R_3}{R_4}$$

此时，待测溶液的电导为

$$G = \frac{1}{R_x} = \frac{R_3}{R_1 R_4} = \frac{AC}{BC} \cdot \frac{1}{R_1}$$

待测溶液的电导率为

$$\kappa = G \cdot \frac{l}{A} = \frac{1}{R_x} \cdot \frac{l}{A} = \frac{1}{R_x} \cdot K_{\text{cell}}$$

式中，K_{cell} 为电导池常数（constant of a conductivity cell），m^{-1}。由于电导池中两极间的距离（l）以及电极面积（A）很难测定，常用一定浓度的 KCl 溶液（已知电导率的溶液）注入电导池，就可确定 $\frac{l}{A}$ 值，即电导池常数。

KCl 溶液的电导率已精确测出，如表 4-2 所示。

表 4-2　在 298K 和标准压力下几种浓度 KCl 溶液的 κ 和 Λ_m

$c/(\text{mol/dm}^3)$	0	0.001	0.01	0.1	1.0
$\kappa/(\text{S/m})$	0	0.0147	0.1411	1.229	11.2
$\Lambda_m/(\text{S·m}^2/\text{mol})$	0.0150	0.0147	0.0141	0.0129	0.0112

由于电解质溶液的导电能力与溶液中离子含量、离子的电荷数和移动速率有关，因此，可以利用测定溶液电导的方法解决电解质溶液的许多性质的测定问题，如检验水的纯度、计算弱电解质的电离度、测定微溶盐的溶解度、电导滴定等。

4.2.3　电导率、摩尔电导率与浓度的关系

一般情况下，电解质的电导率在不太浓的情况下都随着浓度的增大而增大，因为导电粒子数增加了。如图 4-6 所示，强电解质溶液的电导率随浓度的增大而增大，但增大到一定程度以后，随浓度的增大电导率反而下降。这是因为随着溶液浓度的增大，单位体积溶液中的离子数目不断增加，所以其电导率不断增大。当浓度超过一定值后，由于正、负离子的相互作用力增大，离子的运动速率降低，电导率反而下降。对于弱电解质，电导率随浓度的变化不显著，因为浓度的增加使其电离度减小，使得溶液中离子数目变化不大。

与电导率不同，无论是强电解质还是弱电解质，溶液的摩尔电导率均随浓度的增大而减小。溶液中能导电的物质的量都相同（1mol），当浓度增大时，粒子之间相互作用力变大，正、负离子的运动速率减小，所以摩尔电导率减小。电解质溶液的摩尔电导率与浓度的关系如图 4-6 所示。对于强电解质，摩尔电导率在浓

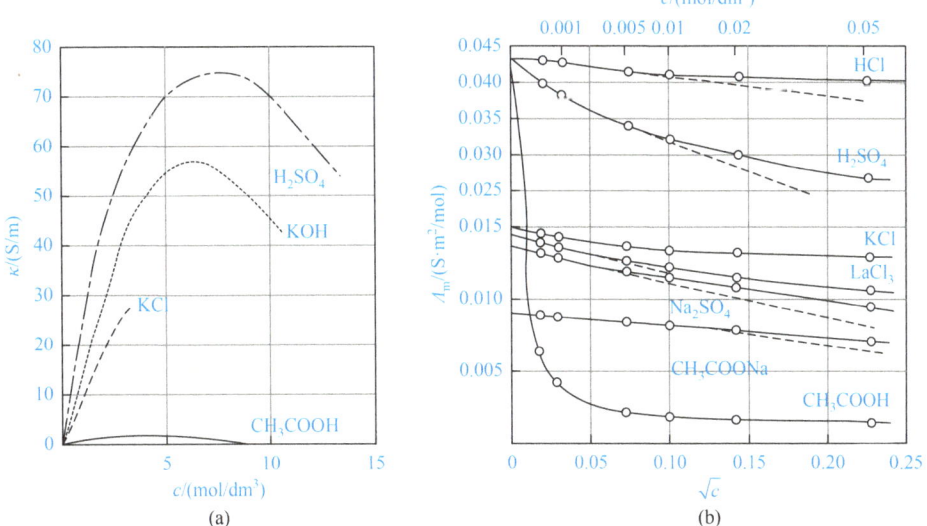

图 4-6 （a）一些电解质的电导率随浓度的变化；（b）一些电解质在水溶液中的摩尔电导率随浓度的变化

度较小的范围内与浓度的平方根呈线性关系；而弱电解质则无此关系。电解质的电导，不但与浓度有关（离子之间的相互作用），对于弱电解质还要影响电解质的解离度（导电物质的量随电离度增大而增加），从而影响摩尔电导率。由图 4-6 可以看出，HCl、H_2SO_4 等强电解质的摩尔电导率随浓度的降低而增加。科尔劳乌施（Kohlrausch）通过总结大量实验事实得出：在很稀的溶液中，强电解质的摩尔电导率与其浓度的平方根呈直线关系，表示为

$$\Lambda_m = \Lambda_m^\infty - A\sqrt{c} \tag{4-7}$$

式中，A 为常数；Λ_m^∞ 为当 $c \to 0$ 时的摩尔电导率，称为无限稀释摩尔电导率，或称极限摩尔电导率。将直线外推至与纵坐标相交处，即得到溶液在无限稀释时的摩尔电导率 Λ_m^∞。

强电解质的 Λ_m^∞ 可用外推法求出，但 HAc、NH_4OH、CH_3COOH 等弱电解质浓度很小时，其摩尔电导率随浓度的降低增加很快。这是因为弱电解质的浓度降低，解离度增加，导电的离子增加，使摩尔电导率迅速增加。Λ_m 与 $\sqrt{c}$ 之间不呈直线关系，因此弱电解质的无限稀释摩尔电导率不能通过作图外推得到。科尔劳乌施的离子独立运动定律解决了这个问题。

4.2.4 离子独立运动定律和离子的摩尔电导率

电解质无限稀释摩尔电导率（Λ_m^∞）是电解质的重要性质之一，它反映了粒子

之间没有引力时电解质所具有的导电能力。科尔劳乌施在研究极稀溶液的摩尔电导率时得出离子独立运动定律：在无限稀释时，所有电解质都全部电离，而且离子间一切相互作用均可忽略，因此离子在一定电场作用下的迁移率只取决于该种离子的本性，与共存的其他离子的性质无关，即每一种离子的运动是独立的，不受共存离子的影响。

由此可以得出，由于无限稀释时离子间一切相互作用均可忽略，所以电解质的摩尔电导率应是正、负离子单独对电导率的贡献，即电解质的摩尔电导率为正、负离子的摩尔电导率之和，即

$$\Lambda_m^\infty = \nu_+ \Lambda_{m,+}^\infty + \nu_- \Lambda_{m,-}^\infty \tag{4-8}$$

式中，$\Lambda_{m,+}^\infty$ 和 $\Lambda_{m,-}^\infty$ 分别为正、负离子的无限稀释摩尔电导率。由于无限稀释时离子的导电能力取决于离子本性，与共存的其他离子的性质无关，因此在一定溶剂和一定温度下，任何一种离子的 Λ_m^∞ 均为一定值。因此，可以用强电解质的无限稀释摩尔电导率来计算弱电解质的无限稀释摩尔电导率。例如，

$$\begin{aligned}\Lambda_m^\infty(\text{HAc}) &= \Lambda_m^\infty(\text{H}^+) + \Lambda_m^\infty(\text{Ac}^-) \\ &= \Lambda_m^\infty(\text{H}^+) + \Lambda_m^\infty(\text{Cl}^-) + \Lambda_m^\infty(\text{Na}^+) + \Lambda_m^\infty(\text{Ac}^-) - \Lambda_m^\infty(\text{Cl}^-) - \Lambda_m^\infty(\text{Na}^+) \\ &= \Lambda_m^\infty(\text{HCl}) + \Lambda_m^\infty(\text{NaAc}) - \Lambda_m^\infty(\text{NaCl})\end{aligned}$$

上式表明，乙酸（HAc）的无限稀释电导率 $\Lambda_m^\infty(\text{HAc})$ 可由强电解质 HCl，NaAc 和 NaCl 的无限稀释摩尔电导率的数据求得。

4.3 电导率的应用

4.3.1 计算弱电解质的解离度和解离平衡常数

在弱电解质溶液中，只有已解离的部分才能承担传递电荷的任务。无限稀释摩尔电导率 Λ_m^∞ 反映该电解质全部电离且粒子之间没有相互作用时的导电能力，而一定浓度下的摩尔电导率（Λ_m）反映的是部分电离且离子间存在一定相互作用时的导电能力。如果弱电解质的电离度非常小，其离子浓度非常低，对离子而言可以近似认为是无限稀的溶液，离子之间的相互作用力可以略去不计。那么，Λ_m^∞ 和 Λ_m 的差别就可近似看作由部分电离与全部电离产生的粒子数目不同所致，所以弱电解质的电离度可表示为

$$\alpha = \Lambda_m / \Lambda_m^\infty \tag{4-9}$$

若电解质为 AB 型（即 1-1 价型），设 c 为电解质的起始浓度，

$$AB \longrightarrow A^+ + B^-$$

起始时 c 0   0
平衡时 $c(1-\alpha)$ $c\alpha$ $c\alpha$

则电离平衡常数可表示为

$$K_c = \frac{c\alpha^2}{1-\alpha}$$

代入式（4-9）后，得

$$K_c = \frac{c\Lambda_m^2}{\Lambda_m^\infty(\Lambda_m^\infty - \Lambda_m)}$$

该式称为奥斯特瓦尔德稀释定律。

通过测定弱电解质溶液的电导率可以计算其摩尔电导率，从而计算解离度和解离平衡常数。

例 25℃时，H^+ 和 HCO_3^- 的无限稀释摩尔电导率分别为 $349.82 \times 10^{-4} S \cdot m^2/mol$ 和 $44.5 \times 10^{-4} S \cdot m^2/mol$，同温度下测得浓度为 $0.0275 mol/dm^3$ 的 H_2CO_3 溶液的电导率（κ）为 $3.86 \times 10^{-3} S/m$，试计算 H_2CO_3 离解为 H^+ 和 HCO_3^- 的解离度和解离平衡常数。

解： 略去水的电导率，则 H_2CO_3 的电导率为 $3.86 \times 10^{-3} S/m$。

$$\Lambda_m(H_2CO_3) = \frac{\kappa}{c} = \frac{3.86 \times 10^{-3}}{27.5} S \cdot m^2/mol = 1.404 \times 10^{-4} S \cdot m^2/mol$$

$$\Lambda_m^\infty(H_2CO_3) = \Lambda_m^\infty(H^+) + \Lambda_m^\infty(HCO_3^-)$$
$$= (349.82 + 44.5) \times 10^{-4} S \cdot m^2/mol$$
$$= 394.32 \times 10^{-4} S \cdot m^2/mol$$

$$\alpha = \Lambda_m/\Lambda_m^\infty = 1.404 \times 10^{-4}/(394.32 \times 10^{-4}) = 3.56 \times 10^{-3}$$

$$c(H^+) = c(HCO_3^-) = c\alpha = 0.0275 mol/dm^3 \times 3.56 \times 10^{-3} = 9.8 \times 10^{-5} mol/dm^3$$

$$K_c = \frac{c\alpha^2}{1-\alpha} = \frac{0.0275 \times (3.56 \times 10^{-3})^2}{1 - 3.56 \times 10^{-3}} = 3.49 \times 10^{-7}$$

4.3.2 计算难溶电解质的溶解度

一些难溶电解质如 $AgCl(s)$、$BaSO_4(s)$ 等在水中的溶解度很小，其浓度不能用普通的滴定方法来测定，但可以用电导法来求出其溶解度。以 $AgCl$ 为例，先测

定其饱和溶液的电导率 κ（溶液），由于溶液极稀，水的电导率已占一定比例，不能忽略，所以必须从溶液中减去水的电导率才能得到 AgCl 的电导率：

$$\kappa(AgCl) = \kappa(溶液) - \kappa(H_2O)$$

摩尔电导率的计算公式为

$$\Lambda_m^\infty(AgCl) = \frac{\kappa(AgCl)}{c}$$

由于难溶盐的溶解度非常低，即使是饱和溶液的浓度也非常低，可以近似认为是无限稀的溶液，因此下面的等式成立：

$$\Lambda_m \cong \Lambda_m^\infty = \kappa/c \tag{4-10}$$

式（4-10）表明，通过测定难溶盐溶液的电导率可以计算其溶解度。

例 18℃时饱和 $BaSO_4$ 溶液的电导率为 3.468×10^{-4} S/m，水的电导率为 1.5×10^{-4} S/m，求 $BaSO_4$ 在 18℃时的溶解度。已知 18℃时，$\Lambda_m^\infty(Ba^{2+}) = 110\times10^{-4}$ S·m²/mol，$\Lambda_m^\infty(SO_4^{2-}) = 137\times10^{-4}$ S·m²/mol。

解： $\Lambda_m \approx \Lambda_m^\infty = \Lambda_m^\infty(Ba^{2+}) + \Lambda_m^\infty(SO_4^{2-})$

$\qquad = (110 + 137)\times10^{-4}$ S·m²/mol $= 247\times10^{-4}$ S·m²/mol

$\kappa(BaSO_4) = \kappa(溶液) - \kappa(水) = (3.468-1.5)\times10^{-4}$ S/m $= 1.968\times10^{-4}$ S/m

$c = \kappa/\Lambda_m = (1.968/247)$ mol/m³ $= 7.97$ mol/dm³

4.3.3 电导滴定

利用滴定过程中溶液电导率变化的转折来确定滴定终点的方法称为电导滴定。电导滴定可用于酸碱中和、生成沉淀、氧化还原等各类滴定反应。当溶液有颜色，不便利用指示剂时，电导滴定的方法就显得更加方便、有效。如图 4-7 所示，用强碱 NaOH 溶液滴定 HCl 溶液，以电导率为纵坐标，加入的 NaOH 体积为横坐标。在加入 NaOH 前，溶液中只有 HCl 一种电解质，因为 H^+ 的离子电导率很大，所以 HCl 溶液的电导率也很大。当逐渐加入 NaOH 后，溶液中 H^+ 与加入的 OH^- 结合生成 H_2O，这个过程可以看作电导率较小的 Na^+ 取代了电导率很大的 H^+，因此整个溶液的电导率逐渐变小，见图 4-7（a）中的 AB 段。当加入的 NaOH 恰与 HCl 的物质的量相等时溶液的电导率最小，见图 4-7（a）中的 B 点，即为滴定终点。当 NaOH 加入过量后，由于 OH^- 离子电导率很大，所以溶液的电导率又增加了，见图 4-7（a）中的 BC 段。根据 B 点所对应的横坐标上所用 NaOH 溶液的体积就可计算未知 HCl 溶液的浓度。

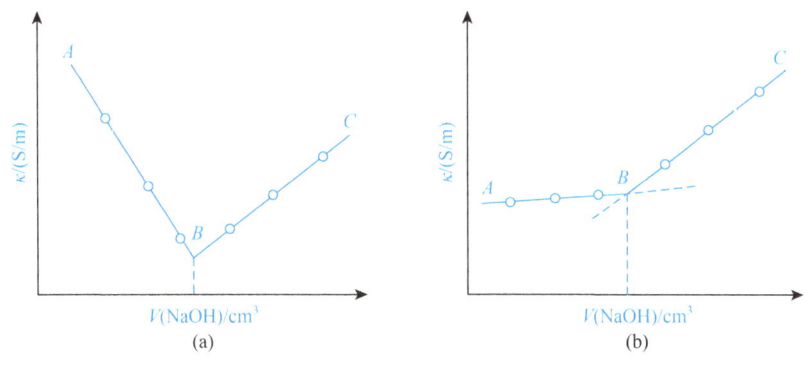

图 4-7 电导滴定曲线

(a)用强碱 NaOH 滴定强酸 HCl；(b)用强碱 NaOH 滴定弱酸 HAc

以强碱 NaOH 滴定弱酸 HAc，如图 4-7（b）所示。由于 HAc 是弱酸，开始时溶液的电导率很低，加入 NaOH 后，弱酸变成盐类（NaAc），电导率沿图 4-7（b）中的 AB 增大，超过终点后，过量的 NaOH 使溶液的电导率沿 BC 较快地增大。转折点 B 即为滴定的终点。在 B 点附近由于盐的水解作用，终点不甚明确，但可通过两条直线的交点来求得。这种滴定只需测定若干个实验点，然后将各个点连线求两条直线的交点。对于有颜色的溶液，由于指示剂的变色不太明显，采用电导滴定则可得较好的效果。

某些沉淀反应，也可以使用电导滴定。例如，硝酸银与氯化钾溶液反应，在滴定过程中，起初溶液的电导率变化不大或几乎不变，超过终点后，由于溶液中有过量的盐存在，电导率很快增大。如果反应后的两种产物都是微溶性的盐，如以 $BaCl_2$ 溶液滴定 Tl_2SO_4 溶液，产物 $BaSO_4$ 和 $TlCl$ 均为沉淀，则终点前后电导率的变化就更大。

电导测定的应用除了前述的三个方面，还可以用于判别水的纯度、测定反应速率，在工业过程用于实现自动控制，在医学上用于区分人的健康皮肤和不健康皮肤等。

4.4　强电解质溶液的活度和活度系数

当电解质溶于溶剂后，就会完全或部分电离为离子而形成电解质溶液。若溶质在溶剂中几乎完全电离，则该电解质就称为强电解质，若仅是部分电离，还有未电离的分子，则称该电解质为弱电解质。其实二者并无严格的区别，因为这与溶液的浓度有关，通常在极稀的溶液中，弱电解质也可以认为是全部电离的。在电解质溶液中，由于离子间存在相互作用，正、负离子共存并相互吸引而不能自由地单独存在，所以常需要考虑正、负离子相互作用和相互影响的平均值。

4.4.1 活度和活度系数

本书前面讨论过非理想溶液中物质的化学势,提出以活度代替浓度,将其化学势表示为 $\mu = \mu^{\ominus} + RT\ln a$。这一原理同样适用于电解质溶液,但是电解质溶液的情况要比非电解质溶液复杂一些。

强电解质分子在溶液中电离成正、负离子,即使溶液很稀,离子间的静电作用力也不能忽略。强电解质在稀溶液中可以认为是完全电离的。设有电解质 $M_{\nu_+}A_{\nu_-}$ 在溶液中完全电离,即

$$M_{\nu_+}A_{\nu_-} \longrightarrow \nu_+ M^{z+} + \nu_- A^{z-}$$

式中,ν_+、ν_- 为一个电解质分子中包含的正、负离子的个数;z_+、z_- 为正、负离子的价数。电解质在溶液中的化学势同非电解质一样(即不考虑电解质分子的电离),将电解质分子作为一个整体来表示其化学势,也可以用正、负离子的化学势来表示,且这两种表示是等价的,即

$$\mu = \nu_+ \mu_+ + \nu_- \mu_- \tag{4-11}$$

式中,μ 为把电解质分子作为一个整体来考虑时的化学势;μ_+ 为正离子的化学势;μ_- 为负离子的化学势。根据化学势与活度的关系,有

$$\mu = \mu^{\ominus} + RT\ln a \tag{4-12}$$

$$\mu_+ = \mu_+^{\ominus} + RT\ln a_+ \tag{4-13}$$

$$\mu_- = \mu_-^{\ominus} + RT\ln a_- \tag{4-14}$$

式中,a 为电解质分子作为一个整体的活度;a_+ 为正离子的活度;a_- 为负离子的活度。将式(4-12)~式(4-14)代入式(4-11)中,得

$$\mu = \mu^{\ominus} + RT\ln a = (\nu_+\mu_+^{\ominus} + \nu_-\mu_-^{\ominus}) + RT\ln(a_+^{\nu_+}a_-^{\nu_-}) \tag{4-15}$$

比较式(4-15)两边,可得

$$\mu^{\ominus} = \nu_+ \mu_+^{\ominus} + \nu_- \mu_-^{\ominus} \tag{4-16}$$

$$a = a_+^{\nu_+} \cdot a_-^{\nu_-} \tag{4-17}$$

式(4-17)说明了电解质的活度 a 与正、负离子的活度 a_+、a_- 之间的关系。电解质分子整体的活度系数为 γ,在电解质溶液中常用质量摩尔浓度,b、b_+、b_- 分别为电解质、正离子、负离子的浓度,因此有

$$a = \gamma(b/b^{\ominus}) \tag{4-18}$$

$$a_+ = \gamma_+(b_+/b^{\ominus}) \tag{4-19}$$

$$a_- = \gamma_-(b_-/b^{\ominus}) \tag{4-20}$$

由于溶液中的正、负离子总是共同存在的，单独的正离子或者负离子溶液不可能存在，因此单独的离子活度也无法直接测出。所以引入正、负离子的平均活度（$a_\pm$）和正、负离子的平均活度系数（$\gamma_\pm$）及离子的平均质量摩尔浓度（$b_\pm$），定义如下：

$$a_\pm^\nu = a_+^{\nu_+} \cdot a_-^{\nu_-} \tag{4-21}$$

$$\gamma_\pm^\nu = \gamma_+^{\nu_+} \cdot \gamma_-^{\nu_-} \tag{4-22}$$

$$b_\pm^\nu = b_+^{\nu_+} \cdot b_-^{\nu_-} \tag{4-23}$$

式中，$\nu = \nu_+ + \nu_-$。由以上各式可得

$$a = a_\pm^\nu \tag{4-24}$$

$$a_\pm = \gamma_\pm (b_\pm / b^\ominus) \tag{4-25}$$

将式（4-24）、式（4-25）代入式（4-15）中，得

$$\mu = \mu^\ominus + RT \ln a_\pm^\nu = \mu^\ominus + RT \ln \left(\gamma_\pm \frac{b_\pm}{b^\ominus} \right)^\nu \tag{4-26}$$

4.4.2 影响离子平均活度系数的因素

大量实验结果表明，在稀溶液情况下，影响强电解质离子平均活度系数（$\gamma_\pm$）的主要因素是浓度和离子的价数，而且离子价数比浓度的影响更显著。①在稀溶液的范围内，离子平均活度系数（$\gamma_\pm$）随浓度的增加而降低，且一般情况下总小于1。但是当浓度增加到一定值后，$\gamma_\pm$值可能随浓度的增加反而增加，甚至大于1。例如 HCl 电解质溶液，当 $b_{HCl}>0.5$ mol/kg 时，$\gamma_\pm$ 随浓度的增加而增加，甚至 $\gamma_\pm>1$。这是由于离子水化使较浓的溶剂在离子周围的水化层中不能自由移动，相当于溶剂水的相对量下降。②在稀溶液的范围内，对于价型相同的电解质来说时，$\gamma_\pm$ 的值几乎相等。例如 $CuSO_4$ 和 $MgSO_4$，KCl 和 NaCl 等，当其稀溶液浓度相等时，其离子平均活度系数的值相差不大。但对于不同价型的电解质，尽管浓度相等，其 $\gamma_\pm$ 值也不等，且正、负离子价数的乘积越大，所产生的偏差也越大。可见影响离子平均活度系数（$\gamma_\pm$）的主要因素不仅是浓度，离子的价数影响也很大，并且价数越高，影响越大。路易斯根据实验结果，提出了离子强度的概念，并给出了 $\gamma_\pm$ 与离子强度（I）的关系式：

$$\lg \gamma_\pm = -A\sqrt{I} \tag{4-27}$$

式中，A 为常数。离子强度 I 定义为溶液中每种离子的质量摩尔浓度乘以该离子的价数的平方所得的各项之和的一半，即

$$I = \frac{1}{2} \sum_B b_B z_B^2 \tag{4-28}$$

例 KCl 和 $BaCl_2$ 的混合溶液,若 KCl 的浓度为 0.1mol/kg,$BaCl_2$ 的浓度为 0.2mol/kg。求该溶液的离子强度。

解:$I = \frac{1}{2}\sum_B b_B z_B^2$

$= \frac{1}{2} \times (0.1 \times 1^2 + 0.5 \times 1^2 + 0.2 \times 2^2)\text{mol/kg} = 0.7\text{mol/kg}$

(二)可逆电池及其应用

4.5 可 逆 电 池

将化学能转变为电能的装置,称为原电池或电池。若转变过程是以热力学可逆的方式进行的,则称为可逆电池。可逆电池是在平衡态或无限接近平衡态的情况下工作的。将化学反应转变为一个能够产生电能的电池,首要条件是该化学反应是氧化还原反应,或者在整个反应过程中经历了氧化还原反应的过程,其次有两个电极及能与电极建立电化学反应平衡的相应电解质。若两个电极插在不同的电解质溶液中,则为双液电池,两个电解质溶液之间可用膜分开,也可把两个电解质溶液放在不同的容器中,中间用盐桥相连。

4.5.1 可逆电池的概念

可逆电池是一个十分重要的概念,因为只有可逆电池才能进行严格的热力学处理。可逆电池必须满足以下两个条件。

1) 电极反应必须是可逆的,即当电流方向改变时,电极反应随之逆向进行。例如铜锌电池,将一外加电动势 $E_{外}$ 与之相连,使外加电动势的正极与电池的正极相连,负极与电池的负极相连。

若电池电动势 $E > E_{外}$,则电池对外放电,其反应如下。

正极反应:$Cu^{2+} + 2e^- \longrightarrow Cu$

负极反应:$Zn - 2e^- \longrightarrow Zn^{2+}$

电池反应:$Zn + Cu^{2+} \longrightarrow Zn^{2+} + Cu$

若 $E < E_{外}$,则外加电动势对铜锌电池充电,其反应如下。

正极反应:$Cu - 2e^- \longrightarrow Cu^{2+}$

负极反应:$Zn^{2+} + 2e^- \longrightarrow Zn$

电池反应:$Zn^{2+} + Cu \longrightarrow Zn + Cu^{2+}$

可以看出铜锌电池的电极反应是可逆的。

2）电池工作时通过的电流应无限小，也就是说必须在无限接近于平衡的条件下工作。此时，若作为原电池，它能做出最大的有用功，若作为电解池，它消耗的电能最小。并不是充电、放电反应互为逆反应的电池在任何时候都是可逆电池。根据热力学可逆过程的概念，只有当 E 和 V 只差无限小时，才不会有电功不可逆地转化为热的现象发生，方符合可逆过程的条件。

同时满足以上两个条件的电池即是可逆电池。即可逆电池在充电、放电时，不仅物质的转变是可逆的，而且能量的转变也是可逆的。凡是不能同时满足上述两个条件的电池均是不可逆电池。不可逆电池两电极间的电势差 E' 将随具体工作条件而变化，且恒小于该电池的电动势，此时 $-(\Delta_r G)_{T,p} > nFE'$。

研究可逆电池电动势十分重要。一方面，它能指示化学能转化为电能的最高极限，从而为改善电池性能提供依据；另一方面，在研究可逆电池电动势的同时，也为解决热力学问题提供了电化学的手段和方法。

4.5.2 可逆电极的种类

一个电池至少包含两个电极。构成可逆电池的电极也必须是可逆电极。可逆电极主要有以下三种类型。

1. 第一类电极：金属电极和气体电极

金属电极是将金属插入含有该金属离子的溶液中所构成的，以符号 $M|M^{z+}$ 表示，电极反应为

$$M^{z+} + ze^- \longrightarrow M$$

例如， 铜电极 $Cu^{2+} + 2e^- \longrightarrow Cu$
  银电极 $Ag^+ + e^- \longrightarrow Ag$

气体电极是指吸附了某气体的惰性金属插入含有该元素离子的溶液中构成的电极。由于气体不导电，所以要用惰性金属（如铂）作为传递电荷的物质。例如氢电极、氧电极和氯电极，是分别将 H_2、O_2 和 Cl_2 气体冲击着的铂片浸入含有 H^+、OH^- 和 Cl^- 溶液中而构成，其电极表达式、电极反应分别为

电极表达式	电极反应
$H^+|H_2(g)|Pt$	$2H^+ + 2e^- \longrightarrow H_2(g)$
$OH^-|H_2(g)|Pt$	$2H_2O + 2e^- \longrightarrow H_2(g) + 2OH^-$
$H^+|O_2(g)|Pt$	$O_2 + 4H^+ + 4e^- \longrightarrow 2H_2O$
$OH^-|O_2(g)|Pt$	$O_2 + 2H_2O^+ + 4e^- \longrightarrow 4OH^-$
$Cl^-|Cl_2(p, g)|Pt$	$Cl_2(g) + 2e^- \longrightarrow 2Cl^-$

2. 第二类电极：金属-难溶盐电极

将金属的表面覆盖一层该金属的难溶盐，然后浸入含有该难溶盐负离子的溶液中就构成了金属-难溶盐电极，这种电极包括难溶盐电极和难溶氧化物电极。这种电极的特点是不对金属离子可逆，而是对微溶盐的负离子可逆。最常用的微溶盐电极是银-氯化银电极和甘汞电极。电极反应如下：

银-氯化银电极：$Cl^-(a_-)|AgCl(s)|Ag(s)$ $\qquad$ $AgCl(s) + e^- \longrightarrow Ag + Cl^-$

甘汞电极：$Cl^-(a_-)|Hg_2Cl_2(s)|Hg(l)$ $\qquad$ $Hg_2Cl_2(s) + 2e^- \longrightarrow 2Hg + 2Cl^-$

将金属的表面覆盖一层该金属的难溶氧化物，然后浸入含有 H^+ 或 OH^- 的溶液中，就构成了金属-难溶氧化物电极。例如，锑-三氧化二锑电极在酸性环境中，电极可表示为 $H^+|Sb_2O_3(s)|Sb$。

电极反应：$Sb_2O_3 + 6e^- + 6H^+ \longrightarrow 2Sb + 3H_2O$

$$E_{H^+|Sb_2O_3|Sb} = E^{\ominus}_{H^+|Sb_2O_3|Sb} - 0.059 16 \lg a_{H^+}$$

在碱性环境中，电极可表示为 $OH^-|Sb_2O_3(s)|Sb$。

电极反应：$Sb_2O_3 + 6e^- + 3H_2O \longrightarrow 2Sb + 6OH^-$

$$E_{OH^-|Sb_2O_3|Sb} = E^{\ominus}_{OH^-|Sb_2O_3|Sb} - 0.059 16 \lg a_{OH^-}$$

由锑-三氧化二锑电极的电极电势表达式可以看出，其电极电势与 H^+ 或 OH^- 的浓度有关，所以可用于测定溶液的 pH。

第二类电极比较易于制备而且使用方便。一些负离子，如 Cl^- 和 OH^- 虽然有对应的第一类电极，也常常制成第二类电极使用。另外，有许多负离子，如 SO_4^{2-}、$C_2O_4^{2-}$ 等，没有对应的第一类电极，但可形成对应的第二类电极。因此，第二类电极在电化学中具有重要的意义。

3. 第三类电极：氧化-还原电极

氧化-还原电极是由惰性金属（如铂片）插入含有某种离子的两种不同氧化态的溶液中构成的电极。这里金属只起导电作用，而氧化-还原反应是溶液中不同价态的离子在溶液与金属的界面上进行。例如，含有 Fe^{3+} 和 Fe^{2+} 的溶液中：

电极：$Fe^{3+}, Fe^{2+}|Pt$

电极反应：$Fe^{3+} + e^- \longrightarrow Fe^{2+}$

含有 Sn^{4+} 和 Sn^{2+} 的溶液中：

电极：$Sn^{4+}, Sn^{2+}|Pt$

电极反应：$Sn^{4+} + 2e^- \longrightarrow Sn^{2+}$

此外，常用于测定 pH 的醌-氢醌电极也是氧化-还原电极，它由苯醌（$C_6H_4O_2$）和氢醌[$C_6H_4(OH)_2$]的等分子混合物构成，其电极反应为

$$C_6H_4O_2 + 2H^+ + 2e^- \longrightarrow C_6H_4(OH)_2$$

上述三类电极的充、放电反应都互为逆反应。用这样的电极组成电池,若其他条件也合适,有可能成为可逆电池。

4.5.3 电池的表示式

一个实际的电池装置可用一些简单的符号来表示,称为电池表达式。书写电池表达式,通常遵守的规定如下:

1)以化学式表示电池中各物质的组成,并应标明构成电池各物质的相态(固、液、气)、温度、压力,溶液应注明浓度,aq 表示水溶液。若不注明温度、压力,则一般指 25℃、100kPa。

2)写在右边的电极为正极(发生还原反应),写在左边的电极为负极(发生氧化反应),依次用化学符号表示组成电池的各物质。

3)用单垂线"|"表示不同物相间的界面,有界面电势存在。这类界面包括电极与溶液的界面、电极与气体的界面、两种固体之间的界面、一种溶液与另一种溶液的界面或同一种溶液但两种不同浓度之间的界面等。

4)用双垂线"‖"表示盐桥,表示溶液与溶液之间的接界电势通过盐桥已降低到可以略去不计。

5)整个电池的电动势用右边正极的还原电极电势减去左边负极的还原电极电势,即 $E = \varphi_+ - \varphi_-$。

另外,在书写电极和电池时必须遵守物质和电荷量平衡。例如,按以上规定,铜锌电池可表示为

$$Zn|ZnSO_4(aq)\|CuSO_4(aq)|Cu$$

按照上述规定,可以把所给的化学反应设计成电池。将一个化学反应设计成电池,必须抓住三个环节:

1)确定电解质溶液;这对于有离子参加的反应比较直观,对总反应中离子出现的反应,需要依据参加反应的物质找出相应的离子。

2)确定电极;电极的选择范围通常就是前面所述的三类电极。

3)复核反应;在设计电池过程中,首先要确定的就是电解质溶液和电极。一旦电解质溶液和电极都确定,即可组成电池。但电池组成后必须写出该电池所对应的反应,并与给定反应相对照,两者一致,则表明该电池设计成功。

例如,将下列化学反应设计成电池。

(1) $\quad Zn(s) + Cd^{2+} \longrightarrow Zn^{2+} + Cd(s)$

（2） $\frac{1}{2}H_2(g, p^\ominus) + AgCl(s) \longrightarrow Ag(s) + HCl(a)$

（1）该反应中既有离子又有相应的金属，因此电解质溶液和电极的确定都很直观。并且反应中 Zn 被氧化成 Zn^{2+}，Cd^{2+} 被还原成 Cd，因此 Zn 极为负极，Cd 极为正极，设计电池为

$$Zn(s)|Zn^{2+}||Cd^{2+}|Cd(s)$$

复核：左负极　　$Zn - 2e^- \longrightarrow Zn^{2+}$

　　　右正极　　$Cd^{2+} + 2e^- \longrightarrow Cd$

电池反应为　　$Zn(s) + Cd^{2+} \longrightarrow Zn^{2+} + Cd(s)$

（2）该反应中 H_2 被氧化成 H^+，Ag^+ 被还原成 Ag，因此 H_2 极为负极，Ag 极为正极。由于 H_2 是气体，需要选择气体电极，即用吸附了氢气的惰性金属插入含有氢离子的溶液中构成的电极；AgCl 是难溶盐，需要用金属-难溶盐电极，即 Ag-AgCl 电极。因此设计电池为

$$Pt|H_2(g, p^\ominus)|HCl(m)|AgCl-Ag(s)$$

复核：左负极　　$\frac{1}{2}H_2 - e^- \longrightarrow H^+$

　　　右正极　　$AgCl + e^- \longrightarrow Ag + Cl^-$

电池反应为　　$\frac{1}{2}H_2(g, p^\ominus) + AgCl(s) \longrightarrow Ag(s) + HCl(a)$

4.5.4　电池电动势的测定

电池的电动势是指在外电路断开时两电极间的电势差。一般采用对消法测定电池电动势，常用的仪器称为电位差计，而不能直接用电压表来测量。因为电压表与电池接通后，有电流通过电池，会有一部分电动势消耗在极化和克服内阻上，这导致测出的电压小于电池的电动势。而且电流通过电池时会使得溶液的浓度不断改变，导致电动势不断改变，电池失去可逆性。所以测定电池电动势必须是在几乎没有电流通过的情况下测定。

设 E 为可逆电池电动势，U 为外电路两极间的电势差，R_0 为导线上的电阻（外电阻），R_i 为电池内阻，I 为电流。由欧姆定律得

$$E = (R_0 + R_i)I$$

若只考虑外电路，则 $U = R_0 I$。

两式中的 I 值相等，则 $\dfrac{U}{E} = \dfrac{R_0}{R_0 + R_i}$。

若 R_0 很大，R_i 值与之相比可忽略不计，则 $U \approx E$。

对消法就是根据上述原理设计的。如图 4-8 所示，AB 为均匀电阻，工作电池 E_w 与 AB 连成通路，在 AB 上的电势差降是均匀的。D 是双向开关，测量时将 D 向下掀，与待测电阻 E_x 相通，移动 AB 上的触点至 C，使得检流计示数为零，此时 AC 段上的电势降与待测电池的电动势数值相等、方向相反。再将 D 向上掀，与标准电池 $E_{s.c.}$ 相通，移动触点至 H，同样使得检流计示数为零，则在 AH 段上的电势差与标准电池的电动势数值相等、方向相反。由上述两个过程可得，待测电池的电动势为

$$E_x = E_{s.c.} \frac{AC}{AH}$$

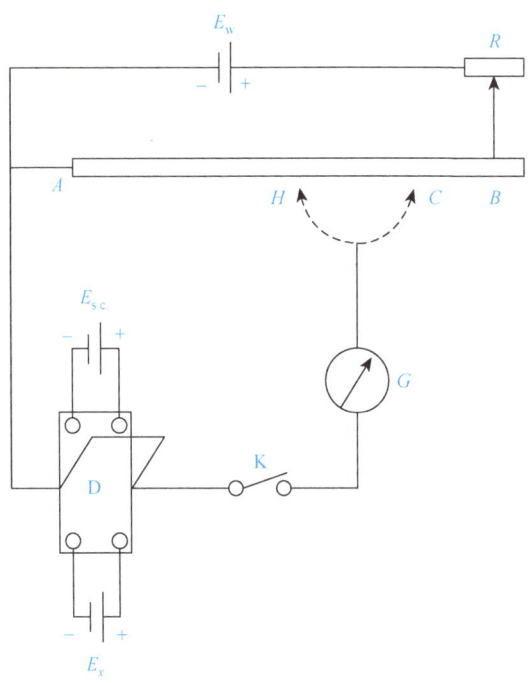

图 4-8 对消法测电动势示意图

上述方法中所用的标准电池，其电动势必须精确已知，且其电动势值能保持稳定不变。常用的标准电池是韦斯顿（Weston）标准电池，其结构如图 4-9 所示，负极是含 5%～14%Cd 的镉汞齐，正极是 Hg(l) 和 $Hg_2SO_4(s)$ 的糊状体，为了使正极与导线连接更紧密，在糊状体的下面还有少许的 Hg（l）；糊状体和镉汞齐均浸入含有 $CdSO_4 \cdot 8/3H_2O$ 晶体的饱和溶液中。

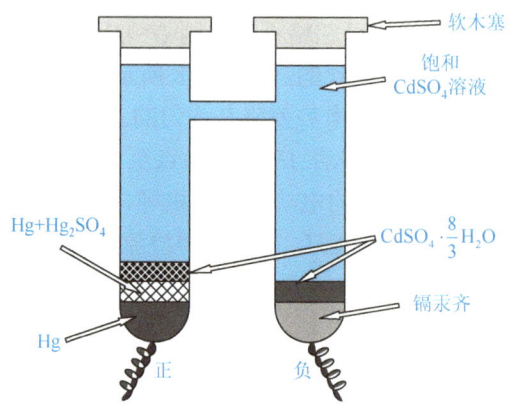

图 4-9 韦斯顿标准电池示意图

当电池放电时，标准电池发生如下反应：
负极：Cd(Hg)(a) ⟶ Cd^{2+} + 2e^- + n Hg(l)
正极：Hg_2SO_4(s) + 2e^- ⟶ 2Hg(l) + SO_4^{2-}
总反应：Cd(Hg)(a) + Hg_2SO_4(s) + 8/3H_2O ⟶ $CdSO_4·8/3H_2O$ + n Hg(l)

韦斯顿电池在恒温下，有恒定的电池电动势，在 293.15K，电池电动势为 1.01845V；298.15K 时，电池电动势为 1.01832V。并且韦斯顿电池的电动势与温度的关系很小，非常稳定。

4.6 可逆电池的热力学

1889 年，能斯特（Nernst）提出了电动势（E）与电极反应各组分活度的关系方程，即能斯特方程，它反映了电池的电动势与参加反应的各组分浓度、性质、温度等的关系。能斯特方程实际上给出了化学能与电能的转换关系。根据电化学中的一些实验测定值，通过化学热力学中的一些基本公式，可以计算出 $\Delta_r G_m$、$\Delta_r H_m$、$\Delta_r S_m$ 等热力学函数的变化值，还可以求得电池中化学反应的热力学平衡常数。

4.6.1 能斯特方程

设温度为 T，一电池反应为
$$aA + bB \longrightarrow gG + hH$$
当该反应的电池电动势为 E，则
$$\Delta_r G_m = -zFE$$

将上式代入等温方程 $\Delta_r G_m = \Delta_r G_m^\ominus + RT\ln Q_a$，得

$$-zFE = -zFE^\ominus + RT\ln Q_a$$

则

$$E = E^\ominus - \frac{RT}{zF}\ln Q_a = E^\ominus - \frac{RT}{zF}\ln\frac{a_G^g a_H^h}{a_A^a a_B^b} \tag{4-29}$$

式（4-29）称为能斯特方程，z 为电极反应中得失电子数；a_B 为参与反应物质 B 的活度；Q_a 为给定状态下的活度商。该式反映了可逆电池电动势与参与电池反应各物质浓度之间的关系。它是计算电池电动势的基本方程。

当参加电池反应的各物质都处于标准态，即各物质 $a_B = 1$ 时，$Q_a = 1$，此时 $E = E^\ominus$，$E^\ominus$ 称为标准电池电动势。可以得出

$$\Delta_r G_m^\ominus = -zFE^\ominus$$

标准电池电动势（$E^\ominus$）的值可以通过标准电极电动势表获得。若参与反应的物质均以纯态出现，则电池的电动势 $E = E^\ominus$。如电池

$$\text{Pb-PbO(s)|OH}^-\text{|HgO(s)-Hg(l)}$$

其化学反应式为

$$\text{Pb(s)} + \text{HgO(s)} \longrightarrow \text{PbO(s)} + \text{Hg(l)}$$

由于参与该反应的物质均以纯态出现，则该电池的电动势 $E = E^\ominus$。

已知反应的 $\Delta_r G_m^\ominus$ 与反应的标准平衡常数 $K^\ominus$ 之间的关系为 $\Delta_r G_m^\ominus = -RT\ln K^\ominus$。因此，结合 $\Delta_r G_m^\ominus = -zFE^\ominus$，就可求算出反应的平衡常数。

4.6.2 电动势及其温度系数与电池反应热力学量的关系

在恒温、恒压下吉布斯函数的增量等于可逆的非体积功，电功就是非体积功，因此对于可逆电池，有

$$\Delta G = W_r$$

由热力学基本方程可以得到

$$\Delta_r S_m = -\left(\frac{\partial \Delta_r G_m}{\partial T}\right)_p$$

将 $\Delta_r G_m = -zFE$ 代入，得到

$$\Delta_r S_m = -\left(\frac{\partial \Delta_r G_m}{\partial T}\right)_p = -\left(\frac{\partial(-zFE)}{\partial T}\right)_p$$

$$\Delta_r S_m = zF\left(\frac{\partial E}{\partial T}\right)_p \tag{4-30}$$

式中，$(\partial E/\partial T)_p$ 为电池电动势随温度的变化率，称为电池电动势的温度系数。测定电池电动势的温度系数后即可按式（4-30）计算电池反应的 $\Delta_r S_m$。

在恒温条件下，可逆反应的热效应为

$$Q_r = T\Delta_r S_m = zFT\left(\frac{\partial E}{\partial T}\right)_p$$

因此，根据$(\partial E/\partial T)_p$的数值为正或为负，可确定可逆电池在工作时是吸热还是放热。

$(\partial E/\partial T)_p > 0$，则$Q_r > 0$，即电池工作时从环境吸热；
$(\partial E/\partial T)_p < 0$，则$Q_r < 0$，即电池工作时向环境放热；
$(\partial E/\partial T)_p = 0$，则$Q_r = 0$，即电池工作时不与环境换热。

另外，从热力学函数之间的关系知道，在等温条件下，$\Delta_r H_m = \Delta_r G_m + T\Delta_r S_m$，所以，

$$\Delta_r H_m = -zFE + zFT\left(\frac{\partial E}{\partial T}\right)_p \tag{4-31}$$

$\Delta_r H_m$为电池反应的焓变。从实验测得电池的电动势及其温度系数，即可按上式方便地求出$\Delta_r H_m$和$\Delta_r S_m$的值。

例 298K时电池反应为

$$Ag(s) + 1/2Hg_2Cl_2(s) \longrightarrow AgCl(s) + Hg(l)$$

其电动势为0.0455V，温度系数为3.48×10^{-4}V/K。求该温度下反应的$\Delta_r G_m$，$\Delta_r S_m$，$\Delta_r H_m$。

解： $\Delta_r G_m = -zFE = (-1\times 96500\times 0.0455)J/mol= -4391$J/mol

$$\Delta_r S_m = zF\left(\frac{\partial E}{\partial T}\right)_p = (1\times 96500\times 3.48\times 10^{-4})\text{J/(K·mol)} = 32.62\text{J/(K·mol)}$$

$$\Delta_r H_m = -zFE + zFT\left(\frac{\partial E}{\partial T}\right)_p = (-1\times 96500\times 0.0455 + 1\times 96500\times 298\times 3.48\times 10^{-4})\text{J/mol} = 5329\text{J/mol}$$

4.7 电极和电池电动势

4.7.1 电池电动势产生的机理

电池电动势是当通过电池的电流为零时两极间的电势差，它是电池内各界面电势差的代数和。一个电池的总的电动势可能由下列几种电势差构成，即电极与电解液之间的电势差、导线与电极之间的接触电势差及由于不同的电解质溶液之间或同一电解质溶液但浓度不同而产生的液接电势差等。

以铜锌电池为例：

$$(-)Zn \mid ZnSO_4(aq) \mid CuSO_4(aq) \mid Cu(+)$$
$$\varphi(接触) \quad \varphi_- \quad \varphi(液接) \quad \quad \psi_+$$
$$E = \varphi(接触) + \varphi_- + \varphi(液接) + \varphi_+$$

1. 电极与电解质溶液界面间的电势差 φ(接触)

以金属电极为例，金属晶格中有金属离子和能够自由移动的电子，将任一金属插入水中，由于金属离子在金属中和在水中的化学势不等，金属离子将在金属和水两相间转移，由化学势较高的相转移到化学势较低的相中。若离子在金属相的化学势大于在水相，则金属离子向水中转移，而将电子留在金属上，使金属表面带负电而溶液相带正电。若离子在金属相的化学势小于在水相，则金属离子由溶液中进入电极相，使电极相带正电而溶液相带负电。无论哪种情况，都破坏了溶液和电极各相的电中性，使相间出现电势差。此外，由于静电引力的作用，这种金属离子的相间转移会很快达到平衡状态，于是相间电势差也趋于稳定。

电极相所带的电荷集中在电极表面，而溶液中带相反电荷的离子，一方面，受到电极表面电荷的吸引，趋向于在电极表面聚集；另一方面，由于热运动，聚集中的离子又会向远离电极的方向分散。当静电吸引力与热分散平衡时，在电极与溶液界面处就形成了一个双电层，如图 4-10 所示。双电层是由电极表面电荷层与溶液中过剩的反号离子层构成，而溶液中又分为两层，一层是紧密层，一层是扩散层，紧密层的厚度约为 10^{-10}m，扩散层的厚度与溶液的浓度、温度及金属表面的电荷有关，其范围通常为 $10^{-10} \sim 10^{-6}$m。且浓度越大，分散层厚度越小；浓度越小，其厚度越大。

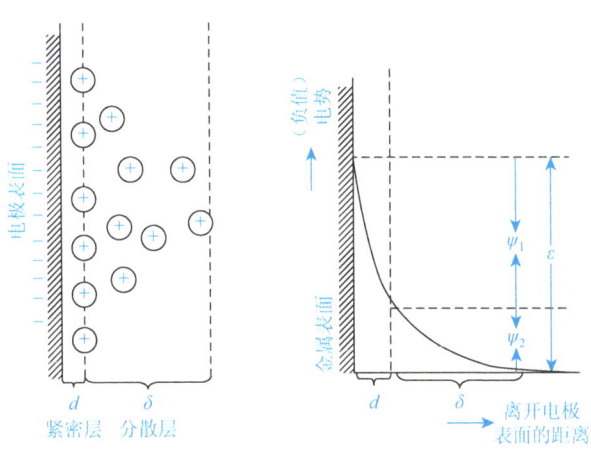

图 4-10 双电层结构示意图

若电极的电势为 φ_M,溶液本体的电势为 φ_1,则电极-溶液界面电势差 $\varepsilon=|\varphi_M-\varphi_1|$。如图4-10所示,其中 ε 是紧密层电势差(ψ_1)和分散层电势差(ψ_2)的加和。即

$$\varepsilon=|\varphi_M-\varphi_1|=\psi_1+\psi_2$$

若将金属插入含有该金属离子的溶液中,也将在金属和溶液的界面上形成双电层,产生电势差,若金属离子在溶液中的化学势大于它在金属上的化学势,则金属离子将从溶液转移至金属电极上,从而使金属表面带正电,并吸引负离子在其表面聚集,形成双电层,平衡时金属电极与溶液本体的电势差一定。

综上所述,电极与电解质溶液界面间的电势差是由化学势之差造成的。化学势的高低与温度、物质本性及浓度有关。因此影响电极与电解质溶液界面间的电势差的因素有电极种类、溶液中相应的粒子的浓度及温度等。

2. 金属与金属界面间的电势差

金属与金属界面间的电势差也称接触电势(contact potential),通常指两种金属相接触时,在界面上产生的电势差。由于不同金属电子的逸出功不同,当一种金属与另一种金属接触时,相互逸入的电子数不等,在接触界面上电子分布不均匀,在界面上形成双电层,由此产生的电势差称为接触电势。在测定电池的电动势时要用导线与两电极相连接,因而必然会出现不同金属间的接触电势,它是整个电池电动势的一部分。

3. 溶液与溶液界面电势差

两种不同溶液的界面上,或同一种溶液,但浓度不同,在其界面上都会产生电势差,称为液体接界电势(liquid junction potential)。液体接界电势产生的原因是离子迁移速率不同,其又称扩散电势。它一般不超过0.03V。例如,两种不同浓度的HCl溶液接界,HCl会由浓的一侧向稀的一侧扩散。由于 H^+ 比 Cl^- 扩散得快,所以在稀溶液一边 H^+ 会过剩而带正电,在浓溶液一边 Cl^- 会过剩而带负电。因此在溶液接界处产生了电势差。电势差的产生使 H^+ 的扩散速度减慢,同时加快了 Cl^- 的扩散速度,最后到达平衡状态。此时,两种离子以恒定的速度扩散,电势差就恒定。

扩散是不可逆过程,因此液体接界电势能使电池的可逆性遭到破坏,并且实验测定时难以得到稳定的数值。为了尽可能地减少或消除电池中的液体接界电势,通常采用的方法是盐桥法。就是在两个溶液之间,放置一KCl溶液,以两个液体接界代替一个液体接界。由于 K^+ 和 Cl^- 的迁移数很相近,在界面上产生的液体接界电势数值很小,且符号相反,因此这两个液体接界电势之和比原来的一个液体接界电势降低很多。当KCl为饱和溶液时,液体接界电势可降低到只有1~2mV,这在一般的电动势测量中已可省略不计。

4.7.2 电池电动势

电池电动势等于组成电池的各相界面上所产生的电势差的代数和。如丹聂耳（Daniell）电池的电动势包含以下几部分：

$$(-)Cu|Zn|ZnSO_4(a_1)|CuSO_4(a_2)|Cu(+)$$
$$\varphi_{接触} \quad \varphi_- \quad \quad \varphi_{扩散} \quad \varphi_+$$

整个电池的电动势（E）为

$$E = \varphi_+ + \varphi_- + \varphi_{接触} + \varphi_{扩散}$$

式中，$\varphi_{接触}$ 为铜导线与锌电极的接触电势；φ_+、φ_- 分别为正、负极与溶液间的界面电势差；$\varphi_{扩散}$ 为两电解质溶液的液体接界电势。

4.7.3 电极电势

1. 标准氢电极

电池电动势可以由实验测定，但单个电极电势尚不能直接由实验测定。为了确定单个电极的电极电势，可选定某个电极作为标准，国际上通常以标准氢电极作为标准，并规定在任何温度下，标准氢电极的电极电势为零。将待测电极作为正极，标准氢电极作为负极，组成电池：

标准氢电极||待测电极

该电池的电池电动势即为待测电极的电极电势。

标准氢电极如图 4-11 所示，将镀铂黑的铂片插入含 H^+ 且活度 $a=1$ 的溶液中，用压力为 100kPa 的氢气不断冲击铂片，同时溶液也被氢气饱和。铂片镀铂黑的目的是增加铂片的表面积，有利于吸附氢气。

氢电极可表示为：$Pt|H_2(g, p^\ominus)|H^+(a=1)$。

电极反应为：$2H^+(a=1) + 2e^- \longrightarrow H_2(g, p^\ominus)$

2. 任意电极电势的确定

对于任意给定的电极，使其与标准氢电极组合为原电池，设已消除液体接界电势，则此原电池的电动势就作为该给定电极的氢标准电极电势，简称电极电势，并用 φ 来表示。本书采用 IUPAC 推荐的惯例：把标准氢电极放在电池表示式的左边，作阳极，发生氧化反应，把任一给定电极放在右边，作阴极，发生还原反应。这样，

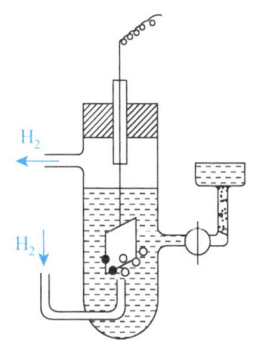

图 4-11 标准氢电极结构

组成原电池时，该原电池的电动势就作为给定电极的电极电势，称为氢标准还原电极电势，简称还原电势。为了防止发生混淆，氢标还原电极电势符号后面需依次注明氧化态与还原态，即 $\varphi(\text{Ox}|\text{Red})$。若该给定电极实际上进行的是还原反应，即组成的电池是自发的，则 $\varphi(\text{Ox}|\text{Red})$ 为正值。反之，若给定电极实际上进行的是氧化反应，与标准氢电极组成的电池是非自发的，则 $\varphi(\text{Ox}|\text{Red})$ 为负值。例如，将铜电极与标准氢电极组成电池

$$\text{Pt}|\text{H}_2(\text{g}, p^\ominus)|\text{H}^+(a(\text{H}^+)=1)\|\text{Cu}^{2+}|\text{Cu}$$

该电池电动势即为铜电极的电极电势。上述电池的电极反应和电池反应如下。

正极反应：$\text{Cu}^{2+} + 2e^- \longrightarrow \text{Cu}$

负极反应：$\text{H}_2 - 2e^- \longrightarrow 2\text{H}^+$

电池反应：$\text{H}_2 + \text{Cu}^{2+} \longrightarrow 2\text{H}^+ + \text{Cu}$

电池的电动势 $\qquad E = \varphi_R - \varphi_L$

式中，下标 R 和 L 分别为"右"和"左"，则电动势（E）为

$$E = \varphi_{\text{Cu}^{2+}/\text{Cu}} - \varphi^\ominus_{\text{H}^+/\text{H}_2} = \varphi_{\text{Cu}^{2+}/\text{Cu}}$$

根据能斯特方程，该电池的电池电动势为

$$E = E^\ominus - \frac{RT}{2F}\ln\frac{a_{\text{H}^+}^2 a_{\text{Cu}}}{a_{\text{Cu}^{2+}}(p_{\text{H}_2}/p^\ominus)}$$

因为 $p(\text{H}_2) = 100\text{kPa}$，所以

$$E = E^\ominus - \frac{RT}{2F}\ln\frac{a_{\text{Cu}}}{a_{\text{Cu}^{2+}}}$$

根据规定，$E = \varphi(\text{Cu}^{2+}|\text{Cu})$，即

$$\varphi_{\text{Cu}^{2+}/\text{Cu}} = \varphi^\ominus_{\text{Cu}^{2+}/\text{Cu}} - \frac{RT}{2F}\ln\frac{a_{\text{Cu}}}{a_{\text{Cu}^{2+}}}$$

$\varphi^\ominus(\text{Cu}^{2+}/\text{Cu})$ 称为标准电极电势。按电极电势的规定，待测电极位于电池的右边，进行还原反应，其电极反应为

氧化态 + $ze^- \longrightarrow$ 还原态

其电极电势为

$$\varphi = \varphi^\ominus - \frac{RT}{zF}\ln\frac{a_{\text{还原态}}}{a_{\text{氧化态}}} \qquad (4\text{-}32)$$

由式（4-32）计算的电极电势是发生还原反应的电极电势，所以称为还原电极电势。当参加电极反应的各组分都处于标准态时，其电极电势称为标准电极电势。

3. 参比电极

标准氢电极虽然具有很高的精确度（±0.000001V），但它的制备和使用条件要求十分严格，因此在实际使用中并不方便，往往使用易于制备、使用方便的其他电极，如甘汞电极，作为参比电极。它的电极电势可以和标准氢电极相比而精确测定。只要将此参比电极与待测电极组成电池，测其电动势，就可求出待测电极的电势值。甘汞电极的构造如图 4-12 所示。将少量由汞、甘汞（Hg_2Cl_2）和氯化钾溶液制成的糊状物放在素瓷上面，上面再放入纯汞，然后用饱和了甘汞的氯化钾溶液浸泡即成。甘汞电极的电极电势公式为

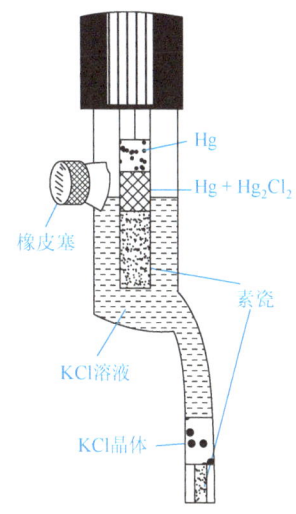

$$\varphi(Hg_2Cl_2) = \varphi^{\ominus}(Hg_2Cl_2) - \frac{RT}{F}\ln a(Cl^-)$$

装有饱和 KCl 溶液的甘汞电极称为饱和甘汞电极，25℃下其电极电势为 0.244V。

图 4-12　饱和甘汞电极构造

4.7.4　电池电动势的计算

计算电池电动势有两种方法，即根据电极电势计算或按电池反应直接用能斯特方程计算。

1. 根据电极电势计算

对任一电池，其电动势等于两个电极电势之差。首先按式（4-32）分别计算两电极的电极电势，电池电动势为

$$E = \varphi_{Ox/Red}(右) - \varphi_{Ox/Red}(左) \tag{4-33}$$

式中，$\varphi_{Ox/Red}(右)$，$\varphi_{Ox/Red}(左)$ 分别为正、负极的电极电势。在用电极电势计算电池电动势时必须注意：

1）写电极反应时物质的量和电量必须平衡。

2）电极电势必须用还原电势，计算电动势时用右边正极的还原电势减去左边负极的还原电势；若计算的电池电动势（E）为正值，则该电池是自发电池；若计算的电池电动势（E）为负值，则该电池是非自发电池。

3）要标明反应温度、各电极的物态和溶液中各离子的活度，气体要注明压力，因为电极电势与这些因素有关。

2. 用能斯特方程计算

用能斯特方程计算时，首先写出电极反应和电池反应，查出标准电极电势，并按下式计算标准电池电动势：

$$E^{\ominus} = \varphi_+^{\ominus} - \varphi_-^{\ominus} \qquad (4\text{-}34)$$

根据电池反应，求出指定状态下的活度商 Q_a，即可按能斯特方程式

$$E = E^{\ominus} - \frac{RT}{zF} \ln Q_a$$

计算电池电动势。

例 计算 25℃时下列电池的电池电动势。已知 $\varphi^{\ominus}(Cu^{2+}/Cu) = 0.340V$，$\varphi^{\ominus}(Zn^{2+}/Zn) = -0.763V$。

$Zn|ZnSO_4(b = 0.001 mol/kg, \gamma_\pm = 0.734)||CuSO_4(b = 1.0 mol/kg, \gamma_\pm = 0.0471)|Cu$

解： 先计算电极电势，电极反应如下。

正极反应：$Cu^{2+} + 2e^- \longrightarrow Cu$

负极反应：$Zn - 2e^- \longrightarrow Zn^{2+}$

根据能斯特方程式，正、负极的电极电势为

$$\varphi_+ = \varphi_{Cu^{2+}/Cu} = \varphi_{Cu^{2+}/Cu}^{\ominus} - \frac{RT}{2F} \ln \frac{a_{Cu}}{a_{Cu^{2+}}}$$

$$\varphi_- = \varphi_{Zn^{2+}/Zn} = \varphi_{Zn^{2+}/Zn}^{\ominus} - \frac{RT}{2F} \ln \frac{a_{Zn}}{a_{Zn^{2+}}}$$

若每一种溶液中 $\gamma_+ = \gamma_- = \gamma_\pm$，则可以用 $\gamma_\pm$ 近似地替代 γ_+ 和 γ_-，于是有

$$\varphi_{Cu^{2+}/Cu} = 0.340 - \frac{0.05916}{2} \lg \frac{1}{0.0471 \times 1} = 0.307 V$$

$$\varphi_{Zn^{2+}/Zn} = -0.763 - \frac{0.05916}{2} \lg \frac{1}{0.734 \times 0.001} = -0.8557 V$$

$$E = \varphi_+ - \varphi_- = (0.307 + 0.8557) V = 1.1627 V$$

例 计算 25℃时下列电池的电池电动势：

$Pt|H_2(g, 100kPa)|HCl(b = 0.1 mol/kg, \gamma_\pm = 0.796)|Cl_2(g, 100kPa)|Pt$

解： 用能斯特方程计算时，先写出电极反应和电池反应。该电池的电极反应和电池反应如下。

正极反应：$Cl_2 + 2e^- \longrightarrow 2Cl^-$

负极反应：$H_2 - 2e^- \longrightarrow 2H^+$

电池反应：$H_2 + Cl_2 \longrightarrow 2HCl$

查表得

$$\varphi^{\ominus}(Cl^-/Cl_2) = 1.3580\,V$$

$$E^{\ominus} = \varphi^{\ominus}(Cl^-/Cl_2) - \varphi^{\ominus}(H^+/H_2) = 1.3580\,V$$

因为 H_2 和 Cl_2 都处于标准态，所以

$$\varphi^{\ominus}(H^+/H_2) = 0$$

$$E^{\ominus} = \varphi^{\ominus}(Cl^-/Cl_2)$$

$$\begin{aligned}E &= \varphi^{\ominus} - \frac{RT}{2F}\ln a_{HCl}^2 = E^{\ominus} - 0.059\,16\lg a_{\pm}^2\\&= [1.3580 - 2\times 0.059\,16\lg(0.1\times 0.796)]\,V = 1.484\,V\end{aligned}$$

4.8　电极电势及电池电动势的应用

电池电动势的测定应用广泛，不仅可以用于测定电池反应的各种热力学参数，如 $\Delta_r G_m$、$\Delta_r H_m$、$\Delta_r S_m$ 等，还可以用来判断氧化还原反应的方向，求算反应的标准平衡常数，等等。

4.8.1　判断氧化还原反应的方向

通常条件下，氧化还原反应总是由较强的氧化剂与还原剂向着生成较弱的氧化剂和还原剂的方向进行。电极电势的高低，反映了电极中反应物质得到或失去电子能力的大小。电势越低，越易失去电子；电势越高，越易得到电子。因此，可以根据电极电势数据判断反应进行的方向。从电极电势的数值来看，当氧化剂的电极电势大于还原剂的电极电势时，反应才可以进行。反应以高电势的氧化型氧化低电势的还原型的方向进行。在判断氧化还原反应能否自发进行时，通常指的是正向反应。

另外，任何一个氧化还原反应，原则上都可以设计成原电池。利用原电池的电动势可以判断氧化还原反应进行的方向。由氧化还原反应组成的原电池，在标准状态下，如果电池的标准电动势大于 0，则电池反应能自发进行；如果电池的标准电动势小于 0，则电池反应不能自发进行。在非标准状态下，则用该状态下的电动势来判断。

从原电池的电动势与电极电势之间的关系来看，只有 $\varphi_{氧化剂} > \varphi_{还原剂}$ 时，氧化还原反应才能自发地向正反应方向进行。也就是说，氧化剂的电极电势必须大于还原剂的电极电势，才能满足 $E>0$ 的条件。

从热力学讲，电池电动势是电池反应进行的推动力。当由氧化还原反应构成的电池的电动势（E）大于零时，则此氧化还原反应就能自发进行。因此，电池电动势也是判断氧化还原反应能否进行的判据。

例 已知 25℃时，$\varphi^{\ominus}(Ag^+/Ag) = 0.799V$，$\varphi^{\ominus}(Fe^{3+}/Fe^{2+}) = 0.770V$，试判断以下电池反应能否进行。

$$Ag^+ + Fe^{2+} \longrightarrow Ag + Fe^{3+}$$

解：设计电池，设各物质活度均为 1，$Pt|Fe^{2+}, Fe^{3+}||Ag^+|Ag$，

$$E^{\ominus} = \varphi^{\ominus}(Ag^+/Ag) - \varphi^{\ominus}(Fe^{3+}/Fe^{2+})$$
$$= 0.799 - 0.770 > 0$$

因此，该反应能进行。

值得注意的是，一定温度下的电极电势是由标准电极电势和相应离子活度共同决定的。因此，在非标准状态下，还需考虑相应离子活度，求出该状态下的电动势再进行判断。

4.8.2 化学反应标准平衡常数和难溶盐的溶度积的计算

计算化学反应标准平衡常数的关键是布置电池，且所布置电池的电池反应就是所求标准平衡常数的反应，只要把电池布置好，即可计算其标准平衡常数。

例 计算下列反应在 25℃的标准平衡常数。已知 $\varphi^{\ominus}(Fe^{3+}/Fe^{2+}) = 0.770V$，$\varphi^{\ominus}(Hg_2^{2+}/Hg) = 0.7959V$。

$$2Hg + 2Fe^{3+} \longrightarrow Hg_2^{2+} + 2Fe^{2+}$$

解：设计电池：$Hg|Hg_2^{2+}||Fe^{3+}, Fe^{2+}|Pt$
正极反应：$2Fe^{3+} + 2e^- \longrightarrow 2Fe^{2+}$
负极反应：$2Hg - 2e^- \longrightarrow Hg_2^{2+}$
电池反应：$2Hg + 2Fe^{3+} \longrightarrow Hg_2^{2+} + 2Fe^{2+}$
电池的标准电动势

$$E^{\ominus} = \varphi^{\ominus}(Fe^{3+}/Fe^{2+}) - \varphi^{\ominus}(Hg_2^{2+}/Hg) = \frac{RT}{2F}\ln K$$

$$\frac{0.05916}{2}\lg K^{\ominus} = 0.770 - 0.7959$$

$$K^{\ominus} = 0.133$$

用类似的方法还可以求难溶盐的活度积、弱酸（或弱碱）的解离常数、水的

离子积常数和络合物不稳定常数等。难溶盐的活度积 K_{sp} 实质就是微溶盐溶解过程的平衡常数。如果将微溶盐溶解形成离子的变化设计成电池,则可利用两电极的电极电势值求出其 K_{sp}。

例 计算25℃时 AgCl 的溶度积 K_{sp}。已知 $\varphi^{\ominus}$(Cl$^-$/AgCl/Ag) = 0.2221V,$\varphi^{\ominus}$(Ag$^+$/Ag) = 0.7994V。

解: 设计电池的反应为:AgCl ⟶ Ag$^+$ + Cl$^-$

正极反应:AgCl + e$^-$ ⟶ Ag + Cl$^-$

负极反应:Ag−e$^-$ ⟶ Ag$^+$

设计电池:Ag|Ag$^+$||Cl$^-$|AgCl(s)|Ag

电池反应:AgCl ⟶ Ag$^+$ + Cl$^-$

$$\frac{RT}{F}\ln K_{sp} = E^{\ominus} = \varphi^{\ominus}(\text{Cl}^-/\text{AgCl/Ag}) - \varphi^{\ominus}(\text{Ag}^+/\text{Ag})$$

$$0.05916 \lg K_{sp} = 0.2221 - 0.7994$$

$$K_{sp} = 1.75 \times 10^{-10}$$

4.8.3 电解质的平均活度系数的计算

根据能斯特方程,电池电动势与参加反应的各物质的活度有关,因此通过测定电池电动势可计算活度和活度系数。实验测定一电池的电动势(E),再由标准电极电势数据求得 $E^{\ominus}$ 后,可依据能斯特方程求算该电池电解质溶液中的离子平均活度($a_{\pm}$)及离子平均活度系数。

例 测得下列电池在25℃时的电池电动势 E = 0.4119V,求该溶液中 HCl 的平均活度系数。

$$\text{Pt}|\text{H}_2(\text{g, 100kPa})|\text{HCl}(b = 0.07503\text{mol/kg})|\text{Hg}_2\text{Cl}_2|\text{Hg}$$

已知25℃时,$\varphi^{\ominus}$(Cl$^-$/Hg$_2$Cl$_2$/Hg) = 0.2683V。

解: 电池的电极反应和电池反应为

正极反应:1/2Hg$_2$Cl$_2$ + e$^-$ ⟶ Hg + Cl$^-$

负极反应:1/2H$_2$(g, 100kPa)−e$^-$ ⟶ H$^+$

电池反应:1/2Hg$_2$Cl$_2$ + 1/2H$_2$(100kPa) ⟶ Hg + H$^+$ + Cl$^-$

由于 $a(\text{Hg}) = 1$,$a(\text{Hg}_2\text{Cl}_2) = 1$,$p(\text{H}_2)/p^{\ominus} = 1$,所以电池的电动势可写作

$$E = E^{\ominus} - \frac{RT}{F}\ln a_{\text{H}^+} a_{\text{Cl}^-}$$

由于 $a(HCl) = a_\pm = \gamma_\pm b_\pm / b^\ominus$，所以
$$E = E^\ominus - 0.05916 \lg(\gamma_\pm b_\pm / b^\ominus)^2$$
$E^\ominus = \varphi^\ominus(Cl^-/Hg_2Cl_2/Hg) - 0 = 0.2683V$，所以有
$$0.4119 = 0.2683 - 0.05916 \lg(\gamma_\pm \times 0.07503)^2$$
解得 $\gamma_\pm = 0.82$。

4.8.4 溶液的 pH 的计算

若电池电动势与 H^+ 或 OH^- 的活度有关，则可通过测定电池电动势来计算溶液的 pH。要测一溶液的 pH，通常可以用氢电极和甘汞电极构成如下电池：

$$Pt|H_2(g, p^\ominus)|某待测溶液||饱和\ KCl|Hg_2Cl_2|Hg$$

该电池的电动势可表示为

$$E = \varphi(甘汞) - \varphi(H_2) = \varphi(甘汞) - \frac{RT}{F} \ln a(H^+)$$
$$= \varphi(甘汞) + (0.05915 pH)[V]$$

因此，在一定温度下，测定该电池的电动势，就能求出溶液的 pH。

例 当溶液为 pH = 6.86 的缓冲溶液时，25℃时测得 $E_1 = 0.7409V$，某溶液为待测 pH 溶液，测得 $E_2 = 0.6097V$。求待测溶液的 pH。

解：$E = \varphi_+ - \varphi_-$

$$\varphi_- = \varphi^\ominus_{H^+/H_2} - \frac{RT}{F} \ln \frac{1}{a_{H^+}} = -0.05916 pH$$

$E = \varphi_+ + 0.05916 pH$
$E_1 = \varphi_+ + 0.05916 \times 6.86$
$E_2 = \varphi_+ + 0.05916 pH$

二式相减，得 pH = 4.64。

氢电极对 pH 在 0～14 范围内的溶液都可适用，但实际应用起来却有许多不便之处。例如，氢气要很纯且需维持一定的压力，溶液中不能有氧化剂、还原剂或不饱和的有机物质，有些物质如蛋白质、胶体物质等易于吸附在铂电极上使电极不灵敏、不稳定，导致产生误差。玻璃电极是测定 pH 最常用的一种指示电极。它是一种氢离子选择性电极（selective electrode），在一支玻璃管下端焊接一个特殊原料制成的玻璃球形薄膜，膜内盛一定 pH 的缓冲溶液，或用 0.1mol/kg 的 HCl 溶液，溶液中浸入一根 Ag|AgCl 电极（称为内参比电极）。玻璃电极膜的组成一般是 72%SiO_2，22%Na_2O 和 6%CaO（这种玻璃电极可用于 pH 1～9，如改变组成，其使用范围可达 pH 1～14）。玻璃电极具有可逆电极的性质，其电极电势符合

$$\varphi(\text{玻}) = \varphi^{\ominus}(\text{玻}) + \frac{RT}{F}\ln a(H^+) = \varphi^{\ominus}(\text{玻}) - \frac{RT}{F} \times 2.303\text{pH}$$

当玻璃电极与另一甘汞电极组成电池时,就能从测得的 E 值求出溶液 pH。

Ag-AgCl|HCl(0.1mol/kg)|玻璃膜|待测液[$a(H^+)$]‖甘汞电极

在 298K 时,

$$E = \varphi(\text{甘汞}) - \varphi(\text{玻碳}) = 0.2801 - (\varphi^{\ominus}(\text{玻碳}) - 0.05916\text{pH})$$

式中,$\varphi^{\ominus}$(玻碳) 对某给定的玻璃电极为一常数,但对于不同的玻璃电极,由于玻璃膜的组成不同、制备不同及使用后表面状态的改变不同,它们的 $\varphi^{\ominus}$(玻碳) 也不同。原则上,若使用已知 pH 的缓冲溶液,测得其 E 值,就能求出该电极的 $\varphi^{\ominus}$(玻碳)。由于玻璃电极不受溶液中存在的氧化剂、还原剂的干扰,也不受各种"毒物"的影响,使用方便,所以得到广泛的应用。

玻璃电极的工作原理,一般大致可以认为是由于玻璃膜内外溶液的 pH 不同,薄膜与溶液发生离子交换,从而产生了膜电势。当玻璃电极的膜浸入水溶液中,膜表面吸收水分,形成溶胀的硅酸盐层(水化凝胶层),厚度为 0.05~1.0μm,而中间的干玻璃层厚度则约为 50μm。溶胀层中的钠离子与水溶液中的氢离子交换,因而其表面具有一层能与溶液中氢离子达成交换平衡的氢离子层,整个玻璃电极可以看作由如下几层构成:

内参电极|膜内部溶液|溶胀层|干玻璃层|溶胀层|待测溶液

由于溶胀层中的氢离子浓度与所接触溶液的氢离子浓度不相等,发生氢离子扩散,因而形成了膜电势 [φ(膜)],φ(膜)与玻璃的质地及内外溶液的氢离子浓度有关。

4.9 浓差电池和液体接界电势

4.9.1 浓差电池

浓差电池的电极反应是某种物质的浓度变化,可以是电极物质的浓度变化,也可以是电解质溶液浓度的变化。例如,

$$Pt|H_2(p_1)|HCl(aq)|H_2(p_2)|Pt$$

该电池的电极反应和电池反应如下。

正极反应:$2H^+ + 2e^- \longrightarrow H_2(p_2)$

负极反应:$H_2(p_1) - 2e^- \longrightarrow 2H^+$

电池反应:$H_2(p_1) \longrightarrow H_2(p_2)$

这是一非体积功不为零的 p, V, T 单纯变化。因为正、负极相同，所以 $E^\ominus = 0$，所以

$$E = -\frac{RT}{2F}\ln\frac{p_2}{p_1}$$

若 $p_1 > p_2$，则 $E > 0$。

上述电池的电池反应中电极物质的浓度发生了变化，因此属于电极浓差电池。又如电池：

$$Ag|AgNO_3(b_1)\|AgNO_3(b_2)|Ag$$

该电池的电极反应和电池反应为

正极反应：$Ag^+(a_{+,2}) + e^- \longrightarrow Ag$

负极反应：$Ag - e^- \longrightarrow Ag^+(a_{+,1})$

电池反应：$Ag^+(a_{+,2}) \longrightarrow Ag^+(a_{+,1})$

电池电动势：$E = -\frac{RT}{F}\ln\frac{a_{+,1}}{a_{+,2}}$

若 $a_{+,2} > a_{+,1}$，则 $E > 0$。上述电池的电池反应中电解质溶液的浓度发生了变化，属于电解质浓差电池。

4.9.2 液体接界电势

两液体相接，在交界处由于正、负离子扩散速率不同形成电势差，称为液体接界电势。例如下面的电池：

$$Pt|H_2(p)|HCl(b_1)|HCl(b_2)|H_2(p)|Pt$$

电池中的电解质由两种浓度不同的 HCl 溶液相接，若 $b_1 > b_2$，H^+ 和 Cl^- 都由高浓度向低浓度扩散，因为 H^+ 扩散速率比 Cl^- 扩散速率大，在两溶液界面的右边有过剩的正电荷，左边则有过剩的负电荷，从而在界面处形成电势差，此电势差将阻止 H^+ 从左边进入右边，当达平衡时，电势差不再改变，这种两液体界面处的电势差称为液体接界电势。

设正、负离子的迁移数分别为 t_+ 和 t_-，当 $1F$ 的电量通过电池时，将有 t_+ mol H^+ 从左边溶液进入右边溶液，同时有 t_- mol Cl^- 从右边溶液进入左边溶液，即

$$Pt|H_2(p)|HCl(b_1)HCl(b_2)|H_2(p)|Pt$$

可得液体接界电势 $E_1 = -(t_+ - t_-)\frac{RT}{F}\ln\frac{a_{\pm,1}}{a_{\pm,2}}$

由上式可以看出，当 $t_+ = t_-$ 时，$E_1 = 0$。通常在两液体之间用盐桥连接。一般用饱和 KCl 溶液或 NH_4NO_3 溶液降低液体接界电势。

例 计算下列浓差电池的电动势。

Ag|AgNO$_3$(b_1 = 0.01mol/kg, $\gamma_\pm$ = 0.902)|AgNO$_3$(b_2 = 0.50mol/kg, $\gamma_\pm$ = 0.526)|Ag

解：该电池的电极反应和电池反应如下。

正极反应：Ag$^+$(b_2) + e$^-$ ⟶ Ag
负极反应：Ag − e$^-$ ⟶ Ag$^+$(b_1)
电池反应：Ag$^+$(b_2) ⟶ Ag$^+$(b_1)

设 $\gamma_\pm \approx \gamma_+$，则电池电动势为

$$E = -\frac{RT}{F}\ln\frac{a_{+,1}}{a_{+,2}} = \left(-0.05916\lg\frac{0.01\times 0.902}{0.50\times 0.526}\right)\text{V} = 0.027\text{V}$$

（三）不可逆电极过程及其应用

4.10 电极的极化

前面所讨论的电极电势都是在可逆地发生电极反应时电极所具有的电势，称为可逆电极电势。但是在许多实际的电化学过程中，无论是原电池还是电解池，只要有一定量的电流通过，电极上就会有极化作用发生，该过程是不可逆过程。研究不可逆电极反应及其规律既有理论意义，又对电化学工业十分重要。

4.10.1 分解电压

将电能转变为化学能的装置称为电解池（electrolytic cell）。在电池上外加一个直流电源，并逐渐增加电压直至电池中的物质在电极上发生化学反应，就是电解过程。例如，利用铂电极来电解 H$_2$SO$_4$ 的水溶液。一极与外电源的负极相连，另一极通过电流计与外电源的正极相连，用伏特计测定电解过程中电流与电压的关系，移动可变电阻的接触点的位置可以改变两极间的电压。

当电解池两极加上一定电压后，H$^+$ 就要到阴极去放电，变成氢原子，然后两个氢原子再结合成氢分子，并吸附在电极上；与此同时，OH$^-$ 也要到阳极上去放电，生成氧原子和水，两个氧原子再结合成氧分子，并吸附在电极上，从而构成了下面的电池：

Pt|H$_2$(g)|H$_2$SO$_4$(aq)|O$_2$(g)|Pt

此电池的电极反应和电池反应如下。

正极反应：$2H^+ + 2e^- \longrightarrow H_2(g, p)$

负极反应：$H_2O - 2e^- \longrightarrow 1/2 O_2(g, p) + 2H^+$

电池反应：$H_2O \longrightarrow H_2(g, p) + 1/2 O_2(g, p)$

此电池的电动势为

$$E = E^\ominus - \frac{RT}{2F} \ln \frac{(p_{H_2}/p^\ominus)(p_{O_2}/p^\ominus)^{1/2}}{a_{H_2O}}$$

$$E^\ominus = \varphi^\ominus(H^+, H_2O/O_2) - \varphi^\ominus(H^+/H_2)$$

若 $p(H_2) = p^\ominus, p(O_2) = p^\ominus, \varphi^\ominus(H^+, H_2O|O_2) = 1.229\,V$

则 $E = E^\ominus = 1.229\,V$。

当外加电压等于该电池电动势时电解才能进行，因此在可逆的条件下，只要外加电压比 1.229V 大一个无限小量，水的分解即可进行，这个电压称为水的理论分解电压。实际上要使水分解反应持续不断进行，外加电压必须在 1.7V 左右。

由表 4-3 中数据可以看出，在实际电解过程中，无论在酸或碱的水溶液中水的分解电压都在 1.7V 左右。

表 4-3　酸和碱水溶液中水的分解电压

酸	E/V	碱	E/V
H_2SO_4	1.67	NaOH	1.69
HNO_3	1.69	NH_4OH	1.74
H_3PO_4	1.71	KOH	1.67

4.10.2　极化作用与超电势

1. 极化作用

根据 4.10.1 小节所述，电解过程通常是在不可逆的情况下进行的，所用的电压大于可逆电池的电动势。实际分解电压高于理论分解电压，产生这一现象的原因是：①导线、接触点及电解质溶液都有一定的电阻；②实际电解时，电极过程是不可逆的，使电极电势偏离平衡电极电势。

电极在有电流通过时会发生不可逆电极反应，此时的电极电势 φ_i 与可逆电极电势 φ_r 产生偏差的现象称为电极的极化。偏差的大小，即实际电极电势与可逆电极电势之差称为超电势，用 η 表示，即

$$\eta = |\varphi_r - \varphi_I|$$

对于原电池，可逆放电时，两电极的实际分解电压为其可逆电极电动势（φ_r），可表示为

$$E = \varphi_r(正极) - \varphi_r(负极) = \varphi_r(阴极) - \varphi_r(阳极)$$

对于不可逆放电，其两电极的实际分解电压要小于其可逆电动势（E），即

$$E_I = E - \Delta E$$

式中，ΔE 是由电极上反应的不可逆所引起的，即电极极化效应引起的。其大小可表示为两电极过电势之和，即

$$\Delta E = \eta(阴极) + \eta(阳极)$$

代入上式，即

$$\begin{aligned} E_I &= \varphi_r(阴极) - \varphi_r(阳极) - [\eta(阴极) + \eta(阳极)] \\ &= \varphi_r(阴极) - \eta(阴极) - [\varphi_r(阳极) + \eta(阳极)] \\ &= \varphi_I(阴极) - \varphi_I(阳极) \end{aligned}$$

综上所述，极化的结果使阳极电势更正，阴极电势更负。即

$$\varphi_I(阳极) = \varphi_r + \eta$$
$$\varphi_I(阴极) = \varphi_r - \eta$$

2. 极化产生的原因

电极产生极化的原因通常主要有两种：浓差极化和电化学极化，与之相应的超电势分别称为浓差超电势和电化学超电势。

（1）浓差极化（concentration polarization）

由于电解过程中电极附近溶液的浓度与溶液内部体相浓度不一致而产生的极化称为浓差极化，由此产生的超电势称为浓差超电势。当电流通过电极时，溶液中电极附近的离子首先到电极上去放电，若溶液内部的离子来不及扩散到电极附近，将造成电极附近浓度低于溶液内部体相浓度，使电极电势偏离平衡电极电势。以锌电极为例，当锌电极作为阴极时，在阴极附近的 Zn^{2+} 沉积到电极上生成 Zn，使得电极附近溶液中的 Zn^{2+} 浓度不断降低。如果本体溶液中的 Zn^{2+} 扩散到该处的速度赶不上沉积的速度，则在阴极附近的 Zn^{2+} 浓度势必要比本体溶液中的 Zn^{2+} 浓度低。其结果如同把 Zn 电极插入一浓度较小的溶液中。当锌电极作为阳极时，在阳极附近生成的 Zn^{2+} 来不及扩散，会使得电极附近溶液中的 Zn^{2+} 浓度比本体溶液中的 Zn^{2+} 浓度要大，其结果如同把 Zn 电极插入一浓度较大的溶液中。若近似地用浓度代替活度，则

$$\varphi_i(\text{Zn}^{2+}/\text{Zn}) = \varphi^{\ominus}(\text{Zn}^{2+}/\text{Zn}) - \frac{RT}{2F}\ln c(\text{Zn}^{2+})$$

$$\varphi_r(\text{Zn}^{2+}/\text{Zn}, 阴极) = \varphi^{\ominus}(\text{Zn}^{2+}/\text{Zn}) - \frac{RT}{2F}\ln c'(\text{Zn}^{2+})$$

$$\varphi_r(\text{Zn}^{2+}/\text{Zn}, 阳极) = \varphi^{\ominus}(\text{Zn}^{2+}/\text{Zn}) - \frac{RT}{2F}\ln c''(\text{Zn}^{2+})$$

由于 $\qquad c'(\text{Zn}^{2+}) < c(\text{Zn}^{2+}) < c''(\text{Zn}^{2+})$

所以有

$$\varphi_r(\text{Zn}^{2+}/\text{Zn}, 阴极) < \varphi_i(\text{Zn}^{2+}/\text{Zn}) < \varphi_r(\text{Zn}^{2+}/\text{Zn}, 阳极)$$

电极发生浓差极化时，阳极电势会比 φ_i 更正，阴极电势会比 φ_i 更负。浓差极化造成的电极电势 φ_r 与 φ_i 之差的绝对值，称为浓差过电势。由于浓差极化是由电极附近溶液和本体溶液浓度不同而引起的，其数值显然由浓差的大小来决定。因此，凡是能影响浓差的大小的因素，如搅拌情况、温度和电流密度等都可以影响浓差过电势的数值。例如，通过剧烈搅拌或者升温的方法可以加快离子扩散，减少浓差过电势。此外，在相同条件下，不同离子的浓差极化程度不同；同一种离子在不同浓度时的浓差极化程度也不同。极谱分析就是基于这一原理而建立的一种电化学分析方法，利用滴汞电极上形成的浓差极化进行分析。

（2）电化学极化

电化学极化也称活化极化。电极的反应过程通常分为若干步进行，若其中某一步速率很慢，则将阻碍整个电极反应的进行，并导致正电荷在阳极的积聚和负电荷在阴极的积聚，从而使阳极电势更正，阴极电势更负。这种由于电化学反应本身迟缓引起的极化称为电化学极化，由此产生的超电势称为活化超电势。

此外，由于电极表面常会形成氧化膜或其他膜层，电阻增大，必须有一部分电压用以克服由此产生的电位降 IR，也会使外加电压增大。研究表明，在电解过程中，如果有气体析出，如在阴极析出 H_2，或者阳极析出 O_2 或 Cl_2 时，活化过电势的数值相当大。1905 年 Tafel 提出了一个经验公式，表示氢的超电势与电流密度的关系，称为塔费尔（Tafel）公式：

$$\eta = a + b\lg J$$

式中，a、b 为经验常数，与电极的性质、溶液等因素有关；J 为电流密度。

4.11 电解时电极上的竞争反应

4.11.1 电极反应速率

电极反应速率除了与温度、压力、介质等条件有关外，更与电极电势有关。

计算表明，电极电势改变 0.6V，电极反应速率改变 10^5 倍，对于一个活化能为 40kJ/mol 的反应来说，温度升高 800K 才能达到相同的效果。由此可见，电极电势对电极反应速率的影响很大。由于电极反应中有带电离子参加，其能量与电极电势有关。若电极电势（φ）为正值，则将使得到电子的反应难于进行，从而使失去电子的反应易于进行，即增加了还原反应的活化能，降低了氧化反应的活化能。

4.11.2 电极反应的竞争

在电解质的水溶液中，正、负离子都不止一种，若为混合电解质溶液，则正、负离子就更多了，原则上正离子都可以到阴极去放电，负离子都可以到阳极去放电。但各离子的电极电势不同，它们到电极上去放电有先有后，这种先后顺序要根据电解中实际电极电势（即极化后的电极电势）来判断。实际电极电势最大的先到阴极去放电，实际电极电势最小的先到阳极去放电。

在水溶液中有 H^+ 和 OH^-，需考虑 H^+ 和 OH^- 放电。在中性水溶液中，$a_{H^+} = 10^{-7}$，$p(H_2) = 100$kPa，25℃时有

$$\varphi_{H^+/H_2} = -\frac{RT}{F}\ln\frac{1}{10^{-7}} = -0.414\text{V}$$

若不考虑氢的超电势，则凡是电极电势大于 –0.414V 的离子都可以先于 H^+ 到阴极放电并沉积出来。而考虑到氢的超电势，实际上许多电极电势比 H^+ 小得多的离子，如 Zn^{2+}、Cd^{2+}，甚至 Na^+ 都可以先于 H^+ 到阴极放电沉积出来。以 Zn^{2+} 为例，若 Zn^{2+} 的浓度为 1mol/dm^3，并用浓度代替活度，则 $\varphi(Zn^{2+}/Zn) = \varphi^{\ominus}(Zn^{2+}/Zn) = -0.763$V，其值小于 H^+ 的电极电势。但考虑到电极的极化，一般金属的超电势很小，可以不考虑。而氢在锌上的超电势最小为 0.48V，所以要在锌上析出氢的实际电极电势应为 –0.894V，此值低于 Zn^{2+} 的电极电势，所以 Zn^{2+} 先到阴极去放电并沉积出金属锌，而不会析出氢气。但随着锌的析出，溶液中 Zn^{2+} 浓度降低，电极电势越来越小，当 Zn^{2+} 的浓度降到 3.7×10^{-5}mol/dm^3 时，$\varphi(Zn^{2+}/Zn) = -0.894$V，此时 H^+ 也开始到阴极去放电并析出氢气。要使氢气不析出来，则阴极电极电势不能低于 –0.894V。由于氢在汞上的超电势很大，可以汞作为阴极，Na^+ 到阴极放电并在汞中形成汞齐，则可使氢气不析出。由此可见，正是由于氢在许多金属上有超电势，才能使许多金属离子先于 H^+ 到阴极放电而沉积出来，且不会析出氢气。

在阳极 OH^- 可以去放电，也可以发生金属的溶解。在中性水溶液中，$a(OH^-) = 10^{-7}$，所以有

$$\varphi_{OH^-,H_2O/O_2} = \varphi^{\ominus}_{OH^-,H_2O/O_2} - \frac{RT}{2F}\ln\frac{a^2_{OH^-}}{(p_{O_2}/p^{\ominus})^{1/2}a_{H_2O}}$$

若 $p(O_2) = 100\text{kPa}$，25℃时 $\varphi^{\ominus}(OH^-, H_2O/O_2) = 0.401V$，有

$$\varphi(OH^-, H_2O/O_2) = (0.401 - 0.05916\lg 10^{-7})V = 0.815V$$

若不考虑氧的超电势，凡是极化后的电极电势小于 0.815V 的离子或金属都可以先于 OH^- 到阳极去放电。例如，用铜电极电解 $CuSO_4$ 溶液，若 $a(Cu^{2+}) = 1$，则

$$\varphi(Cu^{2+}/Cu) = \varphi^{\ominus}(Cu^{2+}/Cu) = 0.340V$$

Cu^{2+} 的电极电势小于 OH^- 的电极电势，所以在阳极是铜溶解，而不是 OH^- 放电析出氧气。总之，电解时无论在阳极还是在阴极，各种离子的放电次序都应根据极化后的电极电势来判断，而不是由可逆电极电势来判断。在阴极起还原反应，电势越正，其氧化态越先还原而析出；在阳极起氧化反应，电势越负，其还原态越先氧化而析出。

例 某溶液中含有 $H^+(a=0.001)$、$Ag^+(a=0.05)$、$Cd^{2+}(a=0.001)$、$Fe^{2+}(a=0.01)$、$Ni^{2+}(a=0.1)$，已知 H_2 在 Ag、Cd、Fe、Ni 上的超电势分别为 0.20V、0.30V、0.18V、0.24V，25℃时当外加电压从零开始增加时，在阴极上发生什么变化？

解：该溶液中 Ag、Cd、Fe、Ni 的平衡电极电势分别为

$$\varphi_{H^+/H_2} = \varphi^{\ominus}_{H^+/H_2} - \frac{RT}{F}\ln\frac{1}{a_{H^+}} = \left(-0.05916\lg\frac{1}{0.001}\right)V = -0.178V$$

$$\varphi_{Ag^+/Ag} = \varphi^{\ominus}_{Ag^+/Ag} - \frac{RT}{F}\ln\frac{1}{a_{Ag^+}} = (0.7994 + 0.05916\lg 0.05)V = 0.7224V$$

$$\varphi_{Cd^{2+}/Cd} = \varphi^{\ominus}_{Cd^{2+}/Cd} - \frac{RT}{2F}\ln\frac{1}{a_{Cd^{2+}}} = \left(-0.403 - \frac{0.05916}{2}\lg\frac{1}{0.001}\right)V = -0.492V$$

$$\varphi_{Fe^{2+}/Fe} = \varphi^{\ominus}_{Fe^{2+}/Fe} - \frac{RT}{2F}\ln\frac{1}{a_{Fe^{2+}}} = \left(-0.440 - \frac{0.05916}{2}\lg\frac{1}{0.01}\right)V = -0.499V$$

$$\varphi_{Ni^{2+}/Ni} = \varphi^{\ominus}_{Ni^{2+}/Ni} - \frac{RT}{2F}\ln\frac{1}{a_{Ni^{2+}}} = \left(-0.250 - \frac{0.05916}{2}\lg\frac{1}{0.1}\right)V = -0.28V$$

当 $a(H^+) = 0.001$ 时，在 Ag、Cd、Fe、Ni 上 H^+ 的析出电势为

$\varphi(H^+|H_2, Ag) = (-0.178 - 0.20)V = -0.38V$　　　　(0.7224V)

$\varphi(H^+|H_2, Cd) = (-0.178 - 0.30)V = -0.48V$　　　　(−0.492V)

$\varphi(H^+|H_2, Fe) = (-0.178 - 0.18)V = -0.36V$　　　　(−0.499V)

$\varphi(H^+|H_2, Ni) = (-0.178 - 0.24)V = -0.42V$　　　　(−0.28V)

当外加电压从零开始逐渐增加时,在阴极上的变化为:Ag 析出→Ni 析出→Ni 上析出 H_2→Cd 析出同时析出 H_2→Fe 析出同时析出 H_2。

4.12 电化学的应用

4.12.1 金属的电化学腐蚀

金属腐蚀是一种非常普遍的现象,如铁生锈、银变暗、地下管道穿孔等,给国民经济和安全造成了严重的危害和经济损失。金属表面与周围介质发生化学及电化学作用而遭受破坏,统称为金属腐蚀。根据金属腐蚀的机理不同,可以分为化学腐蚀和电化学腐蚀两大类。金属表面与介质如气体或非电解质液体等因发生化学作用而引起的腐蚀,称为化学腐蚀。化学腐蚀作用进行时没有电流产生。金属或合金与介质如潮湿空气、电解质溶液等接触时发生原电池反应,比较活泼的金属被氧化而有电流伴生的腐蚀,称为电化学腐蚀。以钢铁在空气中生锈为例,钢铁在潮湿空气里,其表面因吸附作用而覆盖一层极薄的水膜,水微弱电离产生少量 H^+ 和 OH^-,同时由于空气中 CO_2 的溶解,水里 H^+ 增多:

$$H_2O + CO_2 \rightleftharpoons H_2CO_3 \rightleftharpoons H^+ + HCO_3^-$$

这样表面就形成了一层电解质溶液薄膜,它与钢铁里的铁和杂质或碳就形成了无数微小原电池。其中铁为负极,碳为正极,发生原电池反应。

负极:$Fe - 2e^- \longrightarrow Fe^{2+}$

正极:$2H^+ + 2e^- \longrightarrow H_2\uparrow$

随着 H^+ 浓度的降低,水的电离平衡向右移,OH^- 浓度逐渐增大,则 OH^- 与 Fe^{2+} 结合生成 $Fe(OH)_2$。

$$Fe^{2+} + 2OH^- \longrightarrow Fe(OH)_2\downarrow$$

$Fe(OH)_2$ 被空气中氧所氧化,生成氢氧化铁。

$$4Fe(OH)_2 + O_2 + 2H_2O \longrightarrow 4Fe(OH)_3\downarrow$$

这样钢铁表面即产生了铁锈。上述腐蚀过程中有氢气放出,称为析氢腐蚀。析氢腐蚀是在较强的酸性介质中发生的,如果钢铁表面形成的电解质薄膜呈很弱的酸性或中性时,负极仍是铁被氧化成 Fe^{2+},而正极的主要反应则是水膜里溶解的氧气得电子被还原。

负极:$Fe - 2e^- \longrightarrow Fe^{2+}$

正极:$2H_2O + O_2 + 4e^- \longrightarrow 4OH^-$

空气里氧气的溶解促使钢铁腐蚀，称为吸氧腐蚀。实际上钢铁等金属的腐蚀主要是吸氧腐蚀。影响金属电化学腐蚀的因素很多，首先是金属的性质，金属越活泼，其标准电极电势越低，就越易腐蚀。有些金属，如 Al, Cr 等，虽然电极电势很低，但可生成一层氧化物薄膜，紧密地覆盖在金属表面上，阻止了腐蚀继续进行。如果氧化膜被破坏，则很快被腐蚀。另外，金属所含的杂质如果比金属活泼，则形成的微电池以金属为阴极便不易被腐蚀。如果杂质比金属不活泼，则金属成为微电池的阳极而被腐蚀。

4.12.2 金属的电化学防腐

电化学防腐（又称电化学修复）是根据电化学原理在金属设备上采取措施，使之成为腐蚀电池中的阴极，从而防止或减轻金属腐蚀的方法。电化学防腐是一种根据电化学腐蚀原理，依靠外部电流的流入改变金属的电位，从而降低金属腐蚀速率的一种材料保护技术。金属的电化学防腐过程目前可分为两大类：金属的阴极保护和金属的阳极保护。

1. 阴极保护

金属的阴极保护是指在金属表面镀覆一种电位较高的耐腐蚀金属材料，在腐蚀环境中将低电位金属完全包覆，把低电位金属与腐蚀性物质隔绝开来（如钢铁表面镀铜）；阴极保护是在被保护的金属表面通入足够大的阴极电流，使其电位变负，从而抑制金属表面上腐蚀电池阳极的溶解速率。未进行阴极保护时，金属 M 以腐蚀电位 E_{cr}、腐蚀电流 I_{cr} 被腐蚀，加入阴极电流后，发生阴极极化，使得金属的电位从 E_{cr} 移至 E_c，此时总的阴极极化电流由两部分组成，一部分是由腐蚀电池形成的，另一部分是外加的。此时腐蚀仍然没有完全停止，只是腐蚀速率变小了。当外加电流足够大，使金属的电位移至平衡电位（$E_{e,A}$）时，腐蚀电流变为零，腐蚀完全被抑制。使金属完全得到保护的最小电流密度称为最小保护电流密度，相应的电位称为最小保护电位。根据保护电流的来源，阴极保护可分为牺牲阳极法和外加电流法。

牺牲阳极法是依靠电位负于保护对象的金属（牺牲阳极）自身消耗来提供保护电流，保护对象直接与牺牲阳极连接，在电解质环境中构成保护电流回路。这种方法是在需保护的金属装备和另一种作为溶解阳极的金属之间安装一电解装置，利用金属的溶解提供阴极电流，被选作牺牲阳极的金属一般是锌合金、铝合金、镁合金等，其重要的性质是能够以相对于被保护金属而言更负的电位，且以相对均匀的速率被腐蚀溶解，以提供平稳的保护电流。作为牺牲阳极的金属的腐蚀溶解，可以使被保护金属的阳极电位移向更负的位置，当两种金属的平衡电位相同时，辅助金属相当于阳极，而被保护的金属变成了阴极。很明显，此时整个金属溶解速率会增大，但溶解的是"牺牲"的辅助金属，被保护金属的溶解速率大大降低。

外加电流法是由外部直流电源提供保护电流，电源的负极连接保护对象，正极连接辅助阳极，通过电解质环境构成电流回路。这种方法是用靠外部电源提供阴极电流，这时的阳极材料选用钢铁、石墨、高硅铸铁、铅银（2%）合金、镀铂的钛等，称为辅助阳极。这是一种应用更广泛的阴极保护法。采用外加电流的阴极保护系统，可以得到较大的保护电流，所以这种系统对于高电阻和低电阻的介质都适用，它主要是用来保护有隔离涂层的很长的金属结构。它的优点在于保护电流容易调整，因而就有可能根据保护状态的变化而随时保持所需要的保护电位。

阴极保护主要用于防止土壤、海水等中性介质中的金属腐蚀，也广泛用于保护地下管道、通信或电力电缆、闸门、船舶和海上平台等及与土壤或海水等接触面积很大的工件，电化学保护与涂装结合则更为经济。城市和大型工厂的地下金属设备可采用这种保护方法，但需要注意杂散电流不能使邻近地下金属设施加速腐蚀。

2. 阳极保护

金属的阳极保护是指在某种金属表面镀覆一种电极电位较低的金属材料，在腐蚀环境中电位较低的金属材料首先被腐蚀而起到一种保护作用（如钢铁表面镀覆金属锌）；当某种金属浸入电解质溶液时，金属表面与溶液之间就会建立起一个电位，腐蚀电化学中把这个电位称为自然腐蚀电位。不同的金属在一定溶液中的电位是不一样的。而同一种金属的电位由于其各部分之间存在着电化学不均一性而造成不同的部位间产生一定电位差值，正是这种电位差值导致了金属在电解质溶液中的电化学腐蚀。向浸在电解质溶液中的金属施加直流电，金属的自然腐蚀电位会发生变化，这个现象称为极化。

从热力学和动力学上讲，任何金属都具有一个可使金属处于钝化状态的电位，阳极保护就是创造条件使金属表面维持一稳定的钝化膜。金属从活化腐蚀溶解状态到钝化的转变过程称为钝化过程，一些重要的结构材料均具有钝化转变行为。具有钝性倾向的金属在进行阳极极化时，如果电流达到足够的数值，在金属表面上能够生成一层具有很高耐蚀性能的钝化膜而使电流减少，金属表面呈钝态。继续施较小的电流就可以维持这种钝化状态，钝态金属表面溶解量很小从而防止了金属的腐蚀，这就是阳极保护的基本原理。

图 4-13 为典型的钝性金属阳极保护曲线，曲线中表现出四个特性区域。

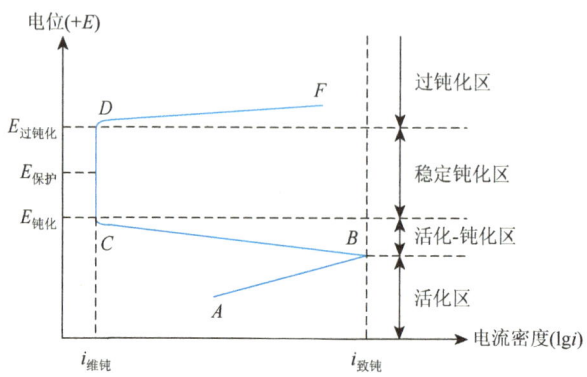

图 4-13 典型的钝性金属阳极保护曲线

(1) 活化区（AB 段）

施加阳极电流时，金属表面发生如下反应：$M \longrightarrow M^{2+} + 2e^-$，此区处于活性溶解状态，且电位越正，电流密度越大，电流密度的大小反映腐蚀的快慢。当电流密度超过峰值点后，电流急剧下降，这个峰值点对应的电流密度称为致钝电流密度，对应的电位称为致钝电位。

(2) 活化-钝化区（BC 段）

金属处于由活化状态向钝化状态的突变过程中，金属开始钝化，电流急剧下降，在金属表面可能生成二价到三价的不稳定氧化物。

(3) 稳定钝化区（CD 段）

不锈钢中金属元素发生氧化反应，生成高价氧化物（膜），这种氧化物溶解量很小，即腐蚀速率很低，这正是阳极保护所需要的电位控制区，对应的电流密度称为维钝电流密度。

(4) 过钝化区（DF 段）

当电位高于稳定钝化区，电流又出现增大现象，钝化膜转化成可溶性的氧化物而遭受破坏，金属腐蚀重新加剧，这个区域称为过钝化区。阳极保护酸冷器的工作原理是把与硫酸接触的全部表面作为阳极，另外设置一根或几根阴极，形成电流回路。向冷却器施加一定的电流，使其产生阳极极化，通过致钝电位，然后进入稳定钝化区并维持其电位在这个区域，依靠在钝化区新形成的钝化膜降低冷却器在硫酸中的腐蚀速率。

只有具有活化-钝化转变的腐蚀体系才能采用阳极保护技术，如浓硫酸储罐、氨水储槽等。

电化学防腐发展到今天已经在各行各业有了广泛的应用。以建筑行业为例，电化学在钢筋混凝土的防腐方面做出了巨大的贡献。在置于混凝土构件表面上的外部辅助电极和钢筋之间通以直流电，钢筋作为阴极，外部电极作为阳极与其间的碱性电解质共同构成回路,对钢筋进行阴极极化,并发生电化学反应。在电场的作用下,混凝土内部的阴极反应产物 OH^- 及混凝土中原有的 Cl^- 由钢筋穿过保护层向混凝土表面迁移,外部的阳离子 Na^+、K^+ 及 Ca^{2+} 等向阴极迁移。同时,由于电渗作用,碱性电解质会快速渗透到混凝土内部,加上 OH^- 的产生和迁移,使混凝土的 pH 升高,氯离子含量降低,通过改善钢筋的特定环境实现钢筋混凝土结构的修复。

4.12.3 化学电源

化学电源又称电池,是一种能将化学能直接转变成电能的装置,它通过化学反应,消耗某种化学物质,输出电能。化学电池使用面广,品种繁多,按照其使用特点一般可分为两类:一次电池和二次电池;按电池使用性质可分为三类:干电池、蓄电池、燃料电池。按电池中电解质性质分为:锂电池、碱性电池、酸性电池、中性电池。下面介绍几种常用的电池和某些高能电池。

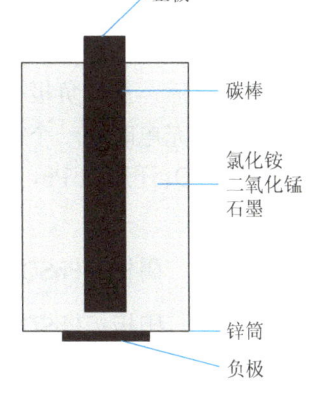

图 4-14 锌锰干电池结构

1. 锌锰干电池

干电池也称一次电池,即电池中的反应物质在进行一次电化学反应放电之后就不能再次使用了。常用的有锌锰干电池、锌汞电池、镁锰干电池等。

锌锰干电池是日常生活中常用的干电池,其负极是锌,正极是石墨。石墨周围是 MnO_2,电解质是 NH_4Cl、$ZnCl_2$ 及淀粉糊状物。其结构如图 4-14 所示。

电池表达式为

(−) $Zn|ZnCl_2$,NH_4Cl(糊状)$\|MnO_2|C$(石墨)(+)

电池反应式可表示如下。

负极:$Zn - 2e^- \longrightarrow Zn^{2+}$

正极:$2MnO_2 + 2NH_4^+ + 2e^- \longrightarrow Mn_2O_3 + 2NH_3 + H_2O$

总反应:$Zn + 2MnO_2 + 2NH_4^+ \longrightarrow Zn^{2+} + Mn_2O_3 + 2NH_3 + H_2O$

锌锰干电池的电动势为 1.5V。产生的 NH_3 被石墨吸附,引起电动势下降较快。如果用高导电的糊状 KOH 代替 NH_4Cl,正极材料改用钢筒,MnO_2 层紧靠钢筒,就构成碱性锌锰干电池,由于电池反应没有气体产生,内电阻较低,电动势为 1.5V,比较稳定。

2. 蓄电池

蓄电池是可以反复使用、放电后可以充电使活性物质复原以便再重新放电的电池，也称二次电池。其广泛用于汽车、发电站、火箭等部门。根据所用电解质的酸碱性质不同，分为酸性蓄电池和碱性蓄电池。

（1）酸性铅蓄电池

酸性铅蓄电池由一组充满海绵状金属铅的铅锑合金格板作负极，由另一组充满二氧化铅的铅锑合金格板作正极，两组格板浸泡在电解质稀硫酸中，电池表达式为

$$Pb|H_2SO_4(\rho = 1.28 g/cm^3)|PbO_2$$

放电时，电极反应如下。

负极：$Pb + SO_4^{2-} - 2e^- \longrightarrow PbSO_4$

正极：$PbO_2 + SO_4^{2-} + 4H^+ + 2e^- \longrightarrow PbSO_4 + 2H_2O$

总反应：$Pb + PbO_2 + 2H_2SO_4 \longrightarrow 2PbSO_4 + 2H_2O$

放电后，正、负极板上都沉积有一层 $PbSO_4$，放电到一定程度之后又必须进行充电，充电时用一个电压略高于蓄电池电压的直流电源与蓄电池相接，将负极上的 $PbSO_4$ 还原成 Pb，而将正极上的 $PbSO_4$ 氧化成 PbO_2，充电时发生的逆反应如下。

阴极：$PbSO_4 + 2e^- \longrightarrow Pb + SO_4^{2-}$

阳极：$PbSO_4 + 2H_2O - 2e^- \longrightarrow PbO_2 + SO_4^{2-} + 4H^+$

总反应：$2PbSO_4 + 2H_2O \longrightarrow Pb + PbO_2 + 2H_2SO_4$

正常情况下，铅蓄电池的电动势是 2.1V，随着电池放电生成水，H_2SO_4 的浓度要降低，所以可以通过测量 H_2SO_4 的密度来检查蓄电池的放电情况。铅蓄电池具有充放电可逆性好、放电电流大、稳定可靠、价格便宜等优点，缺点是笨重，常用作汽车和柴油机车的启动电源，坑道、矿山和潜艇的动力电源，以及变电站的备用电源。

（2）碱性蓄电池

日常生活中用的充电电池属于碱性蓄电池。它的体积、电压和干电池相差不多，携带方便，使用寿命比铅蓄电池长得多，若使用得当，可以反复充放电上千次，但价格比较高。商品电池中有镍-镉（Ni-Cd）和镍-铁（Ni-Fe）两类，它们的电池反应如下：

$$Cd + 2NiO(OH) + 2H_2O \longrightarrow 2Ni(OH)_2 + Cd(OH)_2$$

$$Fe + 2NiO(OH) + 2H_2O \longrightarrow 2Ni(OH)_2 + Fe(OH)_2$$

反应是在碱性条件下进行的,所以称为碱性蓄电池。

3. 燃料电池

燃料电池(fuel cell)是一种将存在于燃料与氧化剂中的化学能直接转化为电能的发电装置,是继水力发电、热能发电和原子能发电之后的第四代发电技术。燃料和空气分别送进燃料电池,电就被奇妙地生产出来。它从外表上看有正负极和电解质等,像一个蓄电池,但实质上它不能"储电",而是一个"发电厂"。燃料电池与前两类电池的主要差别在于:它不是把还原剂、氧化剂物质全部储藏在电池内,而是在工作时不断从外界输入氧化剂和还原剂,同时将电极反应产物不断排出电池。因此燃料电池是名副其实的把化学能转化为电能的能量转换机器。电池工作时,燃料和氧化剂由外部供给,进行反应。原则上只要反应物不断输入,反应产物不断排出,燃料电池就能连续地发电。燃料电池能量转化率高,可达80%以上,而一般火电站热机效率仅在 30%～40%。燃料电池具有节约燃料、污染小的特点。

燃料电池以还原剂(氢气、煤气、天然气、甲醇等)为负极反应物,以氧化剂(氧气、空气等)为正极反应物,由燃料极、空气极和电解质溶液构成。电极材料多采用多孔碳、多孔镍、铂、钯等贵重金属及聚四氟乙烯,电解质则有碱性、酸性、熔融盐和固体电解质等数种。

以碱性氢氧燃料电池为例,它的燃料极常用多孔性金属镍,用它吸附氢气。空气极常用多孔性金属银,用它吸附空气。电解质则由浸有 KOH 溶液的多孔性塑料制成,其电池表示为

$$(Ni)H_2(g)|KOH(30\%)|O_2(g)(Ag)$$

正极反应:$1/2O_2 + H_2O + 2e^- \longrightarrow 2OH^-$

负极反应:$H_2 + 2OH^- - 2e^- \longrightarrow 2H_2O$

总反应:$H_2 + 1/2O_2 \longrightarrow H_2O$

氢氧燃料电池反应是电解水的逆过程。其工作原理为:向燃料极供给氢气时,氢气被吸附并与催化剂作用,放出电子而生成 H^+,而电子经过外电路流向空气极,在空气极使氧还原为 OH^-,H^+和 OH^-在电解质溶液中结合成 H_2O。氢氧燃料电池的标准电动势为 1.229V。另外,只有燃料电池本体还不能工作,必须有一套相应的辅助系统,包括反应剂供给系统、排热系统、排水系统、电性能控制系统及安全装置等。

目前氢氧燃料电池已应用于航天、军事通信、电视中继站等领域,随着成本的下降和技术的提高,可望得到进一步的商业化应用。

4. 锂离子电池

锂离子电池是 20 世纪 90 年代在锂电池研究的基础上发展起来的新型高能电源。最早由日本索尼公司于 1990 年开发成功。它是把锂离子嵌入碳（石油焦炭和石墨）中形成负极（传统锂电池用锂或锂合金作负极）。正极材料常用 Li_xCoO_2，也用 Li_xNiO_2 和 Li_xMnO_4，电解液用锂盐的有机溶液，即溶解有六氟磷酸锂的碳酸酯类溶剂 [$LiPF_6$ + 碳酸乙烯酯（EC）+ 碳酸甲基酯（DMC）]。锂离子电池是一种二次电池（充电电池），它主要依靠锂离子在正极和负极之间移动来工作。在充放电过程中，Li^+ 在正负电极之间往返嵌入和脱嵌。充电时，Li^+ 从正极脱嵌，经过电解质嵌入负极，负极处于富锂状态；放电时则相反。锂离子电池的电极反应式如下。

正极反应：$Li_{1-z}CoO_2(s) + xLi^+ + xe^- \longrightarrow Li_{1-z+x}CoO_2(s)$
负极反应：$Li_{1-y}C_6(s) \longrightarrow Li_{1-y-x}C_6(s) + xLi^+ + xe^-$
电池反应式：$Li_{1-z}CoO_2(s) + Li_{1-y}C_6(s) \longrightarrow Li_{1-z+x}CoO_2(s) + Li_{1-y-x}C_6(s)$

可充电锂离子电池是目前手机、笔记本电脑等现代数码产品中应用最广泛的电池，是现代高性能电池的代表。但它较为"娇气"，在使用中不可过充、过放（会损坏电池或使之报废）。因此，在电池上有保护元器件或保护电路以防止昂贵的电池损坏。锂离子电池充电要求很高，要保证终止电压精度在±1%之内，各大半导体器件厂已开发出多种锂离子电池充电的集成电路（IC），以保证安全、可靠、快速地充电。

5. 微生物燃料电池

微生物燃料电池（microbial fuel cell，MFC）是一种利用微生物作为催化剂将有机物中的化学能直接转化成电能的装置。工作原理如图 4-15 所示。微生物燃料电池中，在阳极室厌氧环境下，有机物在微生物作用下分解并释放出电子和质子，电子依靠合适的电子传递介体（Med_{Red}、Med_{Ox}）在生物组分和阳极之间进行有效传递，并通过外电路传递到阴极形成电流，而质子通过质子交换膜传递到阴极，氧化剂（一般为氧气）在阴极得到电子被还原，与质子结合成水。

根据电子传递方式的不同，微生物燃料电池可分为直接的和间接的微生物燃料电池。直接微生物燃料电池是指燃料在电极上氧化的同时，电子直接从燃料分子转移到电极，再由生物催化剂直接催化电极表面，这种反应在化学中称为氧化还原反应；间接微生物燃料电池是指燃料在电解液中或其他处反应，电子通过氧化还原介体传递到电极上的电池。根据电池中是否需要添加电子传递介体又可分为有介体和无介体微生物燃料电池。

微生物燃料电池材料通常包括阳极材料、交换膜和阴极材料。

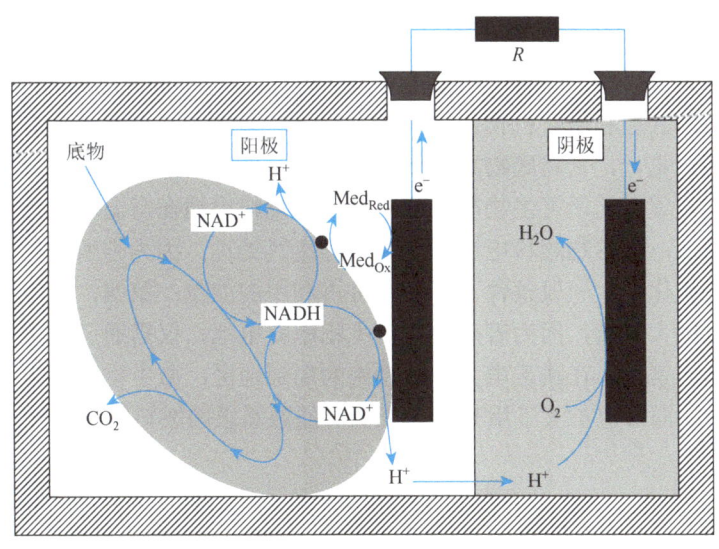

图 4-15 微生物燃料电池工作原理

MFC 阳极利用微生物作为催化剂氧化有机物的特性使得 MFC 能够在处理废水的同时产生电能。阳极生物膜内主要发生的是微生物与电极之间的电子交换。因为微生物将电子传递到电极表面需要有氧化反应才能实现,所以阳极的材料对阳极性能和阳极表面附着的细菌量和覆盖率有着直接的影响。成为微生物燃料电池阳极材料的必要条件是高导电率、无腐蚀性、高比表面积。以碳为基本原料的碳纸、碳布、泡沫碳等由于其良好的导电性与生物惰性成为十分普遍的阳极材料。其中泡沫碳的功率输出最大。石墨电极比较脆,在规模化生产中的应用受到限制。其他常用阳极材料有导电聚合物、改性的碳材料、金属涂层等。

当前MFC的产电性能主要受阴极反应的限制,因此阴极的材料与设计对MFC具有重要影响。所有用作阳极的材料均可用作阴极。碳与石墨是常用的阴极材料。为了提高催化效率,阴极材料往往还需要负载铂等催化剂。在研究 MFC 的早期,铁氰化钾（$K_3[Fe(CN)_6]$）常作为阴极的电子受体。相对氧气而言,铁氰化物可提高开路电压而降低过电位,从而增大功率密度,阴极附生的细菌也可进行好氧生长催化氧气的还原,进行反硝化或铁还原,增大氧化还原电位,提高功率输出。

微生物燃料电池中常用的交换膜有阳离子交换膜和阴离子交换膜。交换膜可用于分隔阳极室和阴极室中的液体,并且阻止阴极室的氧气传递至阳极室,从而提高库仑效率,但交换膜的使用也提高了微生物燃料电池的成本,增大了微生物燃料电池的内阻,且交换膜易被污染和堵塞。因此,在研究如何降低交换膜成本，提高交换膜性能的同时，开发无交换膜微生物燃料电池也是一个重要的研究方向。

与现有的其他利用有机物产能的技术相比，微生物燃料电池具有操作上和功能上的优势：第一，它将底物直接转化为电能，保证了具有高的能量转化效率；第二，不同于现有的所有生物能处理，微生物燃料电池在常温环境条件下能够有效运作；第三，微生物燃料电池不需要进行废气处理，因为它所产生的废气的主要组分是二氧化碳，一般条件下不具有可再利用的能量；第四，微生物燃料电池不需要输入较大能量，因为若是单室微生物燃料电池，仅需通风就可以被动地补充阴极气体；第五，在缺乏电力基础设施的局部地区，微生物燃料电池具有广泛应用的潜力，同时也扩大了用来满足我们对能源需求的燃料的多样性。

第 5 章

表面物理化学

在多相系统之间会存在相与相间的界面,一般来说界面有五种类型:气气、气液、液液、液固、固固。通常将气液和气固界面称为表面。人们很早以前就发现,物质在界面上的行为与其内部的行为往往是不同的,例如,水银在空气中,水在油中及在荷叶表面上时总是倾向于形成球形,而不处于界面上的水则没有这样的性质。表面物理化学就是为了解释各种表面现象而发展出来的物理化学的分支学科。表面物理化学的相关知识在生物学、化学、材料学、气象学、医学等学科中有重要的意义,在油漆、塑料、化妆品、药剂、家用电器等许多日常用品的生产中有广泛的应用。

5.1 表面吉布斯函数和表面张力

为什么一种物质的分子在表面上和在内部会表现出不同的行为呢?这是因为,对于表面上的分子,其所处的环境和内部的分子相比有明显的区别。图 5-1 展示的是在一个气液系统中,处于表面的液体分子与处于液体内部的分子受力的区别。对于完全处于液体内部的分子 A,其四周被相同的液体分子均匀环绕,这些液体分子对其引力之和为零,因此分子处于一个"自由"的状态中。而对于靠近液面的分子 B 和 C 来说,由于液面之下密集的液体分子对其产生的引力要远远

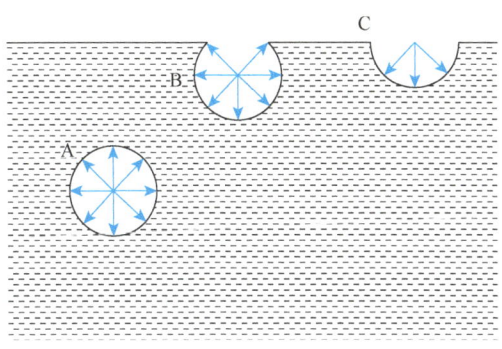

图 5-1 液体分子在液体不同位置的受力示意图

大于液面之上稀疏的气体分子对其产生的引力，其受到周围分子的引力之和并不为零，而是垂直于液面并指向液面内部。因此，在没有受到其他外力影响的情况下，液体有减小液面表面积的趋势（即呈球形）。要增大液体的表面积，需要克服液体内部的拉力，将液面内部的分子拉到表面上来，这一过程需要对液体分子做功，这个功称为表面功。液面扩展完成后，表面功便转化为液面分子的能量，因此液面分子具有比液体内部分子更高的能量。

在体系的温度、压力和物质组成都恒定时，可逆地扩展液体的表面积，环境对体系做的表面功 $\delta W'$ 应与液体表面积的增量 dA 成正比：

$$\delta W' = \sigma dA$$

根据式（2-44），恒温恒压下可逆地扩展液体的表面时，表面功应等于系统吉布斯函数的增量，即

$$dG = \delta W' = \sigma dA \tag{5-1}$$

式中，σ 为与液体本身性质相关的常数，其物理意义为，当温度、压力和组成恒定时，增加单位面积的表面积所引起的系统吉布斯函数（吉布斯自由能）的增量，单位为 J/m^2。热力学中将 σ 定义为表面吉布斯函数或表面吉布斯自由能，常简称表面自由能或表面能。

在表面自由能的概念出现之前，物理学中还从力学角度推导出了类似的概念，即认为液体表面存在一种使液体表面缩小的力，物理学中将之称为表面张力，单位为 N/m。表面张力也用符号 σ 表示，其单位实际上与表面能相同（因为 $1J = 1N \cdot m$），数值上也是一致的，但二者的物理意义不同。

表面张力的提出要比表面能概念的建立早一个世纪以上，但表面能不仅可以用于实际问题的计算，还能从微观方面得到解释，而液体存在表面张力的现象一直未能从分子水平做出满意的解释。这使得一些著名的学者转而否认表面张力的真实性，认为表面张力不具有物理真实性，只是为了应用上的方便而引入的表面自由能的等效量。表面张力的真实性至今没有得到满意的解决，但这并不妨碍其在流体力学、表面物理化学等学科中的广泛应用。

液体的表面能/表面张力与物质种类、共存的另一相的性质和体系的温度、压力有关。在实际中，需要使用某物质的表面能数据时，一般会取在某温度和压力下该物质纯液体与其饱和蒸气的空气相接触时测得的表面能数据（可在各种物化手册中查到）作为参考。表 5-1 列出了一些常见液体在常压下的表面能。

表 5-1　一些液体的表面能

物质	表面能 $\sigma/(J/m^2)$	物质	表面能 $\sigma/(J/m^2)$
水	0.0728	乙醚	0.0169
水（298K）	0.0721	四氯化碳	0.0269

续表

物质	表面能 $\sigma/(J/m^2)$	物质	表面能 $\sigma/(J/m^2)$
水（303K）	0.0714	甲苯	0.0285
乙醇	0.0223	正辛烷	0.0218
乙醇（303K）	0.0215	H_2（20K）	0.0020
丙酮	0.0269	O_2（77K）	0.0164
全氟甲基己烷	0.0157	Hg	0.4865

注：如不指明温度，均指各物质在20℃下的表面能。

5.2 纯液体的表面现象

5.2.1 弯曲液面的附加压力

由于表面能的作用，任何液面都有缩小其表面积的趋势。这导致弯曲的液面会承受附加的压力。典型的例子就是将毛细管分别插入水银和水中，会发现毛细管中的液面总是会向凹面的反方向移动（图 5-2）。下面通过热力学讨论来解释这个现象。

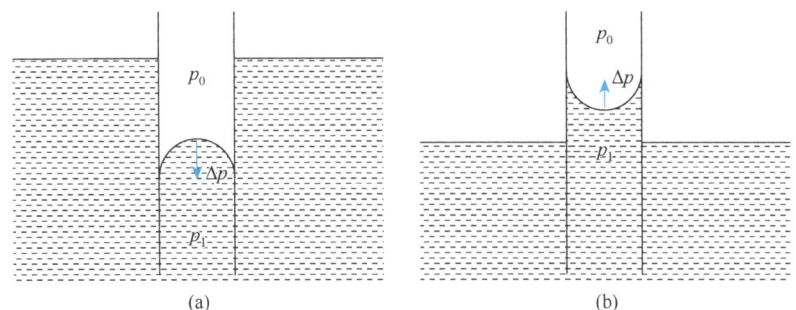

图 5-2 毛细管插入水银（a）和水（b）中时液面的形状和高度变化

对于一个弯曲的气液界面，假设气相压力为 p_0，对于表层液面来说，由于液体内部吸引力大于气相的引力，必然存在一个附加的压力 Δp。由于液面处于平衡状态，因而液体内部对液面的压力 $p_l = p_0 + \Delta p$。

对于球形液滴，根据式（5-1），设球形液滴的半径为 r，则

$$dG = \sigma dA = \sigma d(4\pi r^2) = 4\pi \sigma d(r^2) = 8\pi\sigma r dr$$

由于恒温恒压下可逆地扩展液体的表面时，表面功等于系统吉布斯函数的增量，$dG = \delta W'$，而 $\delta W' = \Delta p dV = \Delta p \times 4\pi r^2 dr$，因此有

$$8\pi\sigma r dr = 4\pi r^2 \Delta p dr$$

$$\Delta p = \frac{2\sigma}{r} \quad (5\text{-}2)$$

式（5-2）称为拉普拉斯（Laplace）公式。

对于非球面弯曲的液滴来说，需要两个相互垂直方向的曲率半径 r_1、r_2 来描述该曲面，这时拉普拉斯公式变为

$$\Delta p = \sigma\left(\frac{1}{r_1} + \frac{1}{r_2}\right) \quad (5\text{-}3)$$

由拉普拉斯公式可知，对于一个弯曲液面来说，其附加的压力与液面的曲率半径有关，液滴变小（r 减小），则附加压力 Δp 增大。若弯曲液面为凸面，则其曲率半径为正，$\Delta p > 0$，则为保持液面力学平衡，液体内部对液面的压力需大于气相压力，因此液面下降。若弯曲液面为凹面，其曲率半径为负，$\Delta p < 0$，因此液面需上升来维持界面的压力平衡。拉普拉斯公式是有关流体界面的基本公式，可以对许多界面现象做出定量的解释。

5.2.2　弯曲液面的蒸气压

弯曲液面的附加压力使得小液滴与平面液体相比具有更大的饱和蒸气压。如图 5-3 所示，对于平面液体来说，其内部压力与外压相等。而当液体分散为半径为 r 的小液滴时，液体内的压力 $p_r = p + \Delta p$。在一定温度下，将 1mol 平面液体分散为半径为 r 的小液滴，则吉布斯函数的变化为

$$\Delta G = \mu_r - \mu = V_m(p_r - p) = V_m \Delta p$$

式中，μ_r 和 μ 分别为小液滴液体和平面液体的化学势，设小液滴液体和平面液体的饱和蒸气压分别为 p_r' 和 p'，根据液体化学势与其蒸气压的关系，有

$$\mu_r = \mu^\ominus + RT\ln\left(\frac{p_r'}{p^\ominus}\right) \quad \mu = \mu^\ominus + RT\ln\left(\frac{p'}{p^\ominus}\right)$$

因此，

$$\mu_r - \mu = RT\ln\left(\frac{p_r'}{p'}\right)$$

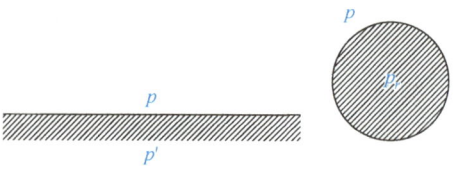

图 5-3　平面与小液滴情况下的蒸气压

由于 $V_m = M/\rho$（M 为液体的摩尔体积，ρ 为液体的密度），比较式（5-2），可得

$$\ln \frac{p'_r}{p'} = \frac{2\sigma M}{RTr\rho} \tag{5-4}$$

该式即为开尔文公式。由开尔文公式可知，液珠的蒸气压大于平面液体的蒸气压，且液珠半径越小，蒸气压越大。

开尔文公式可以解释一些常见的现象，例如，为何向云层中洒入"凝核"就可以实现人工降雨；在相对纯净的高空中，水蒸气可以达到很高的过饱和程度（相对于平面液体的蒸气压）而不凝成水滴，因为水蒸气的凝结是由水分子团聚成小水珠再到大液滴的过程。这时曲率半径较大的核心的加入会使凝聚出的水滴的初始曲率半径增大，根据开尔文公式，这时凝聚水滴所需的蒸气压大幅降低，其饱和蒸气压就可以小于云层中已有的水蒸气压，因此水蒸气会迅速凝聚成水变为雨滴落下。

对于液体中有小气泡的情况，开尔文公式同样适用，这时液面的曲率半径为负值。由式（5-4）可知，当曲率半径为负时，$p_r < p$，即液体在小气泡中的饱和蒸气压小于平面液体的饱和蒸气压，且气泡半径越小，其内部饱和蒸气压越低。液体在沸点时，形成气泡必须经历从无到有的过程，而小气泡内饱和蒸气压远小于外压，导致小气泡无法形成，因此液体不易沸腾，容易形成过热液体而导致暴沸。在液体中加入表面多孔的物质，由于孔内较大气泡的存在，其可以成为气泡生长的"种子"，使得液体易于沸腾，这就是化学实验中使用沸石防止暴沸的原理。

5.3 溶液的表面吸附

在日常生产、生活和科研中，接触的绝大多数液体都是溶液，因此对溶液的表面物理化学的基础了解是很有必要的。本节简单介绍溶液的表面能和表面吸附作用，以及表面活性剂。

5.3.1 溶液的表面能

溶液可以视为纯液体与溶质的混合体系。对于纯液体来说，在固定的温度和压力下，其表面能是固定值。而对溶液来说，溶质的加入将会改变溶剂本身的表面能，因此溶液的表面能与溶质的种类和含量密切相关。

按照水溶液表面能与溶质含量的关系，可以将溶质分为三种类型（图5-4），第一类溶质其含量提升会使溶液表面能近乎线性地缓慢增长（曲线Ⅰ），常见于无机盐、非挥发性酸碱及多羟基有机物中。第二类溶质含量提升会导致溶液表面能逐渐下降（曲线Ⅱ），常见于短链醇、醛、酮、胺等有机物中。对于第三类溶质，很少量的这些物质就可以显著降低溶液的表面能，而到一定浓度后溶液的表面能不再有明显改变（曲线Ⅲ），常见于长碳链的有机酸碱金属盐、磺酸盐等。

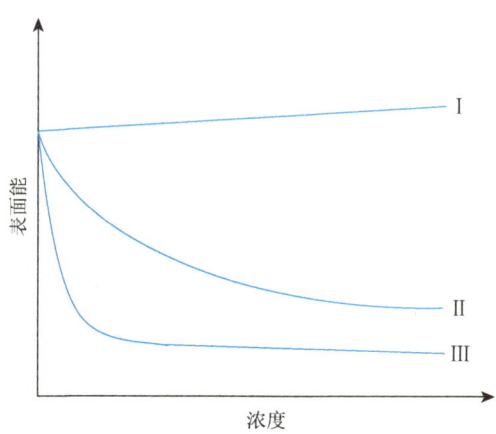

图 5-4 溶液浓度与溶液表面能的关系曲线

第一类物质称为表面非活性物质,往往分子间作用力较强,与溶剂分子作用力也较强,加入溶剂后使得溶液的分子间作用力增强,因此溶液表面能升高。后两类溶质统称为表面活性物质,第二类物质和水的作用较弱,很容易吸附到表面上使溶液表面能下降。第三类溶质称为表面活性剂,一般包含 8 个碳原子以上的长碳链疏水部分和极为亲水的盐基团部分。这类物质溶于水后,亲水基团与水发生强烈的水合作用,而疏水部分与水作用力微弱,因此会被水分子间的强力作用赶出水相,集中到气液相上去。因此,只需少量这样的物质就可以导致溶液的表面能大幅降低。

5.3.2 溶液的表面吸附作用

无论用何种方法将一瓶溶液摇匀,其最表面一层的物质浓度总是与内部不同,这就是溶液的吸附现象,也称表面过剩现象。溶液表面的吸附量不像在固体表面上那样可以很容易地测定,通常是通过表面能变化的结果来推算得到。

100 多年前吉布斯就用热力学方法推导出了在一定温度下溶液表面吸附量和表面张力、溶液浓度的关系,称为吉布斯吸附等温式:

$$\Gamma = -\frac{c}{RT}\left(\frac{\partial \sigma}{\partial c}\right)_T$$

式中,c 为吸附平衡时溶液中的溶质浓度,mol/m^3;σ 为溶液的表面张力;Γ 为单位面积的表面上吸附的溶质的过剩量(表面浓度与内部浓度之差)。由吉布斯吸附等温式可以得出如下结论:

1)若 $\left(\frac{\partial \sigma}{\partial c}\right)_T < 0$,则 $\Gamma > 0$,即当溶液的表面张力随着溶质的加入而降低时,溶液表面为正吸附,此时表层中溶质浓度高于溶质的浓度。

2）若 $\left(\dfrac{\partial \sigma}{\partial c}\right)_T > 0$，则 $\varGamma < 0$，即当溶液的表面张力随着溶质的加入而增加时，溶液表面为负吸附，此时表层中溶质浓度低于溶质的浓度。

显然，由于溶液的表面积是有限的，其表面吸附量必然是有极限的，物理化学中将单位面积的极限吸附量称为饱和吸附量，用 $\varGamma_m$ 表示。

表面活性物质分子具有两亲特性，分子一端是疏水的非极性基团，另一端是亲水的极性基团。当这种分子溶于水中时，其亲水端进入水中，而疏水端被挤出水相。当溶液浓度极高时，溶质分子在表面达到饱和吸附，这时表面上溶质分子紧密排列。若假设这种情况下溶质分子为定向排列（图 5-5），则可以计算出溶质分子在表面上定向排列时，每个溶质分子所能够占据的面积，即分子的截面积

$$A = \dfrac{1}{L\varGamma_m}$$

式中，L 为阿伏伽德罗常量。

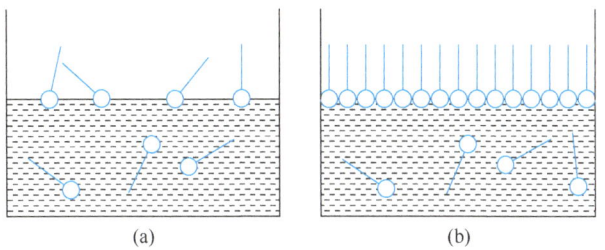

图 5-5 表面活性物质分子在液体表面的排列状态
（a）无规排列；（b）定向排列

实验表明，对于直链脂肪酸（RCOOH）来说，当碳链长度从 2 增加到 8 时，溶液的 $\varGamma_m$ 基本一致，这证明饱和吸附时溶液表面的分子为定向排列。

5.3.3 表面活性剂

1. 表面活性剂的概念

能够显著降低溶液表面能的物质称为表面活性剂。表面活性剂分子都是不对称分子，由亲水部分和疏水部分组成。图 5-6 就是表面活性剂分子结构的通式。

表面活性剂通常分为离子型表面活性剂和非离子型表面活性剂。离子型表面活性剂即溶于水后可以发生电离的表面活性剂，其又分为正离子型和负离子型。正离子型表面活性剂通常是铵盐，负离子型表面活性剂通常是羧酸盐、磺酸盐、

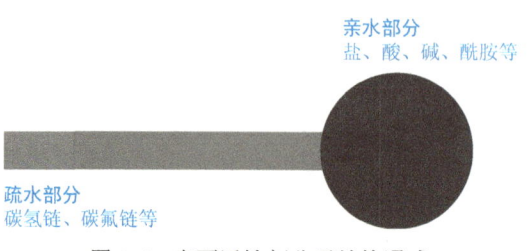

图 5-6　表面活性剂分子结构通式

磷酸酯盐、硫酸酯盐等。非离子型表面活性剂在溶于水后不发生电离，其通常是酯类、酰胺类、聚氧乙烯醚类物质。

表面活性剂由于其分子结构的双亲特点，能够在两相界面（如气-水界面和水-油界面）上富集。高浓度的表面活性剂能够在界面上形成定向排列的单分子层，将界面完全覆盖，使原本的两相脱离接触。

除了在界面上的特殊行为，表面活性剂分子在溶液内部也会发生规则的自组装行为。由于表面活性剂分子包含疏水部分，在水溶液中疏水部分被排斥，为了能够更稳定存在，在溶液浓度增大到一定程度时，表面活性剂分子会聚集在一起形成分子簇，将疏水部分靠在一起与水分子隔开，形成特殊的胶束状态，如图 5-7 所示。此时表面活性剂的疏水部分完全被包埋在分子簇内部，和水分子间几乎无作用，因此在水中胶束形式比单分子状态的表面活性剂稳定得多。胶束对自然界和生活中许多过程都有重大的意义。例如，细胞膜实质上就是由磷脂构成的双分子层的胶束，其可以隔绝细胞内部的溶液和细胞周围环境中的溶液，很好地保护了细胞内部环境的稳定性。许多药物在使用时也是通过将药物包埋在胶束中实现药物的递送的。

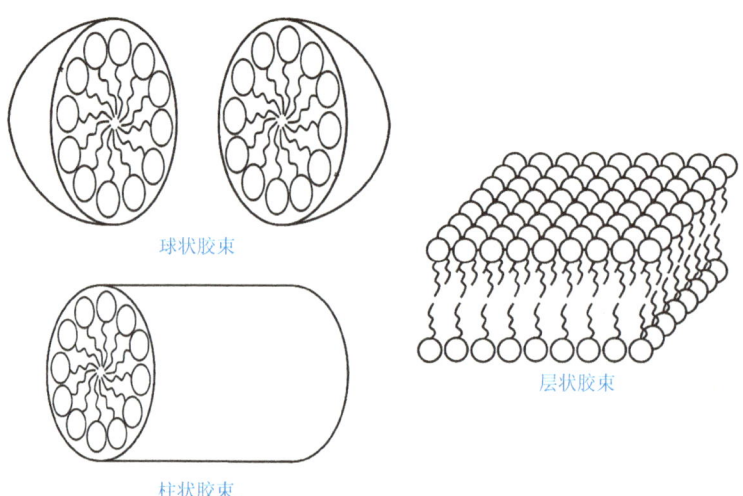

图 5-7　各种形状的胶束

表面活性剂在水中形成胶束所需的最低浓度，称为临界胶束浓度，用 CMC 表示。当表面活性剂随着浓度增大，从单分子分散状态变为胶束时，溶液的许多性质，如表面张力、电导率、渗透压等，其变化趋势都会出现明显的转折，由此可以判断出物质的临界胶束浓度的数值。

2. 表面活性剂的应用

（1）增溶

非极性化合物，如长链烷烃、苯等在水中的溶解度是很小的，但在有胶束存在的溶液中其溶解度大幅增加，形成透明的类似于溶液的体系。这是由于胶束的内部是高度疏水的，其与疏水物质的相容性极佳，因此不溶于水的非极性分子可以溶于胶束内部，从而大大增加其在水中的"溶解性"（严格来说这不是溶解，因为绝大部分疏水物质是以小分子簇或小液滴形式存在于溶液中的）。在日常生活中这种现象经常遇到，如洗衣粉、肥皂之所以去污能力强，就是因为它们可以在水中形成胶束，衣服上疏水的污渍在这种溶液中溶解性强得多，易于去除。人体中脂肪类物质的吸收也是靠胆汁的增溶作用实现的。

（2）润湿

表面活性剂由于可以快速降低液体的表面能，目前已广泛用于农药的制备中。天然植物的叶面通常都有一定程度的疏水性，这使得喷洒的农药与植物的接触受到很大的限制，绝大部分喷洒的农药溶液都直接从叶面滚落到地面而浪费掉。通过在农药溶液中加入少许表面活性剂，就可以大幅降低溶液的表面能，这样喷洒农药时农药液滴就可以在植物表面快速铺展，大大提高农药的利用效率和杀虫效果。

表面活性剂还可以快速改变一个固体表面的亲疏水性，例如，用天然脂质溶液处理疏水表面，干燥后的表面就会变为亲水表面，这是因为在处理过程中脂质分子的疏水部分与疏水表面结合并将亲水部分露在表面顶部，从而将表面表层分子由疏水变成了亲水。同样的方法也可以将亲水表面变成疏水表面，例如，用带氟碳链的胺类化合物处理棉布，可将棉布由高度亲水变为疏水，经历 168h 大雨冲淋后依然不透湿。

（3）乳化

乳液，即一种液体以极小的液滴形式分散在另一种不相溶液体中形成的复合溶液，是很常用的一种液体，在纳米粒子制备、聚合物制备、药物生产等许多领域都有广泛的应用。通常由于小液滴的不稳定性，乳液是很不稳定的，会在较短的时间内分层。但加入表面活性剂以后，表面活性剂可以包裹住小液滴并使其稳定，使得乳液可以长时间放置，并可形成比普通的液滴体系更为复杂的乳液系统，这使得表面活性剂在各种和乳液相关的生产中有极为重要的地位。

5.4 表面的润湿

5.4.1 润湿作用

润湿作用是日常生活中常常会遇到的现象。水滴在棉布、玻璃上时，会迅速铺展成薄层，而滴在塑料袋或不粘锅表面上时，则不会铺展，而是呈半球状。

人们很早以前就发现，当液体与固体表面接触时，往往会沿表面铺展开来，其过程实际上就是气固界面被液固界面替代的过程，这个过程称为润湿。根据液体在固体表面铺展程度的不同，润湿可以分为铺展润湿、黏附润湿和不润湿三种。其具体效果如图 5-8 所示。

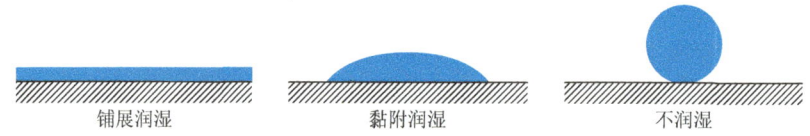

铺展润湿　　　　　黏附润湿　　　　　不润湿

图 5-8　润湿的三种类型

5.4.2 铺展系数与黏附功

由图 5-9 可见，对于液体在固体表面上的铺展过程，原有气固界面逐渐被液固界面取代。假设固体表面的面积为 A，液滴表面很小，可忽略，则根据式（5-1），对该铺展过程来说，体系吉布斯函数的变化为

$$\Delta G = \sigma A = (\sigma_{液固} + \sigma_{气液} - \sigma_{气固})A$$

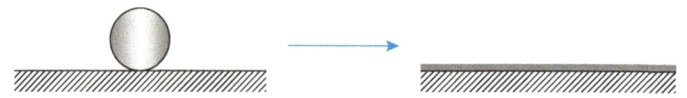

图 5-9　液滴的铺展过程

对于单位面积的界面，

$$\Delta G = \sigma A = \sigma_{液固} + \sigma_{气液} - \sigma_{气固} \tag{5-5}$$

显然，对于恒温恒压条件，若液体在固体表面铺展后体系的吉布斯函数降低（$\Delta G < 0$），则该铺展过程可以自发发生，或者说液体可以润湿该表面，且吉布斯函数降低得越多，润湿效果越好。

热力学将 $-(\sigma_{液固}+\sigma_{气液}-\sigma_{气固})$ 定义为液体在固体上的铺展系数(φ)：

$$\varphi \underline{\underline{def}} -(\sigma_{液固}+\sigma_{气液}-\sigma_{气固})=-\Delta G/A \tag{5-6}$$

因此只有 φ 为正值时，液体才能在表面铺展。

液体在固体表面的铺展也可以从另一个角度来理解。液体的铺展可以视为液滴首先形成单位面积的液膜，然后液膜再与固体表面结合形成液固界面。在该过程中，体系会增加一个液固界面，减少一个气液界面和一个气固界面。此时对于单位面积界面，体系能做的最大功为

$$W_a=-\Delta G=\sigma_{气固}+\sigma_{气液}-\sigma_{液固} \tag{5-7}$$

W_a 称为黏附功，其代表的是液体对固体的黏附力 [图 5-10（a）]。W_a 值越大，体系越稳定，液固界面结合越牢固。

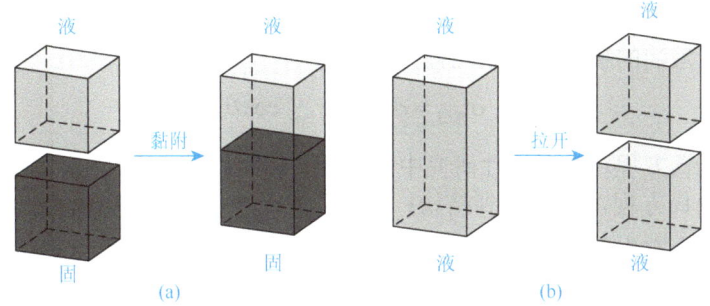

图 5-10　黏附功与结合功示意图

（a）黏附功；（b）结合功

将 W_a 代入式（5-6），可得

$$\varphi=W_a-2\sigma_{气液}$$

$2\sigma_{气液}$ 可以理解为将一个液柱拉断形成两个单位面积的气液界面时系统表面吉布斯函数的变化，即等于将液柱拉开所需的可逆功，它可以用来衡量液体本身的结合力，称为结合功 [图 5-10（b）]，符号为 W_c。由此可得

$$\varphi=W_a-W_c \tag{5-8}$$

即只有当黏附功大于结合功时，液体才能铺展在固体上。因此，液体在固体表面的铺展过程也可以理解为液体克服其内部的作用力，形成液膜并与固体表面产生稳定黏附的过程。

5.4.3　接触角与杨氏方程

液体在固体表面上形成稳定状态的液滴时，液滴会呈现一定的形态，如图 5-11 所示。

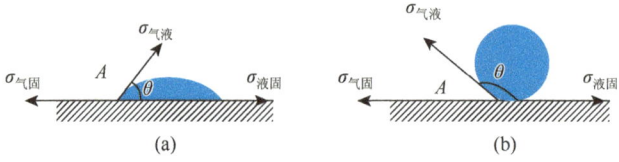

图 5-11 液滴在固体表面的形态

（a）润湿状态；（b）不润湿状态

设 A 点为气、液、固三相的交界点，则从 A 点出发对液滴表面作切线，该切线与固体表面间的夹角在物理化学中称为接触角。接触角很容易通过实验来测定，因此其是很常用的研究液体在固体表面润湿性的物理参数。

对于一个处于平衡状态的液滴来说，在 A 点的液体分子受到三种界面张力的作用：气固界面张力使液面铺展，液固界面张力使液面收缩，气液界面张力的效果则取决于液滴的接触角。因此有

$$\sigma_{气固} = \sigma_{液固} + \sigma_{气液}\cos\theta \tag{5-9}$$

此式称为杨氏方程，是浸润性研究中最基础、最重要的方程之一。

根据杨氏方程，可以得到结论：当 $\sigma_{气固} > \sigma_{液固}$，则 $\cos\theta > 0$，$\theta < 90°$，这时液体在表面上产生黏附润湿，若 $\sigma_{气固} = \sigma_{液固}$，则 $\theta = 0$，液体完全铺展；当 $\sigma_{气固} < \sigma_{液固}$，则 $\cos\theta < 0$，$\theta > 90°$，此时液体不润湿表面。

将杨氏方程代入式（5-7），则可以得到黏附功的计算公式：

$$W_a = \sigma_{气液}(1 + \cos\theta) \tag{5-10}$$

从而得到由接触角求铺展系数的方程

$$\varphi = \sigma_{气液}(\cos\theta - 1) \tag{5-11}$$

求得的铺展系数总是小于或等于 1。

对于水来说，实际生活中通常把能够被水所润湿的表面称为亲水表面，把不能被水润湿的表面称为疏水表面。根据杨氏方程可得，水接触角 $\theta < 90°$ 的表面为亲水表面，$\theta > 90°$ 的表面为疏水表面。接触角 90° 也被视为判断一个物质亲疏水性的分界线。需要指出的是，上述接触角的公式只针对光滑的平面表面，若表面为粗糙结构，则其接触角将与光滑表面的表现不同。

随着科学研究的发展，当代的科学家已经倾向于认为，一个物质亲疏水的分界线不再是 90°，而是在 60° 左右。这种对物质浸润性的进一步认知也让科学家们制造出了各种各样的具有奇特的浸润性的表面，如对液体完全不浸润的超疏表面、极为疏水又对水有很强黏附性的表面、用亲水物质制备出的超疏表面等。这些表面有望在未来的生活中扮演重要的角色。

第6章

胶体化学

6.1 引　　言

　　胶体化学的历史从 1861 年开始，创始人是英国科学家 Thomas Graham，胶体这个名词也首先由 Graham 提出。当时近代分子运动理论才成立，应用也仅限于气体。Graham 最早将此理论应用于液体体系，系统地研究物质在液体中的扩散。他用的仪器极为简单，将一块羊皮纸缚在一个玻璃筒上，筒里装着要试验的溶液，并把筒浸在水中。Graham 用该装置研究物质的扩散性和渗透性时发现，有些物质如蔗糖、无机盐、尿素等在水中扩散很快，能很容易透过羊皮纸渗析出来；而另一类物质如明胶、氢氧化铝、蛋白质等在水中扩散很慢，很难或者不能透过羊皮纸。根据这些现象，他将物质分为两类，前一类物质当溶剂蒸发时易于形成晶体析出，称为晶体（crystal），后一类物质则不能结晶，大多呈无定形胶状，称为胶体（colloid），其溶液称为溶胶。

　　在随后 40 多年的研究中，经过大量的试验发现，Graham 将物质分成晶体和胶体两类的做法是不合适的。1905 年，俄国化学家 Веймарн 先后用 200 多种物质进行试验，证明任何典型的晶体物质在适当的条件下（如降低其溶解度或选用适当的介质），也能制得胶体溶液。以食盐为例，这是一种典型的晶体物质，溶在水中则成溶液，其中氯化钠分子离解成的钠离子和氯离子具有扩散快、易透过羊皮纸的特性，但食盐也可设法被分散在适当的有机溶剂（如乙醇、苯等）中，所形成的体系中氯化钠具有扩散慢、不能透过羊皮纸的特性。因此，胶体实质上是物质以一定的分散程度存在的一种状态，称为胶态（colloidal state），犹如气态、固态和液态，而不是一种特殊类型的物质。

　　胶体化学真正获得较大的发展始于 1903 年，随着显微镜及显微技术的发展，溶胶的多相性被确定下来。1907 年德国化学家 Friedrich Wilhelm Ostwald 创办了第一个胶体化学的刊物——《胶体化学和工业杂志》，自此胶体化学成为一门独立的学科。近几十年来，高速离心机、电子显微镜及能谱仪的出现，使胶体化学的研究得到了迅速发展。德国化学家 Richard Adolf Zsigmondy 因阐明了胶体溶液的异相性质并创立了相关的分析法，获得了 1925 年诺贝尔化学奖，瑞典化学家 Theodor Svedberg 因对分散系统研究的卓越贡献，获得了 1926 年诺贝尔化学奖。

从胶体化学的发展历程可以看出，其研究内容丰富，不断深入并得到更新，开拓的领域也越来越广。在胶体化学的发展过程中，也衍生出一些新的学科，同时丰富了其他学科的内容。胶体化学已成为自然科学中的一个重要的科学分支，并与其他学科息息相关、互相渗透、共同发展。

6.2 胶体的基本性质和分类

6.2.1 胶体的基本性质

一种或几种物质以一定的分散程度分散在另一种物质中所形成的体系称为分散体系（dispersion system）。被分散的物质称为分散相（dispersed phase），而分散相所处的介质称为分散介质（dispersed medium）。例如，大气层中的尘埃、水滴称为分散相，空气称为分散介质；工业废水中的杂质、泥沙等是分散相，水是分散介质。胶体的一个重要特点就是分散相和分散介质之间存在着多个相界面，因此胶体是一个多相分散体系。按照分散相被分散的程度，即分散相粒子的大小，分散体系大致可分为三类：

1）分子分散体系（即溶液）。分散相的大小在 10^{-9}m（1nm）以下，处于单个分子、离子或水合分子、水合离子的状态。此时，分散相与分散介质形成均一的相，属单相系统，如氯化钠或蔗糖溶于水后形成的溶液。

2）胶体分散体系（即溶胶或胶体溶液）。分散相粒子的大小介于 $10^{-9} \sim 10^{-7}$m，是多个分子或离子的集合体。虽然用眼或普通显微镜观察时，这种系统是透明的，与溶液差不多，但实际上分散相与分散介质并不是均一的相，存在多个相界面。胶体分散体系是高度分散的多相系统，具有很大的比表面和很高的表面能，因此分散相粒子有自发聚集的趋势，是热力学不稳定系统。难溶于水的固体物质高度分散在水中所形成的胶体分散体系，简称溶胶，如 AgI 溶胶、SiO_2 溶胶、金溶胶、硫溶胶等。

3）粗分散体系（即悬浮液）。分散相粒子的大小在 10^{-6}m（1μm）以上，用普通显微镜甚至肉眼直接观察已能分辨出是多相系统，如大气层中的尘埃和水滴、泥浆等。

这种按分散相粒子的大小对分散体系的分类，在胶体与非胶体之间没有明显的分界线，特别是粒子大小的上限，例如，乳状液中的液滴大小超过 1μm 的，为方便起见，有时也视为胶体来处理。

高分子溶液的溶质分子大小通常在胶体分散体系的范围内，它既具有小分子溶液的均相性，又具有胶体的某些性质，如天然的蛋白质溶液和明胶溶液等，都具有扩散缓慢、不能穿过半透膜等溶胶的基本物理化学性质，因此早期高分子溶液曾被认为是典型的胶体。由于高分子材料在理论与应用方面的重要性，随着胶体化学的发展，高分子溶液已逐渐发展成为一门独立的学科分支。但由于历史原因和性质上的紧密联系，高分子溶液仍是胶体化学研究的一个重要部分。近年来聚合物胶体有了较大的发展，例如，通过聚合制备的单分散胶乳粒子（如聚苯乙烯、聚甲基丙烯酸甲酯等）分散于水中可以作为胶体基础研究的模型分散体，而分散于水中的微晶聚合物分散体（如纤维素等）则具有很大的应用前景。

从热力学观点来说，小分子和高分子溶液都是热力学稳定的均相体系，而胶体溶液和悬浮液都是热力学不稳定的多相体系，具有巨大的相界面、很高的表面自由能，粒子有自发趋于聚集而下沉的倾向。高度分散的多相性、动力学稳定性和热力学不稳定性是胶体体系的三大特性，也是胶体其他特性的依据。人们研究胶体的形成、稳定和破坏，都是从这些基本特性出发。分散相粒子的大小和形状、表面性质、粒子-粒子间的相互作用和粒子-溶剂间的相互作用对胶体体系的整体性质具有决定性作用。

6.2.2 胶体的分类

胶体的分类方法很多，既可以根据分散介质来分，也可以根据胶体粒子的相态来分，还可以根据胶体本身的流变学特性来分。以气体为分散介质的胶体称为气溶胶（aerosol），典型的例子包括云、雾等，其中雾是液-气溶胶，而云既可以是固-气溶胶，也可以是液-气溶胶。以液体为分散介质的胶体系统称为液溶胶，如 $Fe(OH)_3$ 胶体等，该体系最为普遍，它们常被分为几个不同的类别：如果所得胶体系统依然有一定的流动性，这样的系统称为溶胶（sol）；如果所得胶体系统不具流动性，这样的系统称为凝胶（gel）。凝胶类似固体，能够保持一定的形貌，但机械强度一般不高。以固体为分散介质的胶体系统称为固溶胶，如有色玻璃、烟水晶等。溶胶是现代胶体化学的核心部分。

近年来，随着分子生物学等学科的发展，对蛋白质类物质的溶液有了比较深入的认识，胶体体系分为以下三大类：

1）溶胶：溶胶中粒子的大小为 1～100nm（也有人认为为 1nm～1μm），在介质中不溶，有明显的相界面。由于体系具有很高的表面自由能，是热力学不稳定的非均相体系。

2）高分子溶液（macromolecular solution）：是一种在合适的介质中高分子化合物能以分子状态自动分散成均匀溶液的胶体，分子的直径达胶粒大小。高分子溶液的本质是真溶液，没有界面，体系无界面能存在，是热力学稳定的均相体系。

3）缔合胶体（association colloid）：当表面活性剂在溶液中达到一定浓度时，会缔合成有一定聚集数（表面活性离子数或分子数）的胶束，由胶束形成的溶液称为缔合胶体。缔合胶体是热力学稳定的均相体系。

6.3　溶胶的动力性质

动力性质（或称动态性质，dynamic property）主要指溶胶中粒子的不规则运动及由此产生的扩散、渗透压和在重力场下浓度随高度的分布平衡等性质。根据分子运动的观点，溶胶与稀溶液有某些相似之处，因此可以用处理稀溶液中类似问题的方法来讨论溶胶的动力性质。

6.3.1　布朗运动

1827 年，苏格兰植物学家 Robert Brown 用显微镜观察到悬浮在液面上的花粉粉末不断地做不规则的折线运动（图 6-1），后来又发现许多其他物质（如煤、化石、金属等）的粉末也都有类似的现象。人们把微粒的这种运动称为布朗运动（Brownian motion），但在很长一段时间中，这种现象的本质并没有得到阐明。1903 年超显微镜的发明为布朗运动的研究提供了物质条件。用超显微镜可以观察到胶体粒子不断地做不规则"之"字形的连续运动，从而推测出在一定时间内粒子的平均位移。Zsigmondy 通过大量观察得出结论，认为粒子越小，布朗运动越激烈，其运动激烈程度不随时间而改变，但随温度的升高而增加。

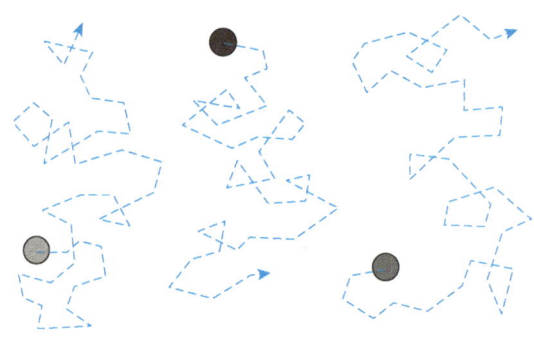

图 6-1　布朗运动

Einstein 和 Smoluchowski 分别于 1905 年和 1906 年提出了布朗运动的理论，阐述了其本质，认为布朗运动是不断热运动的液体介质分子以不同方向、不同大小的力对胶体粒子不断撞击而产生的。大小在胶体尺度下的分散相粒子，由于受到的力不平衡，撞击的动量不能完全抵消，所以连续以不同方向、不同速度做不规则运动（图6-2）。尽管布朗运动看起来复杂无规律，但在一定的条件下，在一定的时间内粒子所移动的平均位移却具有一定的数值。

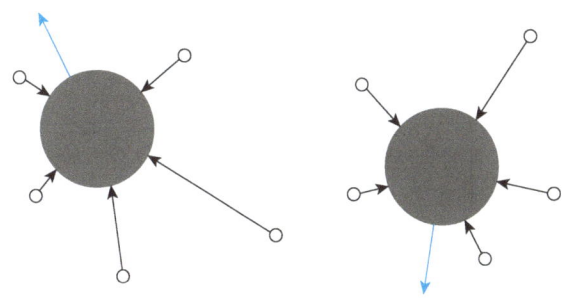

图6-2　液体介质分子对胶体粒子的作用

Einstein认为，胶体粒子的布朗运动与分子运动类似，溶胶中每个粒子的平均动能为$\frac{3}{2}kT$，并假设胶体粒子是球形的，利用分子运动理论的一些基本概念和公式，得到的布朗运动公式为

$$\bar{x} = \left(\frac{RT}{L} \cdot \frac{t}{3\pi\eta r} \right)^{1/2} \quad (6-1)$$

式中，$\bar{x}$为在观察时间t内粒子沿x轴方向所移动的平均位移；r为胶粒的半径；η为介质的黏度；L为阿伏伽德罗常量。此式也称为Einstein-Brown运动公式。这个公式把粒子的位移与粒子的大小、介质黏度、温度及观察时间等联系起来。由Einstein-Brown运动公式可知，布朗运动的速度取决于粒子大小、温度和介质黏度，粒子越小，温度越高，介质黏度越小，则运动速度越快，这完全符合分子运动论的基本结论。1911年Svedberg在超显微镜下用单分散金溶胶做实验，得出$L = 6.09 \times 10^{23} \, \text{mol}^{-1}$。许多实验都证实了Einstein-Brown运动公式的正确性，特别是Perrin和Svedberg等用大小不同的粒子、黏度不同的介质，取不同的观察时间间隔测定了$\bar{x}$，所得结果均证明Einstein-Brown运动公式正确无误。用分子运动理论成功地说明了布朗运动，使我们了解到布朗运动的本质就是质点的热运动，因此溶胶和稀溶液相比，除了溶胶的粒子远大于真溶液中的分子或离子，浓度又远低于常见的稀溶液外，其热运动并没有本质上的不同。布朗运动是胶体体系动力学稳定的一个原因。由于布朗运动的存在，胶粒从周围介质分子不断获得动能，从而抗衡重力作用而不发生聚沉。另外，布朗运动有可能使胶粒因相互碰撞而聚集，使得颗粒由小变大而沉淀。

当用超显微镜观察胶体粒子的运动时，还可以发现另一个有趣的现象。在一个较大的体积范围内，胶体粒子的分布是均匀的，但观察一个有限的小体积元会发现，由于粒子的布朗运动，小体积内粒子的数目有时较多，有时较少，这种粒子数的变动现象称为涨落（fluctuation）现象。溶胶的涨落现象是研究溶胶光散射等现象及大分子溶液的某些物理化学性质的基础。

6.3.2 扩散和渗透压

溶胶和稀溶液中的粒子一样具有热运动，因此具有扩散作用和渗透压。但是由于溶胶的粒子远比普通分子大而不稳定，并且溶胶的浓度较低，其扩散作用和渗透压表现得很不明显，甚至难以观察到。由于分子的热运动和胶粒的布朗运动，胶粒从高浓度区向低浓度区迁移的宏观现象，称为扩散（diffusion）作用。

在图 6-3 所示的管内盛溶胶，假设分散相的粒子为球形，装置的截面积为单位截面积，只考虑粒子在 x 轴方向上的位移，设 $\bar{x}$ 为在时间 t 内在 x 方向（既可向左也可向右）上所经过的平均位移。CD 面、EF 面与 AB 面之间的距离均为 $\bar{x}$，其中所含溶胶的平均浓度为 c_1、c_2，且 $c_1 > c_2$。在 AB 面的两侧可找出两个平面（如虚线所示），其浓度分别为 c_1 和 c_2。因为浓度的分布是连续的，所以两个虚线所示的平面恰好在 CD，AB 截面和 AB，EF 截面的中间，距 AB 截面均为 $\frac{1}{2}\bar{x}$。在 t 时间内，自左向右通过 AB 截面的粒子数为 $\frac{1}{2}\bar{x}c_1$，自右向左通过 AB 截面的粒子数为 $\frac{1}{2}\bar{x}c_2$。因为 $c_1 > c_2$，所以自左向右通过 AB 截面的净粒子数为 $\frac{1}{2}\bar{x}(c_1-c_2)$。在一定的温度下，通过 AB 截面的扩散粒子数应与浓度梯度和扩散时间 t 成正比，表示为 $D\left(\frac{c_1-c_2}{\bar{x}}\right)t$，式中，$D$ 为扩散系数。因此 $\frac{1}{2}\bar{x}(c_1-c_2) = D\left(\frac{c_1-c_2}{\bar{x}}\right)t$，由此可得

$$D = \frac{\bar{x}^2}{2t} \tag{6-2}$$

此式即为 Einstein-Brown 位移方程。将式（6-1）的 Einstein-Brown 运动公式代入式（6-2），可得

$$D = \frac{RT}{L} \cdot \frac{1}{6\pi\eta r} \tag{6-3}$$

由布朗运动的实验值 $\bar{x}$，用式（6-2）可求出胶体粒子的扩散系数（D），再根据式（6-3）可计算粒子的半径（r）。

除此之外，Einstein 还指出扩散作用与渗透压之间存在着密切的联系。如果

图 6-3 的装置中 AB 截面是一个只允许溶剂分子通过的半透膜，则溶剂分子将通过该半透膜自右向左从低浓度（c_2）向高浓度（c_1）方向渗透，使溶剂分子做定向移动的力起源于渗透压之差，使溶质分子扩散的扩散力与使溶剂分子穿过半透膜的渗透力大小相等，但方向相反。溶胶的渗透压可以通过稀溶液的渗透压公式来计算：

$$\Pi = \frac{n}{V}RT \qquad (6\text{-}4)$$

式中，Π 为渗透压；n 为体积为 V 的溶液中所含溶质的物质的量。

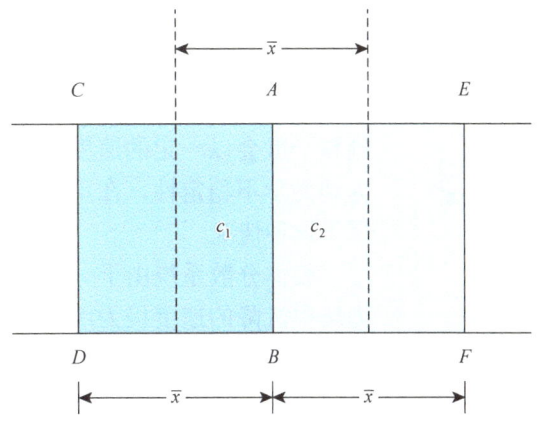

图 6-3　扩散作用和渗透压

6.3.3　沉降和沉降平衡

由于分散相和分散介质的密度不同，分散相粒子在力场（如重力、离心力等）作用下发生定向运动，与分散介质分离的过程称为沉降（sedimentation）。对于高度分散的胶体体系，一方面粒子受到重力作用而沉降，另一方面由于布朗运动引起的扩散作用与沉降方向相反，阻碍沉降，有促使浓度均一的趋势。当这两种效应相反的力相等，即沉降速度与扩散速度相等时，粒子的分布达到平衡，形成了一定的浓度梯度，这种状态称为沉降平衡（sedimentation equilibrium），如图 6-4 所示。这是一种稳定状态，不是热力学平衡态。达到沉降平衡以后，溶胶浓度随高度分布的情况可以用高度分布定律来表示：

$$\frac{N_2}{N_1} = \exp\left[-\frac{4L\pi r^3}{3RT}(\rho - \rho_0)(x_2 - x_1)g\right] \qquad (6\text{-}5)$$

式中，N_1，N_2 分别为在 x_1，x_2 处单位体积溶胶内的粒子数；ρ 为胶粒密度；

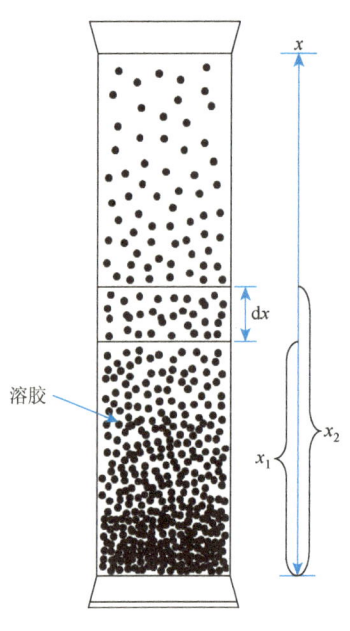

图 6-4 沉降平衡

ρ_0 为分散介质的密度；g 为重力加速度。由此可知，粒子的质量越大，其平衡浓度随高度的降低也越大。

胶体体系达到稳定态时，一定高度上的粒子浓度不再随时间而变化。达到稳定态时，这种粒子始终保持着分散状态而不向下沉降，称为动力学稳定性，它是粒子的扩散作用和重力作用相互抗衡的结果，而粒子的大小是分散体系的动力学稳定性的决定性因素。胶体在热力学上是不稳定的，不是处于热力学平衡态，但在动力学上是稳定的。如果外加的力场很大，或者分散粒子本身比较大，以致布朗运动不足以克服重力的影响，则粒子就会以一定的速度沉降到容器的底部，称为动力学不稳定性，在重力场中的粗分散系统即属于这种情况。

胶体分散系统由于分散相的粒子很小，在重力场中沉降的速度极为缓慢，以致实际上无法测定其沉降速度。1923 年 Svedberg 研制出离心机，极大地扩大了所能测定的范围，在测定溶胶胶团的摩尔质量或高分子物质的摩尔质量方面得到重要的应用。对于超离心力场，当沉降达到平衡时，扩散力与离心力相等，但方向相反，即

$$RT\ln\frac{N_2}{N_1} = \frac{4}{3}\pi r^3(\rho - \rho_0)\omega^2 L \cdot \frac{1}{2}(x_2^2 - x_1^2) \tag{6-6}$$

式中，ω 为超离心机旋转的角速度；x 为从旋转轴到溶胶中某一平面的距离。因为 $\frac{4}{3}\pi r^3 \rho \cdot L = m \cdot L = M$，所以

$$M = \frac{2RT\ln\frac{c_2}{c_1}}{\left(1 - \frac{\rho_0}{\rho}\right)\omega^2(x_2^2 - x_1^2)} \tag{6-7}$$

式中，M 为溶胶胶团的摩尔质量或大分子物质的摩尔质量。利用在超离心力场中的沉降平衡可以测定许多蛋白质的摩尔质量。

6.4 溶胶的光学性质

溶胶的光学性质是其高度分散性和不均匀性特点的反映。通过光学性质的研

究，不仅可以解释溶胶系统的一些光学现象，而且在观察胶体粒子的运动时，可以研究它们的大小和形状，以及其他应用。

6.4.1 丁铎尔效应

1869 年英国物理学家 John Tyndall 发现，当一束汇聚的光透过胶体，从侧面（即与入射光垂直方向）可以观察到胶体里出现一条光亮的通路，这种现象就是丁铎尔效应（Tyndall effect），见图 6-5。其他的分散系统也会产生这种现象，但是远不如溶胶明显，因此丁铎尔效应实际上成为判别胶体与真溶液最简便的方法。

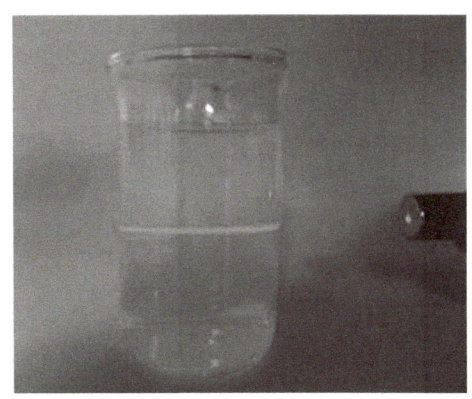

图 6-5 丁铎尔效应

可见光的波长在 400～780nm，在光的传播过程中，当光线射入分散体系时，一部分自由地通过，一部分被吸收、反射或散射，可能发生以下三种情况：

1）当光束通过粗分散体系时，由于分散相的粒子大于入射光的波长，主要发生反射或折射现象，使体系呈现混浊。

2）当光束通过胶体溶液时，由于分散相粒子的直径一般在 1～100nm，小于入射光的波长，入射光的电磁波使分散相粒子中的电子做与入射光波同频率的强迫振动，致使粒子本身像一个新光源一样，向各个方向发出与入射光同频率的光波。此时主要发生光的散射，出现丁铎尔效应，观察到的是光绕过粒子而向各个方向散射出去，波长不发生变化，散射出来的光称为散射光。丁铎尔效应实际是胶体中分散相微粒对可见光散射作用的结果。

3）当光束通过真溶液时，虽然分子或离子更小，但因散射光的强度随散射粒子体积的减小而明显减弱，因此，真溶液对光的散射作用很微弱，看不见散射光。

因此，胶体有丁铎尔效应，而溶液几乎没有，丁铎尔效应是区分胶体与溶液的一种常用的物理方法。需要注意的是，当光束通过悬浊液时，有时也会出现光路，但悬浊液中的颗粒对光线的阻碍过大，使得产生的光路很短。此外，散射光的强度还随分散体系中粒子浓度增大而增强，因此进行实验时，胶体浓度不能太小。

许多溶胶是无色的，这是由于它们对可见光各波段的光吸收都很弱，并且吸收大致相同。如果溶胶对可见光中某一波长的光有较强的选择性吸收，则透过光中该波长段将变弱，这时透射光将呈现该波长光的补色光。例如，若是溶胶对波长 492～577nm 的绿色光有较强的吸收，透过溶胶后光的颜色为其补色，呈现红色。对光的选择性吸收主要取决于系统的化学结构，但不同尺寸的胶体粒子也能引起颜色的变化。例如，不同尺寸的金胶体粒子可呈现不同的颜色，当分散度很高，粒子很小时金溶胶呈红色，吸收峰在 500～550nm，此时散射较弱。当粒子增大后，散射增强，系统的最大吸收峰波长逐渐向长波长方向移动，溶胶的颜色也将由红色逐渐变成蓝色，这种颜色的变化是由于粒子大小不同而引起系统的散射有所不同，而不是由系统的吸收引起的。

6.4.2 瑞利散射定律

瑞利散射（Rayleigh scattering）是由英国物理学家瑞利（Rayleigh）发现的。当光线入射到不均匀的介质中，如乳状液、胶体溶液等，介质就因折射率不均匀而产生散射光。研究表明，即使均匀介质，介质中分子质点不停地热运动，破坏了分子间固定的位置关系，从而也产生一种分子散射，这就是瑞利散射，如图 6-6 所示。它是半径比光或者其他电磁辐射的波长小很多的微小颗粒对入射光束的散射。

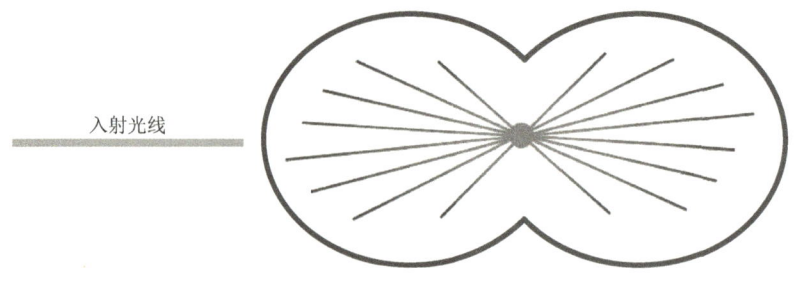

图 6-6　瑞利散射

瑞利在经过反复研究和计算的基础上，提出了著名的瑞利公式。对于单位体积的系统，它所散射出的光能总量为

$$I = \frac{24\pi^2 A^2 \nu V^2}{\lambda^4} \left(\frac{n_1^2 - n_2^2}{n_1^2 + 2n_2^2} \right)^2 \tag{6-8}$$

式中，A 为入射光的振幅；λ 为入射光的波长；ν 为单位体积中的粒子数；V 为每个粒子的体积；n_1 和 n_2 分别为分散相和分散介质的折射率。瑞利散射具有如下特点：

1）散射光的总能量与入射光波长的四次方成反比。入射光的波长越短，散射越强。若入射光为白光，则其中的蓝色与紫色部分的散射作用最强。因此若要观察散射光，光源以较短的波长为宜，而观察透过光时，则以较长的波长为宜。

2）分散介质与分散相之间折射率相差越明显，散射作用越显著。

3）散射光具有偏振性，其偏振程度取决于散射光与偶极矩方向的夹角。光线前进方向和反方向上的散射光最强，与入射光偏振状态相同，而在与入射光线垂直的方向上散射光最弱。

6.5　溶胶的电性质

溶胶是高度分散的多相系统，具有较高的表面能，是热力学不稳定系统，因此胶体粒子有自发聚集变大的趋势，但事实上很多溶胶可以在相当长的时间内稳定存在而不聚集沉降，这与胶体粒子带有电荷密切相关。也就是说，粒子带电是溶胶相对稳定的重要因素。

6.5.1　电动现象

如果相互接触的固-液或液-液两相中分别带有电性相反的过剩电荷，则由于界面上存在双电层，在外加电场的作用下会发生两相的相对运动。反之，若外力迫使两相做相对运动，则沿液体运动方向会出现液相中的电势差，并引起离子的电迁移，这类现象统称为电动现象（electrokinetic phenomenon）。胶体的电动现象包括电泳、电渗、沉降电势和流动电势。

1. 电泳

在外电场的作用下，带有电荷的分散相粒子（悬浮粒子、胶体粒子等）在分散介质中向着与其电性相反的电极做定向的迁移，称为电泳（electrophoresis）。胶体的电泳证明了胶粒是带电的。影响电泳的因素包括：带电粒子的大小、形状；粒子表面电荷的数目；电泳介质中电解质的种类、离子强度、pH 和黏度；电泳的温度和外加电场强度等。对于两性电解质（如蛋白质），在其等电点处，粒子在外加电场中不移动，不发生电泳现象，而在等电点前后，粒子向电性相反的方向发生电泳。

2. 电渗

在电场中，多孔性物质吸附水中的正负离子，使分散介质相对带电，在外加电场作用下，分散介质通过多孔性物质或极细的毛细管移动，即带电的固相不动而液相移动，这种现象称为电渗（electroosmosis）。如在纸上电泳时，由于粒子吸附氢氧根离子而带负电荷，与纸接触的水溶液则带正电荷，使溶液向负极运动，移动时可携带粒子同时移动；而用氧化铝、碳酸钡等物质构成多孔塞时，则水溶液带负电荷而向正极移动。和电泳一样，外加电解质对电渗速度的影响显著，随电解质浓度的增加电渗速度降低，甚至会改变液体流动的方向。

3. 沉降电势

在外力作用下（主要是重力），分散相粒子在分散介质中迅速沉降，则在液体介质的表面层与其内层之间会产生电势差，称为沉降电势（sedimentation potential）。它是电泳作用的伴随现象，电泳是带电胶粒在电场作用下做定向移动，而沉降电势是在胶粒沉降时产生的电动势。

4. 流动电势

在外力作用下（如加压），电解质溶液流经毛细管或多孔塞时，表面双电层的自由带电粒子将沿着溶液流动方向运动，这些带电粒子的运动导致下游积累电荷，在毛细管或多孔塞两端的溶液之间产生电势差，即流动电势（streaming potential）。它是电渗作用的伴随现象，如果外力迫使液体流动，扩散层移动，即液体将双电层的扩散层中的离子带走，与固体表面产生电势差，从而产生流动电势。

在这四种电动现象中，电泳和电渗最为重要。通过电动现象的研究，可以进一步了解胶体粒子的结构及外加电解质对溶胶稳定性的影响。

6.5.2 胶体粒子带电的原因

在固-液界面处，固体表面上与其附近的液体内通常会分别带有电性相反、电荷量相同的两层离子，从而形成双电层。在固体表面的带电离子称为定位离子（localized ion），在固体表面附着的液体中，与定位离子电荷相反的离子称为反离子。固体表面上产生定位离子的原因，可归纳为如下几个方面。

1. 吸附

胶体分散系统比表面积大，表面能高，若溶液中有少量电解质，则胶体粒子就会吸附离子。当吸附正离子时,胶体粒子带正电;吸附负离子时,胶体粒子带负电。胶体粒子吸附何种离子与被吸附离子的性质及胶体粒子表面结构有关。法扬斯(Fajans)规则表明,与胶体粒子中某一组成相同的离子优先被吸附。例如,当用 $AgNO_3$ 和 KI 溶液制备 AgI 溶胶时,若 $AgNO_3$ 过量,则所得胶粒表面由于吸附了过量的 Ag^+ 而带正电荷;若 KI 过量,则胶粒由于吸附了过量的 I^- 而带负电荷。当没有与胶体粒子组成相同的离子存在时,则胶粒一般先吸附水化能力较弱的阴离子,而使水化能力较强的阳离子留在溶液中,所以通常带负电荷的胶粒居多。

2. 电离

对于可能发生电离的大分子溶胶而言,胶粒带电主要是其本身发生电离引起的。如蛋白质分子,当它的羧基或氨基在水中解离成—COO^-或—NH_3^+时,整个大分子就带负电荷或正电荷。当介质的 pH 较低时,蛋白质分子一般带正电荷;当 pH 较高时则带负电荷。当蛋白质分子所带的净电荷为零时,介质的 pH 称为蛋白质的等电点(isoelectric point)。在等电点时蛋白质分子的移动不受电场影响,它不稳定且容易发生凝聚。在等电点上,蛋白质溶液的很多性质,如膨胀性、黏度、渗透压等具有最小值。

3. 同晶置换

同晶置换又称同晶替代,指矿物结晶时,晶体结构中由某种离子或原子占有的位置,部分被性质类似、大小相近的其他离子或原子占有,但晶体结构基本不变。例如,土壤的铝硅盐黏土矿物是由硅氧四面体和铝氧八面体层交错而成的晶型结构,由于铝也能形成铝氧四面体,铝硅酸盐的 Al^{3+} 的离子半径与硅的离子半径十分接近,因此 Al^{3+} 可以局部取代 Si^{4+} 的位置,而整个晶体结构保持不变。除了 Al^{3+} 可以取代 Si^{4+} 外,Mg^{2+} 和 Fe^{2+} 也可以取代 Al^{3+},造成黏土矿物负电荷增多。这些负电荷由处于层状结构外部的 Na^+、K^+、Ca^{2+} 等正离子来平衡。

4. 溶解量不均衡

离子型固体物质如 AgI,在水中会有微量的溶解,所以水中会有微量的 Ag^+ 和 I^-。由于一般正离子半径较小,负离子半径较大,所以半径较小的 Ag^+ 扩散比 I^- 快,因而易于脱离固体表面而进入溶液,所以 AgI 微粒带负电。

分散系统中分散相质点由于上述种种原因而带有某种电荷,在外场作用下带点粒子将发生运动,这就是分散系统的电动现象。

6.5.3 胶体粒子的双电层

1. Helmholtz 模型

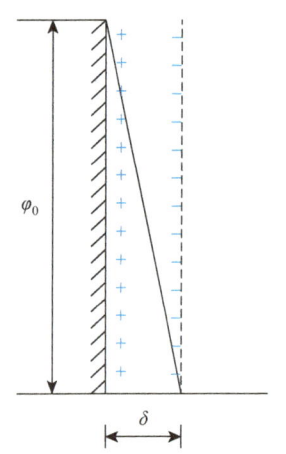

图 6-7　Helmholtz 平板双电层模型

1879 年，Helmholtz 在研究胶体在电场作用下的运动时，最早提出了平板双电层模型，认为带电质点的表面电荷（即固体的表面电荷）与带相反电荷的离子（即反离子）构成平行的两层，称为双电层（electric double layer），其距离约等于离子半径，很像一个平板电容器，表面与液体内部的电势差称为质点的表面电势 φ_0（即热力学电势），在双电层内 φ_0 呈直线下降（图 6-7）。在电场作用下，带电质点和溶液中的反离子分别向相反的方向运动。

按照这个模型，若固体表面的电势为 φ_0，正负电荷的间距为 δ，则双电层中的电势随间距直线下降，且表面电荷密度 σ 与电势 φ_0 的关系如下所示：

$$\sigma = \frac{\varepsilon \varphi_0}{\delta} \tag{6-9}$$

式中，ε 为介质的介电常数。这种模型虽然对电动现象给予了说明，但它只考虑带电固体表面对介质中反离子的静电作用，而忽视了反离子的热运动。离子在溶液中的分布，不仅取决于固体表面上定位离子的静电吸引，同时也取决于力图使离子均匀分布的热运动，这两种相反的作用力，使离子在固液界面的分布建立一定平衡，因而它不可能形成完整的平板式电容器。

2. Gouy-Chapman 模型

由于 Helmholtz 模型的不足，1910 年和 1913 年，Gouy 和 Chapman 先后做出改进，提出了一个扩散双电层模型。这个模型认为，由于受固体表面离子的静电吸引作用和热运动的影响，介质中的反离子只有一部分紧密地排列在固体表面上，距离为 1~2 个离子的厚度，而另一部分则离开表面，无规则地分散在介质中，与固体表面的距离可以从紧密层一直分散到本体溶液之中，因此双电层实际上包括了紧密层和扩散层两部分。在扩散层中离子的分布可以用 Boltzmann 分布公式表示。当在电场作用下，固液之间发生电动现象时，相对运动边界处与溶液本体之间的电势差称为电动电势（electrokinetic potential），或称为 ζ 电势（zeta potential）。随着电解质浓度的增加，或电解质价型增加，双电层厚度减小，ζ 电势也减小（图 6-8）。

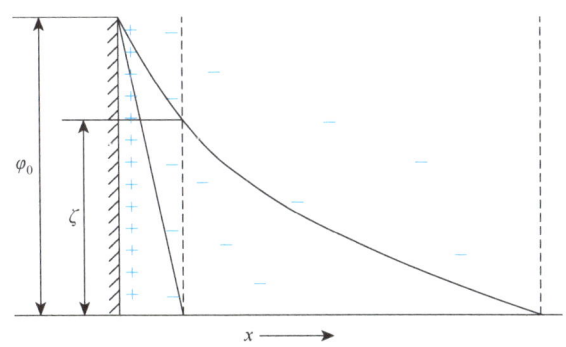

图 6-8 Gouy-Chapman 扩散双电层模型

Gouy-Chapman 模型的主要贡献是使双电层模型能够定量地描述，对于研究胶体的稳定性具有重要的意义。该模型虽然克服了 Helmholtz 模型的缺陷，但也有不能解释的实验事实。例如，虽然他们提出了扩散层的概念，提出了 φ_0 与 ζ 电势的不同，但未赋予 ζ 电势更明确的物理意义。根据 Gouy-Chapman 模型，ζ 电势随离子浓度的增加而减少，且与表面电势同号，极限值为零。但实验中发现有时 ζ 电势会随离子浓度的增加而增加，甚至可能与 φ_0 电性相反，这些都是 Gouy-Chapman 模型无法给出解释的。

3. Stern 模型

Gouy-Chapman 模型至少有两点不符合实际情况：一是离子并非电荷，它们有一定的大小，二是邻近表面的离子由于受固体表面的静电作用和范德华力，其分布不同于溶液的体相，而是被紧密地吸附在固体表面上。据此，1924 年 Stern 进一步改进了 Gouy-Chapman 扩散双电层模型，使它能够描述胶体的电学性质和稳定性。Stern 认为，Gouy-Chapman 模型中的扩散层应分为两个部分，第一部分包括吸附在表面的一层离子，形成一个内部紧密的双电层，称为 Stern 层；第二部分才是 Gouy-Chapman 扩散层（图 6-9）。两层中的离子是相互平衡的。在 Stern 层内，反离子的电性中心构成了一个面，称为 Stern 面。Stern 层内电势的变化情形与 Helmholtz 的平板模型一样，φ_0 直线下降到 Stern 平面的 φ_δ。φ_δ 称为 Stern 电势。在扩散层内，电势则是由 φ_δ 下降至零，其变化规律服从 Gouy-Chapman 模型，因此 Stern 双电层模型可视为由 Helmholtz 模型和 Gouy-Chapman 模型组合而成。

按照 Stern 模型，胶体粒子在运动时，应该与 Stern 层不可分离。但由于固体表面吸附的离子在扩散层一侧仍保持着溶剂化，粒子除了与吸附离子一起运动外，还会带着一层薄的溶剂分子，因此实际运动的滑动面的位置略比 Stern

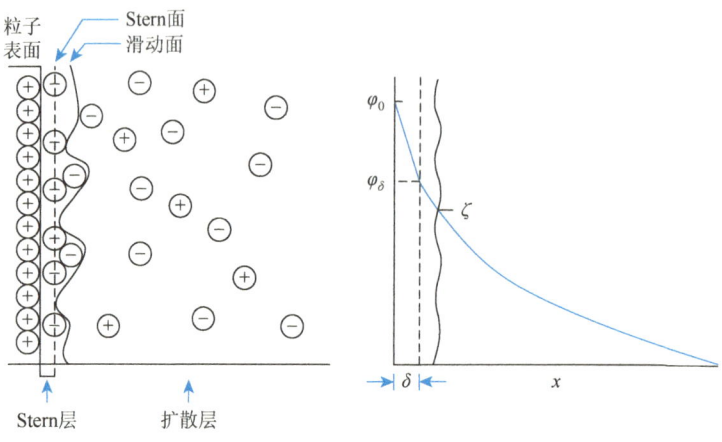

图 6-9 Stern 双电层模型

层靠右，ζ 电势也相应略低于 φ_δ。如果离子浓度不太高，则两者可以近似地视为相等。

ζ 电势是胶体稳定的一个重要指标，因为胶体的稳定与粒子间的静电斥力密切相关。ζ 电势的降低会使静电斥力减小，使得粒子间的范德华力占优，从而引起胶体的聚沉和破坏。所以研究 ζ 电势的变化规律十分重要。ζ 电势与热力学电势 φ_0 不同，φ_0 的数值主要取决于总体上溶液中与固体平衡的离子浓度，少量外加电解质对热力学电势（φ_0）并不产生显著的影响。而 ζ 电势则随着溶剂化层中离子的浓度而改变，少量外加电解质对 ζ 电势的数值会有显著影响。

由于 Stern 层与扩散层内的离子处在平衡状态，若分散介质中电解质的浓度和电荷数增大，不仅扩散层的厚度会变薄，而且会有更多的反离子进入 Stern 层，从而使 φ_δ 和 ζ 电势降低。如果外加电解质中异电性离子的价数很高或其吸附能力特别强，这些离子进入 Stern 层后甚至可以改变 φ_δ 和 ζ 电势的符号。若进入 Stern 层的是同号表面活性离子，则 φ_δ 和 ζ 电势不仅与表面电势（φ_0）同号，而且大于 φ_0（图 6-10）。这些现象是 Helmholtz 模型和 Gouy-Chapman 模型所无法解释的。

4. Grahame 模型

1947 年，D. C. Grahame 进一步改进了 Stern 模型。他仍将双电层分为 Stern 层和扩散层，但将 Stern 层又细分为内外两层。对于带负电荷的固体表面，他认为首先吸附不水化的负离子和在固体表面定向排列的水分子，形成一个以内 Helmholtz 平面（inner Helmholtz plane）表示的内层，紧接着吸附水化的正离子，以这些为中心构成以外 Helmholtz 平面（outer Helmholtz plane）表示的外层（图 6-11）。分布在外 Helmholtz 平面中的离子不均匀且不连续，存在电荷不连续

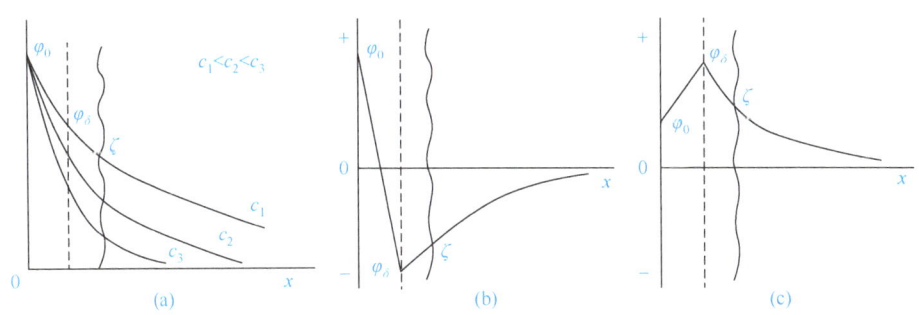

图 6-10　外加电解质浓度（a）、高价异电性离子（b）、同号表面活性离子（c）对 ζ 电势的影响

效应。在 Grahame 双电层模型中，在内 Helmholtz 平面内和内 Helmholtz 平面与外 Helmholtz 平面之间电势随距离的变化都是线性的。目前，普遍认同 Stern 模型和 Grahame 模型是较正确的双电层模型。

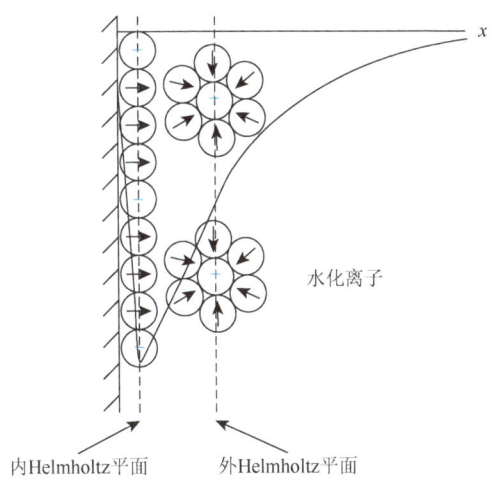

图 6-11　Grahame 双电层模型

6.5.4　胶体粒子的结构

根据胶体粒子带电原因及双电层理论，可以推断胶体粒子的结构。构成胶粒的分子和原子的聚集体称为胶核。胶核有很大的比表面，易于在界面上有选择性地吸附与胶核有相同的组分的离子。胶核、被吸附的离子及在电场中能被带着一起移动的紧密层共同组成胶粒，胶粒带电。而胶粒与扩散层一起组成胶团，整个胶团保持电中性。

以 $AgNO_3$ 和 KI 稀溶液混合制备 AgI 溶胶为例,胶核由 m 个 AgI 分子构成(图 6-12)。若制备时 KI 过量,则胶核吸附 I^- 而带负电荷,K^+ 一部分进入紧密层,另一部分在扩散层;若制备时 $AgNO_3$ 过量,则胶核吸附 Ag^+ 而带正电荷,NO_3^- 一部分进入紧密层,另一部分在扩散层。

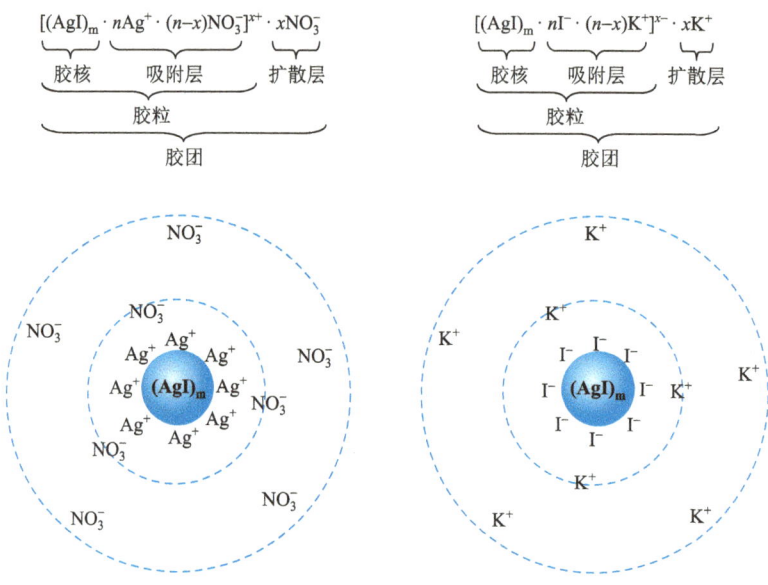

图 6-12 AgI 胶体粒子示意图

6.6 溶胶的稳定性

6.6.1 胶体稳定性理论

胶体的稳定性问题一直是胶体化学中的一个重要问题。胶体系统是具有一定分散度的多相体系,有巨大的表面和表面能,从热力学上来说,它是不稳定系统,粒子之间有相互聚沉而降低其表面能的趋势。另外,由于粒子很小,有强烈的布朗运动,能阻止其在重力场中的沉降,因此系统又具有动力学稳定性。热力学上的不稳定性和动力学上的稳定性两者兼具,但前者更为重要。一旦失去热力学稳定性,粒子相互聚集变大,最终将导致失去动力学的稳定性。

20 世纪 40 年代,苏联学者 Deijaguin 和 Landau 与荷兰学者 Overbeek 和 Verwey 分别提出了带电胶体粒子稳定的理论,简称 DLOV 理论。该理论的要点包括:胶粒之间既存在着促使其相互聚沉的引力势能，又存在着阻碍其聚沉的斥力势能。胶体系统的稳定性取决于这两种能量的相对大小。在适当的条件下，当两个质点相互接近时，扩散层发生重叠，破坏了扩散层中反离子的平衡分布，使重叠区反离子向未重叠区扩散，导致渗透性斥力产生，同时也破坏了双电层的静电平衡，导致静电斥力的产生。当胶体粒子间斥力势能在数值上大于引力势能，且足以阻止由于布朗运动使粒子相互碰撞而产生的黏结时，胶体处于相对稳定状态；反之，胶体粒子将相互靠拢而发生聚沉。

胶体粒子之间的吸引力在本质上和分子间的范德华力相同，但是此处是由许多分子组成的粒子之间的相互吸引力，其吸引力是各个分子所贡献的总和，作用范围比一般分子的大得多，是一种远程作用力。在讨论溶胶的稳定性时，必须考虑引力势能（V_A）和斥力势能（V_R）两者的总效应。当粒子间距离较大时，双电层未重叠，吸引力起作用，总势能（$V_R + V_A$）为负值；当粒子靠近到一定距离以致双电层重叠，则排斥力起作用，总势能显著增加，粒子间的排斥力也随距离的缩短而增大；当距离进一步缩短到一定程度后，吸引力又占优势，势能又随之下降。粒子间作用能与距离的关系曲线如图 6-13 所示。

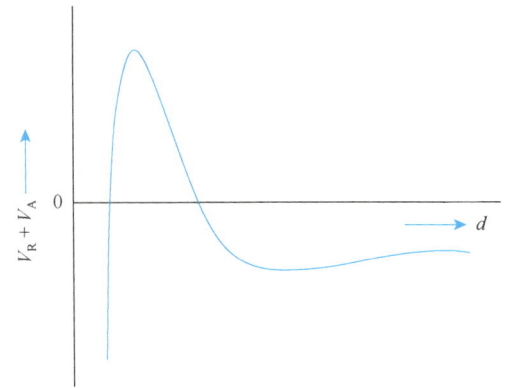

图 6-13　粒子间作用能与距离的关系曲线

可以看出，粒子相互聚集在一起必须克服一定的势垒，而一般粒子的热运动无法克服它，这是稳定的溶胶中粒子不相互聚沉的原因。在这种情况下，尽管布朗运动使粒子相互碰撞，但当粒子靠近到双电层重叠时随即发生排斥又使其分开，不会引起聚沉。但如果某些原因使得吸引效应足以抵消排斥效应，则碰撞将导致粒子结合，其结果是粒子增大，布朗运动速度降低，溶胶表现出不稳定的状态，先是系统的分散程度降低，最后所有的分散相都从溶液中沉淀析出，这种过程称为聚沉（coagulation）。分散介质中的电解质浓度或反离子的价数增加时，胶体粒子间的范德华力几乎不受影响，但双电层的斥力势能却因双电层的压缩而大大降低，因此胶体的稳定性下降，直至发生聚沉。

除胶粒带电外，溶剂化作用也是使溶胶稳定的重要原因。胶粒表面因吸附某种离子而带电，且此种离子及反离子都是溶剂化的，在胶粒周围形成一个溶剂化膜。溶剂化膜的存在将增加胶粒相互接近时的机械阻力，客观上起排斥作用。

6.6.2 影响溶胶稳定性的因素

影响溶胶稳定性的因素有很多，包括电解质的作用、胶体系统的相互作用、溶胶的浓度、温度、pH等。了解溶胶稳定性的规律，有助于根据需要，通过调节外界条件达到使溶胶稳定存在或使溶胶破坏的目的。

1. 电解质对溶胶聚沉的影响

电解质对溶胶稳定性的影响具有双重性。当电解质浓度较小时，有助于胶粒带电形成 ζ 电势，使粒子之间因同性电荷的斥力而不易聚沉，对溶胶起稳定作用。当电解质浓度足够大时，扩散层变薄而 ζ 电势下降，因此会引起溶胶聚沉。关于外加电解质对溶胶聚沉的影响有以下一些经验规律。

1）外加电解质需要达到一定浓度才能使溶胶发生明显聚沉。通常用聚沉值（coagulation value）来表示电解质的聚沉能力，指使一定量的溶胶在一定时间内完全聚沉所需电解质的最小浓度，聚沉能力越强，聚沉值越小，反之亦然。

2）电解质使溶胶发生聚沉，主要起作用的是与胶粒带相反电荷的离子。反离子价数越高，聚沉能力越强，聚沉值越小。这一规律称为 Schulze-Hardy 规则。

3）价数相同的离子聚沉能力也有所不同。对于负电性胶粒，一价正离子的聚沉能力有下列顺序：

$$H^+ > Cs^+ > Rb^+ > NH_4^+ > K^+ > Na^+ > Li^+$$

对于正电性溶胶，一价负离子的聚沉能力有下列顺序：

$$F^- > Cl^- > Br^- > NO_3^- > I^-$$

同价离子聚沉能力的这一次序称为感胶离子序（lyotropic series）。

4）电解质的聚沉作用是正负离子作用的总和。与胶粒带相同电荷的离子对溶胶的聚沉也有影响，当反离子相同时，同号离子的价数越高，聚沉能力越弱。

5）不规则聚沉。在溶胶中加入少量的电解质可以使溶胶聚沉，电解质浓度提高时，沉淀又重新分散而形成溶胶，并使胶粒所带电荷改变符号。如果电解质的浓度再升高，可以使新形成的溶胶再次沉淀，这种现象称为不规则聚沉（irregular coagulation）。不规则聚沉是胶体粒子对高价反离子强烈吸附的结果。少量电解质先是使胶体的 ζ 电势降低，发生聚沉；但吸附过多的高价反离子，使胶粒又重新带反离子的电荷，ζ 电势反号，绝对值增加，溶胶重新稳定；再加入电解质后，由于反离子的作用又使溶胶聚沉。此时电解质浓度已经很高，再增加电解质也不能使沉淀再分散。

2. 溶胶的相互作用

将胶粒带相反电荷的两种溶胶混合，也会发生相互聚沉。其与电解质的聚沉作用的不同之处在于要求的浓度条件比较严格，只有其中一种溶胶的总电荷量恰能中和另一种溶胶的总电荷量时才能发生完全聚沉，否则只能发生部分聚沉，甚至不聚沉。

3. 大分子化合物对溶胶稳定性的影响

大分子化合物对溶胶稳定性的影响具有双重性。一方面，若在溶胶中加入一定量的某种大分子溶液，由于大分子化合物吸附在胶粒表面，其对介质的亲和力增强，可以显著提高溶胶的稳定性，再加入少量的电解质时不致聚沉。这称为大分子化合物对溶胶的保护作用。另一方面，若加入的大分子溶液少于保护溶胶所需的量，则少量的大分子化合物反而破坏了溶胶的稳定性，使电解质的聚沉值明显减小，更容易被电解质所聚沉，这种效应称为敏化（sensitization）作用。为了说明这一作用，LaMer 提出了架桥效应的概念，认为大分子化合物吸附在胶体粒子的表面，但少量的大分子化合物不足以将所有胶粒包围，相反的是胶体粒子将大分子物质包围起来，于是大分子物质起了桥梁作用，通过架桥的方式将两个或更多的胶粒在一定程度上联系在一起，所以更容易被电解质聚沉。

6.7　溶胶的制备与纯化

6.7.1　溶胶的制备

胶体分散系统的分散相粒子大小为 $10^{-9} \sim 10^{-7}$m，要使与分散介质亲和性较好的固体达到胶体分散程度，并相对稳定地分散于介质中，一般采用分散法和凝聚法来制备溶胶。

1. 分散法

分散法是利用机械研磨或超声分散等手段，将颗粒较大的物质制成溶胶。工业上常用机械分散法，使用特殊的胶体磨将粗分散程度的悬浮液进行研磨制备溶胶。为了使新制成的溶胶稳定，一般还需加入少量表面活性物质作为稳定剂。工业上常用的胶体石墨、颜料、油漆及医药用硫溶胶等都是使用此法制成的。实验室常用超声分散的方法将某些松软的固体分散制备溶胶，或将一种液体分散在另一种液体中以形成乳状液。

2. 凝聚法

凝聚法是将分子、离子等凝聚而形成胶体粒子的方法，通常分物理凝聚法和化学凝聚法两类。物理凝聚法是将被分散物质的蒸气骤冷、改换溶剂、骤冷饱和溶液等使被分散物质凝聚成胶体粒子的方法。如将汞蒸气通入冷水中就可以得到汞溶胶；将含松香的乙醇溶液滴入水中，由于松香在水中的溶解度低，析出形成松香的水溶胶；用冰骤冷苯的饱和水溶液得到苯的水溶胶等。化学凝聚法则是在适宜的化学反应条件下，生成的不溶物由分子分散状态逐步凝聚达到胶体状态的方法。按照化学反应的类别，可分为氧化反应、还原反应、分解反应、复分解反应、水解等几种。为使聚集离子的大小恰好在胶体范围内，不致过大而生成沉淀，必须控制好反应条件，包括反应物的浓度、介质的 pH、温度、搅拌等。一般来说，反应物浓度较稀，两种反应物中有一种稍过量，反应物的混合较慢等均有利于溶胶的制备。例如，利用 $AgNO_3$ 稀溶液与 KCl 稀溶液进行反应，其中任何一种适当地过量，就可以制得稳定的 AgCl 溶胶。将 $FeCl_3$ 缓慢滴入沸水中，可得红棕色的 $Fe(OH)_3$ 溶胶。

6.7.2 溶胶的纯化

新制备的溶胶，一般含有过多的电解质或其他杂质，不利于溶胶的稳定，需要将其除去或部分地除去，称为溶胶的纯化。目前多利用胶体粒子不能透过半透膜，而一般小分子杂质及电解质能透过半透膜的性质来实现溶胶的纯化。最经典的是 Grahame 提出的渗析法，将待净化的溶胶与溶剂用半透膜隔开，溶胶一侧的杂质穿过半透膜进入溶剂一侧，不断更换新鲜溶剂，即可达到纯化的目的。该法虽然简单，但耗时较长，往往需要数十小时甚至数日。为了加快渗析速率，可在半透膜两侧施加电场,促使电解质迁移加快,称为电渗析法。该法比普通渗析法可加快几十倍或更多。另外,增加半透膜两边浓度差、扩大半透膜面积或适当提高温度均可使渗析加速。需要注意的是,适当数量的电解质对溶胶起稳定作用,利用渗析法纯化溶胶时要注意控制时间,不宜持续过久,否则电解质去除过多反而影响溶胶的稳定性。

第 7 章
化学动力学基本原理

7.1 引 言

任何化学反应都有两个最基本的问题：一是反应能不能进行，最终的结果如何，也就是反应进行的方向、最大限度及外界条件对平衡的影响；二是反应达到最终状态需要多长时间，也就是反应进行的速率和反应的历程。前者属于化学热力学的研究范围，后者属于化学动力学（chemical kinetics）的研究范围。化学热力学是从相对静止的观点，研究处于热力学平衡态的体系，解决化学反应的方向、限度及能量转换问题。但经典的热力学研究方法既没有考虑时间因素，也没有考虑各种因素对反应速率的影响及反应进行的其他细节，它只能回答化学反应的可能性问题，而不能回答化学反应的现实性问题。例如，在 298K 时氢气和氧气化合成水，其 $\Delta_r G_m^\ominus = -237.12 \text{kJ/mol}$，根据热力学的观点，该反应向右进行的趋势很大，但热力学对于这个反应需要多长时间却不能提供任何提示。实际上将氢气和氧气放在一起几乎不能发生反应，反应速率太慢；如果升高温度或选用合适的催化剂，则两者能够以较快的速率化合成水。而盐酸和氢氧化钠的中和反应，其 $\Delta_r G_m^\ominus = -79.91 \text{kJ/mol}$，反应趋势比上述反应要小，但实际上此反应的速率非常快，瞬时即可完成。因此，化学反应究竟能否实现还需由化学动力学来解决。

化学动力学是从运动的绝对性研究化学反应的速率及机理的一门学科。它的基本任务之一是了解反应的速率，研究各种因素（如反应体系中各种物质的浓度、温度、压力、催化剂、介质、分子结构等）对反应速率的影响，从而为人们提供选择反应的条件，使化学反应按照希望的速率进行；它的第二个基本任务是揭示化学反应的历程（即反应机理），找出决定反应速率的关键，使主反应按照我们所需的方向进行，并使副反应以最小的速率进行；它的第三个基本任务是建立基元反应的速率理论，研究物质的结构与反应性能之间的关系，从而加深对物质运动形态的认识，以预测各种反应的速率。在实际中，既要考虑热力学问题，也要考虑动力学问题。如果一个反应在热力学上判断为不可能，也就不需要考虑速率的问题；如果一个反应在热力学上判断是可能发生的，那么如何使可能变成现实，并使这个反应能够以一定的速率进行则成为主要问题。研究化学动力学的目的就是更深入地了解、控制反应的进行，使反应按照所希望的速率进行并得到所希望的产物，因此化学动力学的研究具有十分重要的理论意义和应用价值。

与化学热力学相比，化学动力学是一门比较年轻的学科，但它已发展成为内容广泛、分支众多的活跃学科。化学动力学的研究可追溯到 19 世纪中期，它的发展大致可分为三个阶段：

1）宏观动力学阶段（19 世纪后半叶到 20 世纪初）。这一阶段的研究对象是总反应，主要通过改变温度、压力、浓度等宏观条件，研究外界条件对反应速率的影响，其主要标志性成果就是质量作用定律和阿伦尼乌斯方程的建立，并由此提出了活化能的概念。

2）基元反应动力学阶段（20 世纪初至 60 年代）。这一阶段的研究对象是基元反应，主要是对反应速率从理论上进行探讨，提出了碰撞理论和过渡态理论，发现和研究了链反应，建立了快速化学反应研究方法和同位素示踪法。链反应的发现标志着化学动力学由研究总反应过渡到研究基元反应，即从宏观反应动力学过渡到微观反应动力学。过渡态理论的建立和发展，为后来采用量子力学方法研究化学反应奠定了理论基础。这一阶段中新概念、新理论、新技术的不断提出和完善，对化学动力学的发展起了巨大的推动作用。

3）微观反应动力学阶段（20 世纪 60 年代至今）。这一阶段的研究对象是基元化学物理反应，其主要成就是分子束技术和激光技术的发展和应用，从而开创了分子反应动力学。借助这些方法和手段，可以直接获得反应过程中的微观信息，探究化学反应的微观机理和作用机理。将激光、光电子能谱和分子束相结合，可以在电子、原子核层次上研究化学反应，而采用飞秒激光技术，可以进一步研究化学反应过程和过渡态。这一阶段深入研究由不同量子态的反应物转化为不同量子态的产物的速率及反应的细节，使化学动力学研究进入了微观反应动力学研究的新阶段。

近百年来化学动力学的研究已经取得了惊人的发展，一方面应归功于相关学科基础理论和技术的进展，另一方面也归功于实验方法、检测手段的创新与发展。虽然化学动力学的发展较为迅速，但所形成的理论和经典热力学相比仍不够完善，从定量的角度解释动力学现象，和从原子、分子水平来了解和说明化学反应历程仍不能令人满意，无论从实验还是理论的角度都仅仅是开始，仍需要继续努力和发展。

7.2 化学反应速率

7.2.1 化学反应速率的表示法

反应速率就是化学反应进行的快慢程度。对于体积一定的密闭系统，某种指定的反应物（reactant）的消耗速率（rate of consumption）或消失速率（rate of disappearance）（r_R）可表示为

$$r_R = -\frac{1}{V}\frac{dn_R}{dt} = -\frac{dc_R}{dt} = -\frac{d[R]}{dt} \tag{7-1}$$

式中，t 为时间；V 为体积；n_R 为反应物的物质的量；c_R 为反应物的物质的量浓度。对于某种指定的产物（product）来说，生成速率（r_P）可表示为

$$r_P = \frac{1}{V}\frac{dn_P}{dt} = \frac{dc_P}{dt} = \frac{d[P]}{dt} \tag{7-2}$$

式中，n_P 为产物的物质的量；c_P 为产物的物质的量浓度。随着反应的进行，反应物的浓度减小，生成物的浓度增加。为了描述化学反应的进展情况，可以用反应物浓度随时间不断降低来表示，也可以用生成物浓度随时间不断升高来表示。但由于在反应式中生成物和反应物的化学计量数（ν_B）不尽一致，所以式（7-1）和式（7-2）表示的速率不一定是相同的，且不应该称为反应速率。但如果用反应进度（ξ）随时间的变化率来表示反应速率，则不管反应进行的条件如何，它总是严格、正确的。根据反应进度的定义 $d\xi = \frac{1}{\nu_B}dn_B$，则在某个时刻 t 时反应的转化速率（conversion rate of reaction）$\dot{\xi}$ 定义为

$$\dot{\xi} = \frac{d\xi}{dt} = \frac{1}{\nu_B}\frac{dn_B}{dt} \tag{7-3}$$

例如，对于任意化学反应

$$aA + bB + \cdots \longrightarrow eE + fF + \cdots$$

有

$$\dot{\xi} = -\frac{1}{a}\frac{dn_A}{dt} = -\frac{1}{b}\frac{dn_B}{dt} = \cdots = \frac{1}{e}\frac{dn_E}{dt} = \frac{1}{f}\frac{dn_F}{dt} = \cdots \tag{7-4}$$

$\dot{\xi}$ 与体系的大小有关。单位体积的反应速率（r）定义为

$$r \stackrel{\text{def}}{=} \frac{1}{V}\dot{\xi} = \frac{1}{V}\frac{d\xi}{dt} = \frac{1}{\nu_B V}\frac{dn_B}{dt} \tag{7-5}$$

如果在反应过程中体积是恒定的，则式（7-5）可写为

$$r = \frac{1}{\nu_B}\frac{dc_B}{dt} = \frac{1}{\nu_B}\frac{d[B]}{dt} \qquad (7\text{-}6)$$

式中，ν_B 为化学反应式中物质 B 的计量系数，对反应物取负值，对生成物取正值，r 的单位为 mol/(m³·s)。应用于任意化学反应，则有

$$r = -\frac{1}{a}\frac{d[A]}{dt} = -\frac{1}{b}\frac{d[B]}{dt} = \cdots = \frac{1}{e}\frac{d[E]}{dt} = \frac{1}{f}\frac{d[F]}{dt} = \cdots \qquad (7\text{-}7)$$

需要注意的是，因反应速率定义中的 ν_B 取决于计量方程式的写法，凡是提到反应速率时，必须同时给出反应的计量方程式。例如，对于气相反应

$$2NO + Br_2 \longrightarrow 2NOBr$$

在恒温恒容的条件下，其反应速率可表示为

$$r = -\frac{1}{2}\frac{d[NO]}{dt} = -\frac{d[Br_2]}{dt} = \frac{1}{2}\frac{d[NOBr]}{dt}$$

反应速率既可以用 NO 或 Br_2 的浓度随时间的变化率表示，也可以用 NOBr 的浓度随时间的变化率表示。在参加反应的三种物质中，选用任何一种，反应速率的值都是相同的。实际工作中，常选择其中浓度较易测量的物质来表示其反应速率。

7.2.2 化学反应速率的测定

对于定容反应系统，测定其反应速率必须知道 $\dfrac{dc_B}{dt}$ 的数值。需要在反应开始后的不同时刻分别测量反应中某种指定物质的浓度，并以浓度（c）对时间（t）作图，如图 7-1 所示。因此，反应速率的测定实际上就是测定不同时刻反应物或产物的浓度，绘制物质浓度随时间的变化曲线，即动力学曲线。曲线上某一点切线的斜率即为相应时刻的瞬时反应速率。

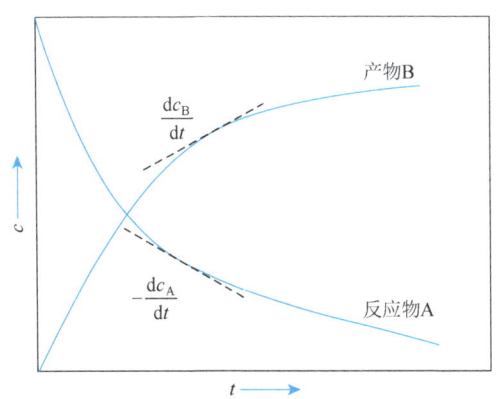

图 7-1 化学反应的动力学曲线

测定反应物或生成物在不同反应时间的浓度一般可采用化学法和物理法。

1. 化学法

一般应用于液相反应，在某一时间取出样品后，设法迅速使反应停止（如通过稀释、降温、加入阻化剂或除去催化剂等方法），然后进行化学分析，测定反应物或产物的浓度。这种方法的优点是设备简单，可以直接得到不同时刻某物质浓度的数值，但实验操作烦琐，在没有合适的冻结反应的方法时，很难测得指定时刻的浓度，往往误差较大。

2. 物理法

这种方法在反应过程中，对某一种与物质浓度有关的物理量进行连续检测，获得一些原位反应的数据，然后换算成不同时刻的浓度值。通常可以利用的物质性质包括压力、体积、折射率、光谱、旋光度、电导、电容率、黏度、热导率等。物理法的优点是方便迅速，不需取样，可以不中止反应进行连续测定，还可以选用色谱、质谱、红外等仪器进行自动记录。缺点是由于物理法不是直接测量物质的浓度，而是通过间接关系测量，所以首先要知道浓度与这些物理量之间的依赖关系。如果反应系统有副反应或少量杂质对所测量的物理性质有较灵敏的影响时，易造成较大误差。

7.2.3 化学反应的速率方程

在一定温度下，化学反应的速率往往与参与反应的物质（反应物、产物等）的浓度密切相关。反应速率（r）与各物质浓度（c_B）的函数关系 $r=f(c_B)$，或各物质浓度（c_B）与时间（t）的函数关系 $c_B=f(t)$，都称为化学反应的速率方程（rate equation），前者为微分形式，后者为积分形式。反应速率方程的具体形式随不同反应而异，必须由实验确定。

通常绝大多数的化学方程式并不说明反应真正的历程，而仅代表反应总的结果，代表化学反应的计量方程式（stoichiometric equation）。一般来说，只知道化学反应的计量方程式是不能判断其速率方程的。例如，氢气与三种不同的卤族元素（Cl_2，Br_2，I_2）的气相反应，具有类似的化学计量方程式：

$$H_2 + Cl_2 \longrightarrow 2HCl$$

$$H_2 + Br_2 \longrightarrow 2HBr$$

$$H_2 + I_2 \longrightarrow 2HI$$

但它们的反应历程却大不相同。根据大量的实验结果，H_2 和 Cl_2 的反应由以下几步构成：

$$Cl_2 + M \longrightarrow 2Cl\cdot + M$$
$$Cl\cdot + H_2 \longrightarrow HCl + H\cdot$$
$$H\cdot + Cl_2 \longrightarrow HCl + Cl\cdot$$
$$Cl\cdot + Cl\cdot + M \longrightarrow Cl_2 + M$$

式中，M 为反应器壁或其他第三种分子，它们是惰性物质，不参与反应而只具有传递能量的作用。

H_2 和 Br_2 的反应由以下几步构成：

$$Br_2 + M \longrightarrow 2Br\cdot + M$$
$$Br\cdot + H_2 \longrightarrow HBr + H\cdot$$
$$H\cdot + Br_2 \longrightarrow HBr + Br\cdot$$
$$H\cdot + HBr \longrightarrow H_2 + Br\cdot$$
$$Br\cdot + Br\cdot + M \longrightarrow Br_2 + M$$

而 H_2 和 I_2 的反应一般分两步进行：

$$I_2 + M \longrightarrow 2I\cdot + M$$
$$2I\cdot + H_2 \longrightarrow 2HI$$

实验测得三个反应的速率方程有很大区别，分别为

$$r = k[H_2][Cl_2]^{\frac{1}{2}}$$

$$r = \frac{k[H_2][Br_2]^{\frac{1}{2}}}{1 + k'\frac{[HBr]}{[Br_2]}}$$

$$r = k[H_2][I_2]$$

式中，k 为与浓度无关的比例系数，称为速率常数（rate constant），由于在数值上它相当于参加反应的物质都处于单位浓度时的反应速率，所以又称反应的比速率（specific reaction rate）。不同的反应有不同的速率常数，它与反应温度、反应介质、催化剂，甚至有时与反应容器的形状、器壁性质有关，只有当这些变量都确定时，k 才有确定的值。k 的大小直接反映了反应速率的快慢和反应的难易程度。要获得化学反应的速率方程，需要收集大量的实验数据，再经归纳整理而得。

　　如果一个化学反应中分子经过一次碰撞就能完成反应，这种反应称为基元反应（elementary reaction）。基元反应不仅是反应物分子直接作用，而且必须是生成新产物的过程。如果分子碰撞后仅发生能量转移，则不能称为基元反应。如果一个化学反应需要经过若干简单的反应步骤才能最终转化为产物，这种反应称为非基元反应。非基元反应实际上是许多基元反应的总和，也称总反应（overall reaction）。根据总反应中所包含的基元反应的数量可以对总反应进行分类，仅由一种基元反

应组成的总反应称为简单反应，由两个或以上基元反应组成的总反应称为复合反应。大多数的反应都是复合反应，需要经过若干基元反应才能完成，这些基元反应代表了反应发生的途径，在动力学上称为反应历程或反应机理（reaction mechanism）。反应机理是化学动力学所研究的主要内容之一。

7.2.4 反应级数与反应分子数

许多化学反应的速率可表达为 $r = k[A]^{\alpha}[B]^{\beta}\cdots$ 的形式，其中浓度项的指数 α、β 等与浓度和时间无关，分别称为组分 A、B 的分级数（partial order），而所有分级数之和称为反应的总级数（overall order），一般用 n 表示，即 $n = \alpha + \beta + \cdots$。一个反应的级数是由实验确定的，并且分级数 α、β 等与反应的化学计量数（ν_B）不一定相同。例如，对于反应 $H_2 + I_2 \longrightarrow 2HI$，其速率方程为 $r = k[H_2][I_2]$，该反应对于 H_2 和 I_2 来说是 1 级，总反应级数为 2；对于反应 $H_2 + Cl_2 \longrightarrow 2HCl$，其速率方程为 $r = k[H_2][Cl_2]^{\frac{1}{2}}$，对于 H_2 来说是 1 级，对于 Cl_2 来说是 0.5 级，总反应级数为 1.5；而对于反应 $H_2 + Br_2 \longrightarrow 2HBr$，其速率方程为 $r = \dfrac{k[H_2][Br_2]^{\frac{1}{2}}}{1 + k'\dfrac{[HBr]}{[Br_2]}}$，对于 H_2 来说是 1 级，但是对于 Br_2 和 HBr 不具有简单的关系，因此该反应没有简单的反应级数，反应级数的概念对此反应不适用。类似的反应称为无确定反应级数的反应。

基元反应中直接作用所必需的反应物微观粒子（分子、原子、自由基、离子等）的数目称为反应分子数，其数值只可能为 1、2 或 3。需要注意的是，反应级数和反应分子数是属于不同范畴的概念。反应级数是宏观的概念，它表征的是总反应的反应速率对浓度的依赖关系，可以是整数、分数、零或负数等不同形式，有时甚至无法用简单数字来表示。反应分子数是微观概念，是对微观的基元反应而言的，只能是不大于 3 的正整数。通常情况下两者常具有相同的数值，但其意义是不同的。对于某一指定的基元反应而言，其反应分子数是固定不变的，但反应级数由于反应的条件不同而有可能不同。

7.2.5 质量作用定律

19 世纪中期，挪威化学家 G. M. Guldberg 和 P. Waage 在总结了大量实验的基础上提出，化学反应的速率和反应物的有效质量成正比，即质量作用定律（law of mass action），其中有效质量指的是浓度。质量作用定律只适用于基元反应，因此该定律可以更严格完整地表述为：在一定的温度条件下，基元反应的反应速率与各反应物的浓度的幂的乘积成正比，其中各反应物的浓度的幂的指数即为基元反应方程式中该反应物化学计量数的绝对值。也就是说，在一定温度下基元反应的速率只与反应物的浓度有关，反应物的分级数就是化学计量方程中该反应物的计量系数。例如，对于基元反应

$$a\text{A} + b\text{B} \longrightarrow c\text{C} + d\text{D}$$

根据质量作用定律，其反应速率可表示为

$$r = -\frac{1}{a}\frac{d[\text{A}]}{dt} = k[\text{A}]^a[\text{B}]^b \tag{7-8}$$

质量作用定理的另一个适用条件是要求反应物浓度不是太大，且反应速率由化学过程决定，而不是由其他过程（如扩散）所控制。根据质量作用定律，可以确定化学反应中各反应物和生成物的活性质量之间的联系。它在化学平衡学说中具有重要的意义。

7.2.6　阿伦尼乌斯方程

1889 年，瑞典化学家 Svante August Arrhenius 在总结了大量实验结果的基础上，提出了在恒定浓度的条件下，反应速率常数随温度变化的经验公式，即著名的阿伦尼乌斯方程（Arrhenius equation）。此公式有三种不同的数学表达形式：

指数式：

$$k = A\exp\left(-\frac{E_\text{a}}{RT}\right) \tag{7-9}$$

对数式：

$$\ln k = \ln A - \frac{E_\text{a}}{RT} \tag{7-10}$$

微分式：

$$\frac{d\ln k}{dT} = \frac{E_\text{a}}{RT^2} \tag{7-11}$$

式中，k 为反应速率常数；R 为摩尔气体常量；T 为热力学温度；A 和 E_a 为两个由反应本身决定而与温度、浓度无关的常数，A 为指前因子（pre-exponential factor），也称频率因子，E_a 为阿伦尼乌斯活化能（Arrhenius activation energy）。阿伦尼乌斯方程除了适用于基元反应外，对部分复杂反应也适用，此时式中的 k 为总反应的表观速率常数，E_a 为表观活化能。需要注意的是，阿伦尼乌斯方程的前提假设认为活化能（E_a）是与温度无关的常数，在一定温度范围内与实验结果相符。但实际上活化能（E_a）与温度是有关的，如果温度范围较宽或是较复杂的反应，需要对阿伦尼乌斯方程进行校正。

7.3 具有简单级数的反应

反应速率只与反应物浓度有关,且反应级数均为零或者正整数的反应,统称为简单级数反应。简单反应都是简单级数反应,但简单级数反应不一定是简单反应。具有相同级数的简单级数反应的速率遵循某些简单规律,本节将讨论这类反应的反应速率方程、动力学方程、半衰期等特征。

7.3.1 一级反应

反应速率与反应物浓度的一次方成正比的反应称为一级反应(first-order reaction),如放射性元素(如 ^{14}C,^{235}U,^{238}U 等)的衰变反应、分子重排反应(如顺丁烯二酸转化为反丁烯二酸)、热分解反应、蔗糖水解反应等属于一级反应。

设某一级反应中反应物 A 的起始浓度为 a,t 时刻的浓度为 $a-x$,反应速率常数为 k_1。

$$A \xrightarrow{k_1} P$$

$$t=0 \quad c_{A,0}=a \quad c_{P,0}=0$$
$$t=t \quad c_A=a-x \quad c_P=x$$

则反应的速率方程为

$$r = -\frac{dc_A}{dt} = \frac{dc_P}{dt} = k_1 c_A$$

$$-\frac{d(a-x)}{dt} = k_1(a-x) \text{ 或 } \frac{dx}{dt} = k_1(a-x)$$

或

$$\frac{dx}{a-x} = k_1 dt \tag{7-12}$$

将式(7-12)定积分,

$$\int_0^x \frac{dx}{a-x} = \int_0^t k_1 dt$$

则有

$$\ln\frac{a}{a-x} = k_1 t \text{ 或 } k_1 = \frac{1}{t}\ln\frac{a}{a-x} \tag{7-13}$$

以 $\ln c_A$ 对时间 t 作图,可得斜率为 $-k_1$ 的直线(图 7-2),这是一级反应的特征。对于一级反应,反应物 A 的浓度以指数随时间而降低。

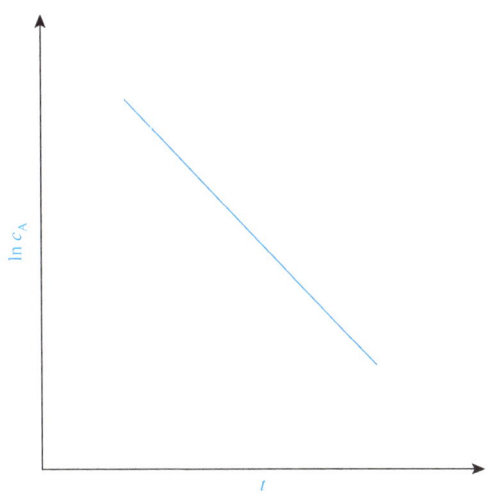

图 7-2 一级反应的直线关系

若设反应物 A 的转化率为 x_A，则 x_A 的定义为

$$x_A = \frac{c_{A,0} - c_A}{c_{A,0}} = \frac{x}{a} \tag{7-14}$$

将式（7-14）代入式（7-13），得

$$t = \frac{1}{k_1} \ln \frac{1}{1-x_A} \tag{7-15}$$

由式（7-15）可以看出，对于一级反应，达到一定转化率 (x_A) 所需的时间与起始浓度无关。转化率 (x_A) 达到 1/2，即反应物消耗一半所需的时间称为半衰期（half life），以 $t_{1/2}$ 表示。将 $x_A = \frac{1}{2}$ 代入式（7-15），得

$$t_{1/2} = \frac{\ln 2}{k_1} = \frac{0.6932}{k_1} \tag{7-16}$$

不难看出，一级反应的半衰期与反应速率常数 (k_1) 成反比，而与反应物的起始浓度无关。对于一个给定的一级反应，由于 k_1 有定值，所以 $t_{1/2}$ 也有定值。这是一级反应的另一个特征，据此可以判断一个反应是否为一级反应。

7.3.2 二级反应

反应速率与反应物浓度的二次方成正比的反应，称为二级反应（second-order reaction）。二级反应最为常见，如氢与碘蒸气的化合反应，乙烯、丙烯、异丁烯的二聚反应，乙酸乙酯的皂化反应，碘化氢、甲醛的热分解等都是二级反应。二级反应包括以下两种类型。

1. 有两种反应物的二级反应

有两种反应物的二级反应如下：

$$\begin{array}{cccc} & A & + B & \longrightarrow P \\ t=0 & a & b & 0 \\ t=t & a-x & b-x & x \end{array}$$

反应的速率方程为

$$r = -\frac{dc_A}{dt} = -\frac{dc_B}{dt} = \frac{dc_P}{dt} = k_2 c_A c_B$$

$$\frac{dx}{dt} = k_2(a-x)(b-x)$$

其中物质 A 和 B 的起始浓度可以相同，也可以不同。

若 A 与 B 的起始浓度相同，即 $a=b$，则反应速率方程可表示为

$$\frac{dx}{dt} = k_2(a-x)^2 \text{ 或 } \frac{dx}{(a-x)^2} = k_2 dt \tag{7-17}$$

将式（7-17）作不定积分，可得

$$\frac{1}{a-x} = k_2 t + B$$

式中，B 为常数。可以看出，以 $\dfrac{1}{a-x}$ 对 t 作图可得一直线，其斜率为 k_2。

若将式（7-17）作定积分，

$$\int_0^x \frac{dx}{(a-x)^2} = \int_0^t k_2 dt$$

则有

$$\frac{1}{a-x} - \frac{1}{a} = k_2 t \text{ 或 } k_2 = \frac{1}{t}\frac{x}{a(a-x)} \tag{7-18}$$

当反应物 A 的转化率 (x_A) 达到 1/2 时，即 $x = \dfrac{1}{2}a$ 时，有

$$t_{1/2} = \frac{1}{k_2 a}$$

说明二级反应的半衰期与反应物的起始浓度成反比，这是二级反应的特点之一。

若 A 与 B 的起始浓度不相同，即 $a \neq b$，则

$$\frac{dx}{dt} = k_2(a-x)(b-x) \text{ 或 } \frac{dx}{(a-x)(b-x)} = k_2 dt \tag{7-19}$$

将式（7-19）作不定积分，可得

$$\frac{1}{a-b}\ln\frac{a-x}{b-x} = k_2 t + B \tag{7-20}$$

若将式（7-19）作定积分，

$$\int_0^x \frac{\mathrm{d}x}{(a-x)(b-x)} = \int_0^t k_2 \mathrm{d}t$$

则有

$$k_2 = \frac{1}{t(a-b)}\ln\left[\frac{b(a-x)}{a(b-x)}\right] \tag{7-21}$$

由式（7-21）可以看出，以 $\ln\left[\dfrac{b(a-x)}{a(b-x)}\right]$ 对 t 作图可得一直线，此直线的斜率即为 k_2。

由于反应物 A 和 B 的初始浓度不同，A 和 B 的半衰期不一样，因此很难说总反应的半衰期是多少。

2. 只有一种反应物的二级反应

只有一种反应物的二级反应如下：

$$\begin{array}{cccc} & 2A & \longrightarrow & P \\ t=0 & a & & 0 \\ t=t & a-2x & & x \end{array}$$

反应的速率方程为

$$r = -\frac{\mathrm{d}c_A}{\mathrm{d}t} = \frac{\mathrm{d}c_P}{\mathrm{d}t} = k_2 c_A^2$$

$$\frac{\mathrm{d}x}{\mathrm{d}t} = k_2(a-2x)^2 \tag{7-22}$$

与式（7-17）类似，积分后可得相应的结果。

7.3.3 三级反应

反应速率与所有反应物的总浓度的三次方成正比的反应称为三级反应（third-order reaction）。一般而言，三级反应较为罕见，原因是三个分子同时碰撞的机会不多。目前已知的气相反应中仅有 5 个反应属于三级反应，且都与 NO 有关，分别是 NO 与 Cl_2、Br_2、O_2、H_2、D_2 的反应。溶液中的三级反应比气相中的多，在溶液中，由于几个双分子的连续反应，最后其速率公式也可能构成三级反应的形式。例如，在乙酸或硝基苯溶液中，含有不饱和 C=C 键化合物的加成作用，水溶液中 $FeSO_4$ 的氧化，Fe^{3+} 和 I^- 的作用，以及在乙醚溶液中苯酰氯与乙醇的作用等都是三级反应。

三级反应包括以下三种情况。

1. 有三种反应物的三级反应

有三种反应物的三级反应如下：

$$\begin{array}{ccccc} & A & + B & + C & \longrightarrow P \\ t=0 & a & b & c & 0 \\ t=t & a-x & b-x & c-x & x \end{array}$$

反应的速率方程为

$$\frac{dx}{dt} = k_3(a-x)(b-x)(c-x)$$

若三种反应物的起始浓度相同，即 $a=b=c$，则反应速率方程可表示为

$$\frac{dx}{dt} = k_3(a-x)^3 \text{ 或 } \frac{dx}{(a-x)^3} = k_3 dt \tag{7-23}$$

将式（7-23）作不定积分，可得

$$\frac{1}{2(a-x)^2} = k_3 t + B$$

作定积分，

$$\int_0^x \frac{dx}{(a-x)^3} = \int_0^t k_3 dt$$

则有

$$k_3 = \frac{1}{2t}\left[\frac{1}{(a-x)^2} - \frac{1}{a^2}\right]$$

当反应物 A 的转化率 (x_A) 达到 1/2 时，即 $x = \frac{1}{2}a$ 时，有

$$t_{1/2} = \frac{3}{2k_3 a^2}$$

若三种反应物中的两种反应物起始浓度相同，即 $a=b \neq c$，则反应速率方程可表示为

$$\frac{dx}{dt} = k_3(a-x)^2(c-x) \text{ 或 } \frac{dx}{(a-x)^2(c-x)} = k_3 dt \tag{7-24}$$

将式（7-24）积分，可得

$$\frac{1}{(c-a)^2}\left[\ln\frac{(a-x)c}{(c-x)a} + \frac{x(c-a)}{a(a-x)}\right] = k_3 t$$

若三种反应物的起始浓度均不相同，即 $a \neq b \neq c$，则反应速率方程可表示为

$$\frac{dx}{dt} = k_3(a-x)(b-x)(c-x) \text{ 或 } \frac{dx}{(a-x)(b-x)(c-x)} = k_3 dt \quad (7\text{-}25)$$

将式（7-25）积分，得

$$\frac{1}{(a-b)(a-c)}\ln\frac{a}{a-x} + \frac{1}{(b-c)(b-a)}\ln\frac{b}{b-x} + \frac{1}{(c-a)(c-b)}\ln\frac{c}{c-x} = k_3 t$$

2. 有两种反应物的三级反应

有两种反应物的三级反应如下：

	2A	+	B	⟶	P
$t=0$		a		b	0
$t=t$		$a-2x$		$b-x$	x

反应速率方程为

$$\frac{dx}{dt} = k_3(a-2x)^2(b-x) \text{ 或 } \frac{dx}{(a-2x)^2(b-x)} = k_3 dt \quad (7\text{-}26)$$

积分可得

$$\frac{1}{(2b-a)^2}\left[\ln\frac{(a-2x)b}{(b-x)a} + \frac{2x(2b-a)}{a(a-2x)}\right] = k_3 t$$

3. 仅有一种反应物的三级反应

仅有一种反应物的三级反应如下：

	3A	⟶	P
$t=0$	a		0
$t=t$	$a-3x$		x

反应的速率方程为

$$\frac{dx}{dt} = k_3(a-3x)^3 \quad (7\text{-}27)$$

式（7-27）与式（7-23）类似，积分后可得相应的结果。

7.3.4 零级反应

反应速率与物质的浓度无关的反应称为零级反应（zero-order reaction）。反应总级数为零的反应并不多，已知的零级反应中最多的是表面催化反应，如氧化亚氮在铂丝上的分解反应、高压下氨在钨丝上的分解反应等。由于反应只在催化剂表面上进行，反应速率只与表面状态有关。其反应速率可表示为

$$r = -\frac{dc_A}{dt} = k_0 \text{ 或 } r = \frac{dx}{dt} = k_0$$

上式经积分可得

$$x = k_0 t$$

当反应物 A 的转化率(x_A)达到 1/2 时，即 $x = \frac{1}{2}a$ 时，有

$$t_{1/2} = \frac{a}{2k_0}$$

说明零级反应的半衰期与反应物的起始浓度成正比，这是零级反应的特点之一。

7.4 典型的复杂反应

实际的化学反应并不都是一步完成的基元反应，大多数的化学反应是经过若干步才完成的。由两个或两个以上的基元反应组成的化学反应称为复杂反应。最简单的复杂反应只由涉及同一物质的两个基元反应组成，也称典型复杂反应。按组合方式（连接次序与形式）不同，典型的复杂反应可分为三类：对峙反应、平行反应和连续反应。

7.4.1 对峙反应

在正方向和逆方向上都能进行的反应称为对峙反应（opposing reaction），也称可逆反应。原则上一切反应都是对峙的，但是当偏离平衡态很远时，逆反应往往可以忽略不计。对峙反应的例子包括光气的合成与分解、碘化氢与其单质元素之间的转换、顺反异构化反应等。

1. 1-1 级对峙反应

1-1 级对峙反应如下：

$$\begin{array}{llc} & A & \rightleftharpoons \quad B \\ t=0 & a & 0 \\ t=t & a-x & x \\ t=t_e & a-x_e & x_e \end{array}$$

对峙反应的净速率取决于正向反应及逆向反应速率的总结果，即

$$r = \frac{dx}{dt} = r_{\text{正}} - r_{\text{逆}} = k_1(a-x) - k_{-1}x \tag{7-28}$$

当达到平衡时，净速率为零，有

$$k_1(a-x_e) - k_{-1}x_e = 0$$

$$\frac{x_e}{a-x_e} = \frac{k_1}{k_{-1}} = K$$

或
$$k_{-1} = k_1 \frac{a-x_e}{x_e} \tag{7-29}$$

式中，K 为平衡常数。将式（7-29）代入式（7-28），可得

$$\frac{dx}{dt} = k_1(a-x) - k_1 \frac{a-x_e}{x_e} \cdot x = \frac{k_1 a(x_e - x)}{x_e} \tag{7-30}$$

对式（7-30）进行定积分，

$$\int_0^x \frac{x_e dx}{x_e - x} = \int_0^t k_1 a dt$$

则有

$$k_1 = \frac{x_e}{at} \ln \frac{x_e}{x_e - x}$$

$$k_{-1} = \frac{a-x_e}{at} \ln \frac{x_e}{x_e - x}$$

测定了 t 时刻的产物浓度 (x)，已知 a 和 x_e，就可以分别求出 k_1 和 k_{-1}。

2. 2-2 级对峙反应

2-2 级对峙反应如下：

	A	+	B	$\rightleftharpoons$	C	+	D
$t=0$	a		b		0		0
$t=t$	$a-x$		$b-x$		x		x
$t=t_e$	$a-x_e$		$b-x_e$		x_e		x_e

设 A 与 B 的起始浓度相同，即 $a=b$，则反应速率方程可表示为

$$r = \frac{dx}{dt} = k_2(a-x)^2 - k_{-2}x^2 \tag{7-31}$$

当达到平衡时，有

$$k_2(a-x_e)^2 - k_{-2}x_e^2 = 0$$

$$\frac{x_e^2}{(a-x_e)^2} = \frac{k_2}{k_{-2}} = K$$

代入式（7-31），积分，

$$\int_0^x \frac{dx}{(a-x)^2 - \frac{1}{K}x^2} = \int_0^t k_2 dt$$

则有

$$k_2 = \frac{\sqrt{K}}{2at}\ln\left[\frac{a+(\beta-1)x}{a-(\beta+1)x}\right]$$

式中，$\beta^2 = \frac{1}{K}$。利用由实验测得的不同反应时刻反应物或生成浓度及平衡常数（K），就可以分别求出 k_2 和 k_{-2}。

7.4.2 平行反应

反应物能同时平行地进行两个或两个以上的不同反应，得出不同的产物，这个反应的组合称为平行反应（parallel reaction）。在平行反应中，反应较快或产物在混合物中所占比率较高的称为主反应，其余称为副反应。平行反应在有机反应中较多，例如，苯酚硝化反应即为平行反应，可得邻位、对位、间位三种硝基苯酚，主产物为邻硝基苯酚。又如，乙醇可以平行地进行脱水和脱氢两种反应，选择不同的催化剂可使这两种反应之一占优势，这就是选择性。有时平行反应的产物是相同的，如一氧化氮可以通过均相和多相两种不同方式平行地进行分解而得到氧和氮。

组成平行反应的几个反应的级数可以相同，也可以不同，前者数学处理较为简单。最简单的情况是两个都是一级反应的平行反应：

$$C \xleftarrow{k_2} A \xrightarrow{k_1} B$$

	C	A	B
$t=0$	0	a	0
$t=t$	x_2	$a-x_1-x_2$	x_1

平行反应的总速率是两个平行反应的速率之和，令 $x = x_1 + x_2$，有

$$r = r_1 + r_2 = \frac{dx_1}{dt} + \frac{dx_2}{dt} = k_1(a-x) + k_2(a-x) = (k_1+k_2)(a-x) \quad (7\text{-}32)$$

对式（7-32）进行定积分，

$$\int_0^x \frac{dx}{a-x} = \int_0^t (k_1+k_2)dt$$

则有

$$\ln\frac{a}{a-x} = (k_1+k_2)t$$

对于两个都是一级反应的平行反应，反应物 A 在 t 时刻的浓度为

$$[A] = a - x = a e^{-(k_1+k_2)t} \quad (7\text{-}33)$$

对于产物 B 和 C，则有

$$\frac{dx_1}{dt} = k_1(a-x) = k_1 a e^{-(k_1+k_2)t}$$

对上式进行积分，

$$\int_0^{x_1} dx_1 = \int_0^t k_1 a e^{-(k_1+k_2)t} dt$$

得

$$[B] = x_1 = \frac{k_1 a}{k_1+k_2}[1-e^{-(k_1+k_2)t}] \quad (7\text{-}34)$$

同理，可得

$$[C] = x_2 = \frac{k_2 a}{k_1+k_2}[1-e^{-(k_1+k_2)t}] \quad (7\text{-}35)$$

由式（7-34）和式（7-35）不难看出，当各产物的起始浓度为零时，在任一瞬间，平行反应各个反应的产物浓度之比等于两个反应的速率常数之比，而与反应物的初始浓度和反应时间无关。即

$$\frac{[B]}{[C]} = \frac{k_1}{k_2}$$

如果希望多获得某一种产物，就要设法改变 $\frac{k_1}{k_2}$ 的比值。一种方法是选择适当的催化剂，改变对某一反应的选择性，以利于得到更多所期望的产物；另一种方法是通过改变温度来改变 $\frac{k_1}{k_2}$ 的比值。几个平行反应的活化能往往不同，温度升高有利于活化能大的反应，温度降低则有利于活化能小的反应。

对于两个反应都是二级反应的平行反应，如氯苯的再氯化，可得对位和邻位的两种二氯苯产物：

$$\text{邻-}C_6H_4Cl_2 + HCl \xleftarrow{k_2} C_6H_5Cl + Cl_2 \xrightarrow{k_1} \text{对-}C_6H_4Cl_2 + HCl$$

$t=0$	0	0	a	b	0	0
$t=t$	x_2	x_2	$a-x_1-x_2$	$b-x_1-x_2$	x_1	x_1

平行反应的总速率是两个平行的反应速率之和，令 $x = x_1 + x_2$，有

$$\begin{aligned} r = r_1 + r_2 &= \frac{dx_1}{dt} + \frac{dx_2}{dt} = k_1(a-x_1-x_2)(b-x_1-x_2) + k_2(a-x_1-x_2)(b-x_1-x_2) \\ &= (k_1+k_2)(a-x)(b-x) \end{aligned} \quad (7\text{-}36)$$

对式（7-36）进行定积分，

$$\int_0^x \frac{dx}{(a-x)(b-x)} = \int_0^t (k_1+k_2)dt$$

则有

$$\frac{1}{a-b}\ln\frac{b(a-x)}{a(b-x)}=(k_1+k_2)t$$

可以看出，平行反应的总速率是各平行反应的速率之和，且平行反应速率方程的微分式和积分式与同级的简单反应的速率方程相似，只是速率常数为各个平行反应速率常数的和。

7.4.3 连续反应

许多化学反应是经过连续几步才完成的，如果有一物质，一方面作为某一步反应的产物，另一方面又作为另一步反应的反应物被消耗而不再生，这种反应体系的集合称为连续反应（consecutive reaction），也称连串反应或串行反应。例如苯的氯化，生成物氯苯能进一步与氯作用生成二氯苯、三氯苯等。

连续反应的数学处理较为复杂，这里只讨论由两个连续进行的不可逆一级反应所构成的最简单连续反应，即

$$A \xrightarrow{k_1} B \xrightarrow{k_2} C$$

	A	B	C
$t=0$	a	0	0
$t=t$	x	y	z

设反应开始时，只有 A 存在于反应体系中且浓度为 a，B 与 C 的初始浓度为 0，经过 t 时间后，反应体系中 A，B，C 的浓度分别为 x，y，z，各物质的浓度变化速率方程为

$$-\frac{dx}{dt}=k_1 x \tag{7-37}$$

$$\frac{dy}{dt}=k_1 x - k_2 y \tag{7-38}$$

$$\frac{dz}{dt}=k_2 y \tag{7-39}$$

对式（7-37）积分，

$$-\int_a^x \frac{dx}{x} = \int_0^t k_1 dt$$

可得

$$[A]=x=ae^{-k_1 t} \tag{7-40}$$

将式（7-40）代入式（7-38），有

$$\frac{dy}{dt}=k_1 x - k_2 y = k_1 a e^{-k_1 t} - k_2 y$$

解微分方程，可得

$$[B] = y = \frac{k_1 a}{k_2 - k_1}(e^{-k_1 t} - e^{-k_2 t}) \quad (7\text{-}41)$$

由 $a = x + y + z$ 可知，$z = a - x - y$，将式（7-40）和式（7-41）代入式（7-39），得

$$[C] = z = a\left(1 - \frac{k_2}{k_2 - k_1}e^{-k_1 t} + \frac{k_1}{k_2 - k_1}e^{-k_2 t}\right) \quad (7\text{-}42)$$

根据式（7-40），式（7-41）和式（7-42），可绘制反应物浓度随时间的变化关系曲线，如图 7-3 所示。

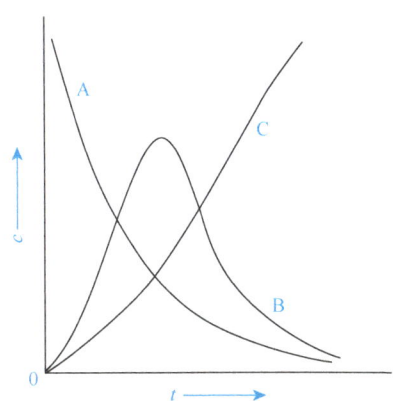

图 7-3　连续反应中反应物浓度随时间的变化关系曲线

不难看出，A 的浓度随时间减少；B 的浓度随时间先增加再减少，中间出现极大值；C 的浓度随时间增加。中间产物 B 的浓度在反应过程中出现极大值是连续反应的典型特征。若中间产物 B 为目的产物，则 B 的浓度达到极大值的时间称为中间产物的最佳时间（t_m），此时 B 的生成速率与消耗速率相等。当 B 的浓度为极大值时，有

$$\frac{dy}{dt} = \frac{k_1 a}{k_2 - k_1}(-k_1 e^{-k_1 t} + k_2 e^{-k_2 t}) = 0$$

求解可得

$$t_m = \frac{\ln k_2 - \ln k_1}{k_2 - k_1}$$

代入式（7-41），可得 B 处于极大值时的浓度（y_m）。

$$y_m = a\left(\frac{k_1}{k_2}\right)^{\frac{k_2}{k_2 - k_1}}$$

对于连续反应，总反应的速率取决于反应速率最慢的一步，该步反应称为速率控制步骤（rate controlling step），可以用它的速率近似作为总反应的速率。

对于复杂的连续反应，要从数学上严格求解许多联立的微分方程，因此求出反应进程中各种物质的浓度随时间的变化关系十分困难，常采用一些近似方法，如速率控制步骤近似法、稳态近似法、平衡态近似法等。

7.5 链　反　应

在化学动力学中有一类特殊的反应，只要用任何方法（如光、热、辐射等）使反应引发，它便能通过在反应过程中交替和重复产生的活性中间体（如自由基或自由原子）使反应持续进行，这一类化学反应称为链反应（chain reaction）。链反应中的活性中间体称为链载体（chain carrier），它一方面与体系内的稳定分子进行反应，使反应物转化为产物；另一方面旧的中间体消亡后又产生新的活性中间体，使反应持续进行。链反应在化工生产中具有重要的意义，工业上许多重要的工艺过程，如橡胶的合成，石油的裂解，塑料、高分子化合物的制备，碳氢化合物的氧化和卤化，一些有机物的热分解、燃烧，爆炸反应等都与链反应有关。

链反应一般包括以下三个基本步骤。

1）链引发（chain initiation）：即由起始分子生成链载体的过程。处于稳定态的分子吸收了外界的能量（如光照、加热、加引发剂等），使它分解为自由基或自由原子等活性中间体。在这一过程中需要断裂分子中的化学键，因此它所需的活化能相当于断裂化学键所需的键能。

2）链传递（或链增长，chain propagation）：链引发所产生的链载体与另一稳定分子作用，在形成产物分子的同时又生成新的链载体，使反应如链条一样不断发展下去。这一过程比较容易进行，当条件适宜时反应可以一直进行下去，直到反应物被耗尽为止。

3）链终止（chain termination）：链载体的消亡过程。断链的方式可以是两个链载体相碰撞形成稳定分子或发生歧化，失去传递活性；也可以是与反应器壁碰撞，形成稳定分子，器壁吸收链载体能量造成反应停止。改变反应器的形状或器壁的表面性质等都可能影响反应速率，这种器壁效应是链反应的特点之一。

根据链的传递方式不同，链反应可分为直链反应（straight chain reaction）和支链反应（branched chain reaction）。在链传递阶段，若一个旧的链载体消失只导致产生一个新的链载体，称为直链反应；若一个旧的链载体消失而导致产生两个或两个以上新的链载体，则称为支链反应。

7.5.1　直链反应

以 H_2 与 Cl_2 制备 HCl 气体为例，总反应方程式为

$$H_2(g) + Cl_2(g) \longrightarrow 2HCl(g)$$

其可能的反应机理如下。

1) $Cl_2 + M \xrightarrow{k_1} 2Cl\cdot + M$ 链引发

2) $Cl\cdot + H_2 \xrightarrow{k_2} HCl + H\cdot$ 链传递

3) $H\cdot + Cl_2 \xrightarrow{k_3} HCl + Cl\cdot$

$\vdots$

4) $2Cl\cdot + M \xrightarrow{k_4} Cl_2 + M$ 链终止

在直链反应中,活性组分自由基不断再生,但一个自由基只产生一个新的自由基,它不会改变自由基的数目。该反应的速率可以用 HCl 生成速率表示:

$$\frac{d[HCl]}{dt} = k_2[Cl\cdot][H_2] + k_3[H\cdot][Cl_2] \tag{7-43}$$

可以看出,该速率方程不但涉及反应物 H_2 和 Cl_2 的浓度,还与自由基 $Cl\cdot$ 和 $H\cdot$ 的浓度有关。由于自由基原子非常活泼,它们碰上其他分子或自由基都将立即反应,但在反应过程中浓度很低且寿命短,难以测定其浓度,可采用稳态近似法(steady state approximation method)处理,近似认为在反应达到稳定状态后,它们的浓度不随时间变化,即

$$\frac{d[Cl\cdot]}{dt} = 2k_1[Cl_2][M] - k_2[Cl\cdot][H_2] + k_3[H\cdot][Cl_2] - 2k_4[Cl\cdot]^2[M] = 0 \tag{7-44}$$

$$\frac{d[H\cdot]}{dt} = k_2[Cl\cdot][H_2] - k_3[H\cdot][Cl_2] = 0 \tag{7-45}$$

将式(7-45)代入式(7-44),可得

$$k_1[Cl_2] = k_4[Cl\cdot]^2$$

$$[Cl\cdot] = \left(\frac{k_1}{k_4}[Cl_2]\right)^{\frac{1}{2}}$$

将结果代入式(7-43),有

$$\frac{d[HCl]}{dt} = 2k_2\left(\frac{k_1}{k_4}\right)^{\frac{1}{2}}[H_2][Cl_2]^{\frac{1}{2}}$$

因此,总反应的速率方程为

$$r = \frac{1}{2}\frac{d[HCl]}{dt} = k_2\left(\frac{k_1}{k_4}\right)^{\frac{1}{2}}[H_2][Cl_2]^{\frac{1}{2}}$$

令 $k = k_2\left(\dfrac{k_1}{k_4}\right)^{\frac{1}{2}}$,则

$$r = k[\text{H}_2][\text{Cl}_2]^{\frac{1}{2}}$$

该速率方程与实验测得的速率方程一致。

7.5.2 支链反应

以一定条件下 H_2 和 O_2 的混合气发生爆炸为例,当 H_2 和 O_2 发生支链爆炸时,其反应机理如下。

1) $\text{H}_2 + \text{O}_2 \longrightarrow 2\text{OH}\cdot$ 链引发

2) $\text{H}_2 + \text{M} \longrightarrow 2\text{H}\cdot + \text{M}$

3) $\text{OH}\cdot + \text{H}_2 \longrightarrow \text{H}\cdot + \text{H}_2\text{O}$ 链传递

4) $\text{H}\cdot + \text{O}_2 + \text{H}_2 \longrightarrow \text{OH}\cdot + \text{H}_2\text{O}$

5) $\text{H}\cdot + \text{O}_2 \longrightarrow \text{OH}\cdot + \text{O}\cdot$ 支链反应

6) $\text{O}\cdot + \text{H}_2 \longrightarrow \text{OH}\cdot + \text{H}\cdot$

7) $2\text{H}\cdot + \text{M} \longrightarrow \text{H}_2 + \text{M}$ 链终止(气相销毁)

8) $\text{OH}\cdot + \text{H}\cdot + \text{M} \longrightarrow \text{H}_2\text{O} + \text{M}$

9) $\text{H}\cdot + $ 器壁 $\longrightarrow$ 销毁   链终止(器壁销毁)

10) $\text{OH}\cdot + $ 器壁 $\longrightarrow$ 销毁

在支链反应中,链传递反应可以使自由基数目增加,所以链的传递过程呈枝杈发散状,如图 7-4 所示。可以看出,自由基随反应的增长速度非常迅速,因此在某些条件下,该反应的速率可变为无限大,因而可以发生爆炸。可以通过以下两种途径销毁自由基,控制支链反应的进行:①自由基在气相中相互碰撞或与惰性气体碰撞失去活性,称为气相销毁;②自由基与器壁碰撞失去活性,称为器壁销毁。

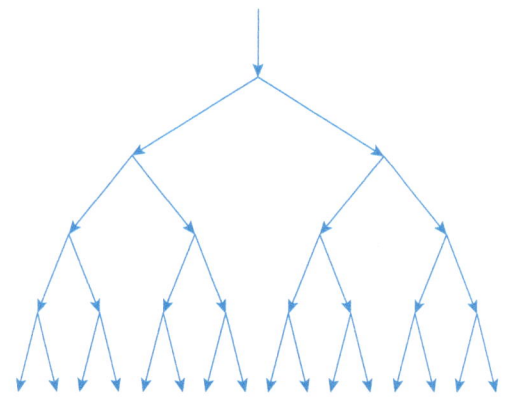

图 7-4 支链反应示意图

7.6 基元反应速率理论

7.6.1 碰撞理论

碰撞理论（collision theory）又称简单碰撞理论、硬球碰撞理论或有效碰撞理论，是 1920 年前后在气体分子运动理论基础上建立起来的。该理论认为化学反应发生的先决条件是反应物分子必须发生碰撞，但并非任何两种反应物分子之间的碰撞都能发生反应。大多数平动能在平均值附近或低于平均值的分子之间的碰撞并不剧烈，不足以引起分子中键的断裂，因此不能引起反应，碰撞后随即分开，这种碰撞称为弹性碰撞（elastic collision）。只有当两种反应物分子的能量超过一定数值时，碰撞后才能发生反应，这种能够发生化学反应的碰撞称为有效碰撞（effective collision）。碰撞理论认为只要知道分子的碰撞频率（Z），再求出可导致旧键断裂的有效碰撞在总碰撞中的分数（q），则由 Z，q 的乘积即可求得反应速率（r）和速率常数（k），即

$$r = -\frac{dc}{dt} = Zq \tag{7-46}$$

以双分子基元反应 A + B ⟶ P 为例，假设 A 和 B 两种分子都是硬球，根据气体分子运动理论可知，运动着的 A 分子和 B 分子在单位时间内的碰撞频率（Z_{AB}）为

$$Z_{AB} = \pi(r_A + r_B)^2 \left(\frac{8RT}{\pi}\frac{M_A + M_B}{M_A M_B}\right)^{\frac{1}{2}} n_A n_B = \pi d_{AB}^2 \left(\frac{8RT}{\pi\mu}\right)^{\frac{1}{2}} n_A n_B$$
$$= \pi d_{AB}^2 \left(\frac{8RT}{\pi\mu}\right)^{\frac{1}{2}} \frac{N_A}{V}\frac{N_B}{V} = \pi d_{AB}^2 L^2 \left(\frac{8RT}{\pi\mu}\right)^{\frac{1}{2}} c_A c_B \tag{7-47}$$

式中，V 为体积；N_A、N_B 分别为 A 和 B 的分子数；M_A、M_B 为 A 和 B 的摩尔质量；$\mu = \dfrac{M_A M_B}{M_A + M_B}$，为 A 和 B 两个分子的折合摩尔质量（reduced molar mass）；d_{AB} 为 A 和 B 分子的半径之和，πd_{AB}^2 为碰撞截面（collision cross-section）；L 为阿伏伽德罗常量。如果是同种分子间的碰撞，则单位时间内的碰撞频率（Z_{AA}）为

$$Z_{AA} = 2\pi d_{AA}^2 \left(\frac{RT}{\pi M_A}\right)^{\frac{1}{2}} n_A^2 = 2\pi d_{AA}^2 L^2 \left(\frac{RT}{\pi M_A}\right)^{\frac{1}{2}} c_A^2$$

在简单碰撞理论中，反应的活化能（E_c）为

$$E_c = \varepsilon_c L$$

假设反应速率比分子间能量传递的速率慢很多，即反应发生时分子的能量分布遵守平衡时的玻尔兹曼能量分布律，则根据能量分布律可知，能量在临界能（E_c）以上的分子数占总分子数的分数为

$$q = e^{-\frac{E_c}{RT}} \tag{7-48}$$

需要强调的是，简单碰撞理论中的活化能（E_c）概念与阿伦尼乌斯方程中的活化能（E_a）概念不一样。简单碰撞理论中反应的活化能指反应物分子碰撞时质心连线上相对平动能所需的最低值，它由分子性质决定，与温度无关；而阿伦尼乌斯方程中的活化能指反应分子的平均能量与所有分子的平均能量的差值，与温度有关。

将式（7-47）和式（7-48）代入式（7-46），有

$$r = -\frac{dc}{dt} = Zq = \frac{Z_{AB}}{L}e^{-\frac{E_c}{RT}} = \pi d_{AB}^2 L\left(\frac{8RT}{\pi\mu}\right)^{\frac{1}{2}}c_A c_B e^{-\frac{E_c}{RT}} = kc_A c_B$$

因此，

$$k = \pi d_{AB}^2 L\left(\frac{8RT}{\pi\mu}\right)^{\frac{1}{2}} e^{-\frac{E_c}{RT}} = Ae^{-\frac{E_c}{RT}} \tag{7-49}$$

式中，$A = \pi d_{AB}^2 L\left(\frac{8RT}{\pi\mu}\right)^{\frac{1}{2}}$，为频率因子（frequency factor）。由于简单碰撞理论本身并不能预言临界能（E_c）的数值，需要用实验活化能来代替。根据阿伦尼乌斯活化能（E_a）的定义

$$E_a = RT^2 \frac{d\ln k}{dT}$$

将式（7-49）代入，可得

$$E_a = RT^2\left(\frac{1}{2T} + \frac{E_c}{RT^2}\right) = E_c + \frac{1}{2}RT$$

当温度不太高时，$\frac{1}{2}RT$ 比 E_c 小得多，可忽略不计，近似认为 $E_a \approx E_c$。

对于一般常见的反应，理论计算所得的 k 和 A 值与实验结果基本相符，但对于一些反应，理论计算值比实验值大，有时甚至大很多，使碰撞理论遇到了困难。因此，有人提出在速率公式中加上校正系数，即

$$k = PAe^{-\frac{E_c}{RT}}$$

式中，P 为概率因子（probability factor）或空间因子（steric factor），数值变化范围较大，根据反应的不同，一般在 $10^{-9} \sim 1$，其中包含了降低分子有效碰撞的各种因素。由于碰撞理论把分子看作没有结构的刚性球体，模型过于简单，实际上并未建立临界能与反应过程的内在联系，因此理论本身无法预测 P 值的大小，只能

由频率因子（A）的实测值和计算值之比求得，使得P成为一个经验性的校正系数。碰撞理论对阿伦尼乌斯方程中的指数项、指前因子和临界能都提出了较明确的物理意义，在反应速率理论中起到了很大的作用。

7.6.2 过渡态理论

过渡态理论（transition state theory）又称活化络合物理论（activated complex theory），是 1935 年由 H. Eyring 和 M. Polanyi 等在统计力学和量子力学发展的基础上提出的。该理论认为当两个具有足够能量的反应物分子相互接近时，不是只通过简单碰撞就变成产物，反应物分子要经过价键重排、能量重新分配才能发生反应变成产物分子，在这个过程中要经过一个反应物分子以一定的构型存在的过渡态，处于过渡态的反应系统称为活化络合物。活化络合物与反应物分子之间建立化学平衡，反应的速率由活化络合物转化为产物的速率决定。过渡态理论包括两部分内容：一是反应体系的势能面，运用量子力学计算反应分子相互接近时的势能变化；二是过渡态理论的基本公式，根据提出的假设运用统计力学处理，提供了一个由反应分子的结构特征计算反应速率常数的方法。

1. 过渡态与势能面

原子间相互作用表现为原子间存在势能，而势能（E_p）是原子核间距（r）的函数，即$E_p = E_p(r)$。以单原子与双原子分子的置换反应为例：

$$A + B\text{—}C \rightleftharpoons [A\cdots B\cdots C] \longrightarrow A\text{—}B + C$$

式中，A 代表单个原子；B—C 代表双原子分子。当 A 原子接近 B—C 分子时，B—C 分子间的键减弱，同时开始生成新键。在这个过程未完成前，系统生成不稳定的[A⋯B⋯C]，称为过渡态或者活化络合物，此时旧键尚未完全断裂，新键未完全形成。在这一过程中，反应系统的势能需要用三个参数描述，即$E_p = E_p(r_{AB}, r_{AC}, r_{BC})$或者$E_p = E_p(r_{AB}, r_{BC}, \angle ABC)$，其能量图要用四维空间中的一个曲面表示，该曲面称为势能面（potential energy surface）。为方便起见，固定三个参数中的$\angle ABC = 180°$，即三个原子在一条直线上进行共线碰撞（collinear collision），以势能E_p对r_{AB}，r_{BC}作图，则势能变化可用三维空间中的曲线表示。通常将势能面曲线投影到r_{AB}和r_{BC}平面上，势能相同的点连成曲线，称为等势能线。势能面上连接反应物和产物的最低能量途径（minimum energy path）称为反应坐标。如果以反应坐标为横坐标，势能为纵坐标，标出反应进程中每一点的势能，即可得到势能面的剖面图，如图 7-5 所示。可以看出，反应沿能量最低的通道前进，但必须越过势能垒（E_b）。

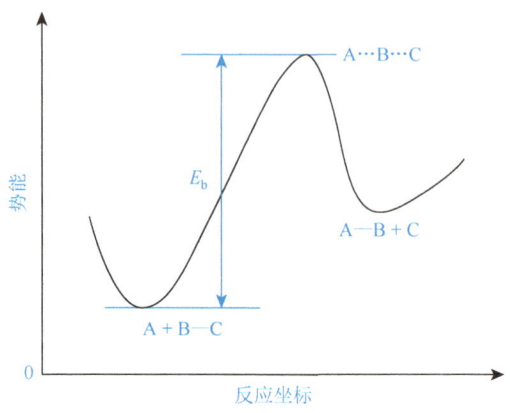

图 7-5 反应势能面剖面图

2. 过渡态理论计算反应速率常数

过渡态理论是以反应系统的势能面为基础，认为从反应物向生成物转化的过程中必须获得能量，以越过势能垒形成活化络合物，然后转化成产物。活化络合物的浓度可由它与反应物达成热力学平衡的假设来计算。活化络合物向产物转化是整个反应的决速步骤，因此活化络合物的分解速率可作为整个反应的速率。

以单原子与双原子分子的置换反应为例：

$$A+B-C \rightleftharpoons [A\cdots B\cdots C]^{\neq} \longrightarrow A-B+C$$

$$K_c^{\neq} = \frac{[A\cdots B\cdots C]^{\neq}}{[A][B-C]}$$

式中，$K_c^{\neq}$ 为活化络合物与反应物达成热力学平衡时的平衡常数。设 $[A\cdots B\cdots C]^{\neq}$ 为线形三原子分子，它有 3 个平动自由度，2 个转动自由度，其振动自由度为 4，其中有 2 个稳定的弯曲振动，1 个对称伸缩振动，这些都不会导致活化络合物分解，而有 1 个不对称伸缩振动将导致活化络合物分解，则反应速率就是活化络合物的分解速率，可表示为

$$r = -\frac{d[A\cdots B\cdots C]^{\neq}}{dt} = \nu[A\cdots B\cdots C]^{\neq} = \nu K_c^{\neq}[A][B-C] = k[A][B-C]$$

则速率常数可表示为

$$k = \nu K_c^{\neq} \tag{7-50}$$

式中，ν 为不对称伸缩振动的频率。平衡常数（$K_c^{\neq}$）的值可通过统计热力学所给出的平衡常数公式进行计算：

$$K_c^{\neq} = \frac{[A\cdots B\cdots C]^{\neq}}{[A][B-C]} = \frac{q^{\neq}}{q_A q_{BC}} = \frac{f^{\neq}}{f_A f_{BC}} \exp\left(-\frac{E_0}{RT}\right) \tag{7-51}$$

式中，q 为不包括体积项的分子总配分函数；f 为不包括零点能和体积项的分子配分函数；E_0 为活化络合物的零点能与反应物零点能的差值。将不对称伸缩振动的自由度再分出来，即

$$f^{\neq} = f^{\neq\prime} \frac{1}{1-\exp\left(-\dfrac{h\nu}{k_{\mathrm{B}}T}\right)}$$

式中，k_{B} 为 Boltzmann 常数。由于不对称伸缩振动不稳定，它对应的频率低于一般振动频率，可作如下近似：

$$\frac{1}{1-\exp\left(-\dfrac{h\nu}{k_{\mathrm{B}}T}\right)} \approx \frac{k_{\mathrm{B}}T}{h\nu}$$

则

$$f^{\neq} = f^{\neq\prime} \frac{1}{1-\exp\left(-\dfrac{h\nu}{k_{\mathrm{B}}T}\right)} = f^{\neq\prime} \frac{k_{\mathrm{B}}T}{h\nu} \tag{7-52}$$

将式（7-51）和式（7-52）代入式（7-50），有

$$k = \nu K_{\mathrm{c}}^{\neq} = \nu \frac{k_{\mathrm{B}}T}{h\nu} \frac{f^{\neq\prime}}{f_{\mathrm{A}}f_{\mathrm{BC}}} \exp\left(-\frac{E_0}{RT}\right) = \frac{k_{\mathrm{B}}T}{h} \frac{f^{\neq\prime}}{f_{\mathrm{A}}f_{\mathrm{BC}}} \exp\left(-\frac{E_0}{RT}\right)$$

式中，$\dfrac{k_{\mathrm{B}}T}{h}$ 在一定温度下有定值，该公式也可推广到其他基元反应，可写成

$$k = \frac{k_{\mathrm{B}}T}{h} \frac{f^{\neq\prime}}{\prod_{\mathrm{B}} f_{\mathrm{B}}} \exp\left(-\frac{E_0}{RT}\right)$$

式中，$\prod_{\mathrm{B}} f_{\mathrm{B}}$ 为所有反应物 B 的配分函数 f_{B} 的乘积。原则上只要知道分子的质量、转动惯量、振动频率等微观物理量，就可用统计热力学的方法求出配分函数，从而计算速率常数（k）。

除统计热力学方法外，平衡常数（$K_{\mathrm{c}}^{\neq}$）的值还可通过热力学的方法处理求解，用反应物转变成活化络合物过程中的热力学函数的变化值计算，进而计算速率常数（k）。令

$$K_{\mathrm{c}}^{\neq} = \frac{f^{\neq\prime}}{f_{\mathrm{A}}f_{\mathrm{BC}}} \exp\left(-\frac{E_0}{RT}\right)$$

则

$$k = \frac{k_{\mathrm{B}}T}{h} K_{\mathrm{c}}^{\neq} \tag{7-53}$$

设有双分子反应

$$A + B—C \rightleftharpoons [A\cdots B\cdots C]^{\neq}$$

$$K_c^{\neq} = \frac{[A\cdots B\cdots C]^{\neq}}{[A][B—C]}$$

$$K_c^{\ominus} = \frac{[A\cdots B\cdots C]^{\neq}/c^{\ominus}}{\frac{[A]}{c^{\ominus}} \cdot \frac{[B—C]}{c^{\ominus}}} = K_c^{\neq}(c^{\ominus})^{2-1}$$

对于一般反应，则有

$$K_c^{\ominus} = K_c^{\neq}(c^{\ominus})^{n-1}$$

式中，n 为所有反应物的计量系数之和。在形成活化络合物的过程中，以浓度为标度的标准摩尔活化吉布斯自由能（standard molar Gibbs free energy of activation）$\Delta_r^{\neq} G_m^{\ominus}(c^{\ominus})$ 为

$$\Delta_r^{\neq} G_m^{\ominus}(c^{\ominus}) = -RT\ln[K_c^{\neq}(c^{\ominus})^{n-1}]$$

或

$$K_c^{\neq} = (c^{\ominus})^{1-n} \exp\left[-\frac{\Delta_r^{\neq} G_m^{\ominus}(c^{\ominus})}{RT}\right] \tag{7-54}$$

将式（7-54）代入式（7-53），得

$$k = \frac{k_B T}{h}(c^{\ominus})^{1-n} \exp\left[-\frac{\Delta_r^{\neq} G_m^{\ominus}(c^{\ominus})}{RT}\right] = \frac{k_B T}{h}(c^{\ominus})^{1-n} \exp\left[-\frac{\Delta_r^{\neq} H_m^{\ominus}(c^{\ominus}) - T\Delta_r^{\neq} S_m^{\ominus}(c^{\ominus})}{RT}\right]$$

$$= \frac{k_B T}{h}(c^{\ominus})^{1-n} \exp\left[-\frac{\Delta_r^{\neq} H_m^{\ominus}(c^{\ominus})}{RT}\right] \exp\left[\frac{\Delta_r^{\neq} S_m^{\ominus}(c^{\ominus})}{R}\right]$$

式中，$\Delta_r^{\neq} S_m^{\ominus}(c^{\ominus})$ 和 $\Delta_r^{\neq} H_m^{\ominus}(c^{\ominus})$ 分别为各物质用浓度表示时的标准摩尔活化熵（standard molar entropy of activation）和标准摩尔活化焓（standard molar enthalpy of activation）。该式即为热力学方法计算反应速率常数（k）的公式。

从以上两种过渡态理论计算速率常数（k）的方法可以看出，该理论一方面与物质的结构相联系，另一方面也与热力学建立了联系。过渡态理论相较于碰撞理论的优势是无须引入概率因子（P），但缺点是引入的活化络合物与反应物达到平衡的假设并不能符合所有的实验事实，对于绝大多数的复杂反应，很难得到其势能面，并且活化络合物的寿命很短，碰撞次数可能不够多，不一定能满足 Boltzmann 分布的要求，使理论的应用受到一定的限制，仍需进一步通过大量的实验和理论工作来完善。

第8章 气体表面吸附与检测

气体吸附特性的研究是当今物理化学领域的重要研究内容。气体吸附理论是研究气体传感与检测的理论基础。气体吸附特性研究的不断发展，也推动了气体传感与检测的发展与进步。本章将从固体表面特性、气体吸附形式、吸附动力学及吸附平衡理论等方面简单介绍吸附理论，并进一步介绍目前气体检测的原理、方法及气体检测在生物医学中的应用。

8.1 气体在材料表面的吸附

8.1.1 固体表面的特点

固体是物质存在的一种形式，与气体和液体相比，固体具有固定的形状。一般说来，只有当物体的体积达到一定程度时才可称为固体，但具体的大小没有明确规定。固体表面上的原子或分子与液体一样，受力也是不均匀的，所以固体表面也有表面张力和表面能。而且不像液体表面分子可以移动，通常它们是定位的。因此其表现出以下几个特点。

1. 固体表面分子（原子）的无法移动性

固体不具有流动性，不像液体那样容易收缩和变形，通过减少表面积的方式来降低表面能。因此固体表面张力的直接测定比较困难。由于固体表面难以收缩，所以只能靠降低界面张力的方法来降低表面能，这也是固体表面产生吸附作用的根本原因。固体表面分子能对碰撞到其表面上来的气体分子产生吸引力，使气体分子在固体表面上发生相对的聚集，以降低固体材料的表面能，使具有较大表面积的固体系统趋于稳定。这也导致了固体表面具有吸附能力。

2. 固体表面的不均匀性

固体表面是不均匀的，即使从宏观上看似乎很光滑，但从原子水平上看是凹凸不平的。绝大多数固体表面是不平整的，即使经过磨光，其表面粗糙程度也会有 $10^{-5}\sim10^{-3}$ cm，因此，绝对理想的表面并不存在。若将固体表面近似地看作一个平面，固体表面对吸附分子的作用不仅与其对表面的垂直距离有关，而且常随水平位置不同而变。即在距离相同的不同表面对吸附分子的作用能不同。此外，同种晶体由于制备、加工不同，会具有不同的表面性质，而且实际晶体的晶面是不完整的，会有晶格缺陷、空位和位错等。正是由于固体表面原子受力不对称和表面结构不均匀，它可以吸附气体或液体分子，使表面自由能下降。而且不同的部位吸附和催化的活性不同。

气体物质在固体表面上聚集的现象称为气体在固体表面上的吸附。其中具有吸附能力的固体称为吸附剂，被吸附的物质（气体）称为吸附质。气固吸附知识在生产生活和科学实验中具有广泛的应用，如复相催化、色层分析方法、气体的分离与纯化、废气中有用成分的回收等。

8.1.2 气固吸附的类型

按固体表面分子对被吸附气体分子作用力的不同，可将吸附分为物理吸附和化学吸附两种类型。物理吸附主要是范德华力引起的吸附，而化学吸附主要是化学键力引起的吸附。在物理吸附中，固体表面分子与气体分子之间的吸附力是分子间作用力，即范德华力。范德华力是比较弱的分子间作用力，导致物理吸附具有以下特点：①无选择性。任何固体都可以吸附任何气体，一般说来，越容易液化的气体越容易被固体吸附。②吸附热。吸附热与气体的液化热相近，为 $-20\sim-40$ kJ/mol。③吸附层。可以是单分子层，也可以是多分子层。吸附了气体分子的表面仍可以再吸附气体分子。④吸附速率。吸附速率快，很容易达到平衡，也易解吸，物理吸附不需要活化能，所以吸附速率一般不受温度的影响。而在化学吸附中，固体表面分子与气体分子之间的吸附力是化学键力，可有电子转移、原子重排、化学键破坏与形成等，类似于化学反应，吸附力远大于范德华力，导致化学吸附具有以下特点：①有选择性。固体表面的分子与被吸附的气体分子间形成了化学键。②吸附热。吸附热与化学反应热相近，为 $-40\sim-400$ kJ/mol。③吸附层。只能是单分子层。吸附了气体分子的表面不可能再吸附气体分子。④吸附速率。吸附速率慢，难以达到平衡，解吸较难，需要的活化能较大，所以速率一般较小，受温度的影响，且随温度的升高，吸附速率增加。表 8-1 列出物理吸附和化学吸附的主要特征差别。

表 8-1 物理吸附和化学吸附的主要特征比较

类型 特征	物理吸附	化学吸附
吸附力	范德华力	化学键力
吸附分子层	被吸附分子可以形成单分子层,也可以形成多分子层	被吸附分子只能形成单分子层
吸附选择性	无选择性,任何固体皆能吸附任何气体,易液化者易被吸附	有选择性,指定吸附剂只对某些气体有吸附作用
吸附热	较小,与气体液化热相近;为 $2\times10^4\sim 4\times10^4$ J/mol	较大,近于化学反应热,为 $4\times10^4\sim 4\times10^5$ J/mol
吸附速率	较快,速率少受温度影响。易达平衡,较易脱附	较慢,升温则速率加快,不易达平衡,较难脱附

许多气固吸附体系常常同时发生物理吸附和化学吸附。一般来说,低温下主要是物理吸附,高温下主要是化学吸附。

8.1.3 吸附量与吸附平衡

气相中的气体分子可以被吸附到固体表面上来,已被吸附的气体分子也可以脱附而回到气相中。在温度和吸附质的分压恒定的条件下,当吸附速率与脱附速率相等时,即单位时间内被吸附到固体表面上的量与脱附回到气相的量相等时,达到吸附平衡。此时固体表面上的吸附量不再随时间而变。吸附平衡是一种动态平衡。在达到吸附平衡条件下,单位质量的吸附剂所吸附气体的物质的量(n)或换算成气体在标准状态下所占的体积(V),称为吸附量,以 a 表示:

$$a = \frac{n}{m} \qquad a = \frac{V}{m}$$

式中,m 为吸附剂的质量。吸附量与吸附剂和吸附质的本性、温度及达到吸附平衡时吸附质的分压等有关,因此可用不同的方法表示。

8.1.4 吸附曲线

实验研究显示,对于一定的吸附剂和吸附质,吸附量(a)由吸附温度(T)和吸附质的分压(p)决定,可表示为

$$a = f(T, p)$$

式中共有 a、T、p 三个变量,为研究它们的规律性,常常固定其中一个变量,研究另外两个变量之间的关系,例如:

1)$p = $ 常数,$a = f(T)$,称为吸附等压线(adsorption isobar)。

2）a = 常数，$p = f(T)$，称为吸附等量线（adsorption isostere）。

3）T = 常数，$a = f(p)$，称为吸附等温线（adsorption isotherm）。

三种吸附曲线是相互关联的，其中任何一种曲线都可以用来描述吸附作用的规律，并且从一组某一类型的曲线可以画出其他两组曲线。实际工作中用的最多的是吸附等温线。

1. 吸附等压线

当吸附质的平衡分压一定时，反映吸附量与吸附温度之间的关系曲线称为吸附等压线。吸附等压线可用于判别吸附体系是物理吸附还是化学吸附。

气体分子在固体表面上发生吸附时，是由三维空间的运动变成在固体表面上的二维空间运动，分子的平动受到限制，因而是熵减少过程。由前所述，吸附是自发的过程，显然表面吉布斯函数是降低的，根据热力学，有 $\Delta G = \Delta H - T\Delta S$，可以推断吸附过程的 ΔH 必定是负值，即无论是物理吸附还是化学吸附都是放热的，所以温度升高时两类吸附的吸附量都应下降。物理吸附速率快，较易达到平衡，所以实验中表现出吸附量随温度升高而下降的规律，如图 8-1（a）所示。但是化学吸附速率慢，往往难以达到吸附平衡，并且升高温度会加快吸附速率，此时会出现吸附量随温度升高而增大的情况。当真正达到吸附平衡时，吸附量才会随温度升高而下降。因此，在吸附等压线上，若先出现吸附量随温度升高而增大，后出现吸附量随温度升高而下降的现象，则可判断有化学吸附现象，如图 8-1（b）所示为 H_2 在 Ni 上的吸附等压线。

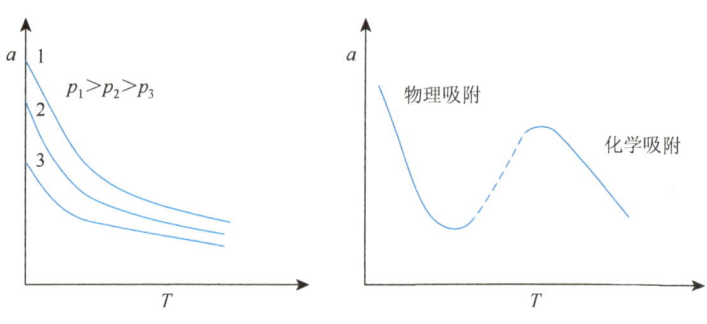

图 8-1 吸附等压线

（a）物理吸附等压线；（b）H_2 在 Ni 上的吸附等压线

2. 吸附等量线

吸附量一定时，反映吸附质平衡分压与温度的关系曲线称为吸附等量线。

吸附等量线主要用于计算吸附热。在等量线中，T和p的关系类似于克拉佩龙方程，即

$$\left(\frac{\partial \ln p}{\partial T}\right)_a = \frac{\Delta_{ads} H_m}{RT^2}$$

前面已得出，ΔH必定是负值，其数值的大小常被看作吸附作用强弱的一种标志。它是研究吸附现象的重要参数之一。

3. 吸附等温线

温度一定时，反映吸附量与吸附质平衡分压的关系曲线称为吸附等温线。由于吸附剂与吸附质之间作用力不同，以及吸附剂表面状态的差异，吸附等温线不同。根据实验结果，大致有以下五种类型，如图8-2所示。

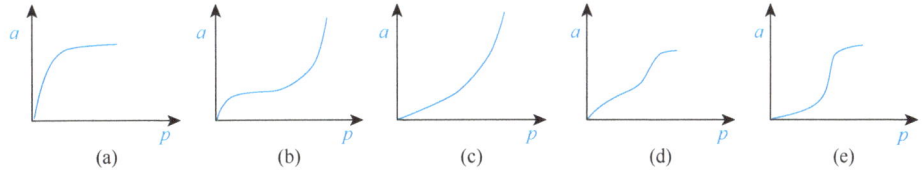

图8-2 不同类型的吸附等温线

图8-2（a）为单分子层吸附，其余均为多分子层吸附。在所有吸附曲线中，人们对等温曲线的研究最多，推导出一系列解析方程，称为吸附等温式。

（1）朗缪尔吸附等温式

1916年，美国科学家朗缪尔（Langmuir）第一个发表了关于气体在固体表面上吸附的理论，并推导出单分子层吸附等温式。朗缪尔吸附等温式是最早的具有一定理论基础的吸附等温式。单分子层吸附理论的基本假设如下。

1）气体在固体表面上的吸附是单分子层吸附。由于固体表面上的原子力场不饱和，有剩余价力。当固体表面吸附了一层分子后，这种力场得到饱和，因此只有当气体分子碰撞到尚未吸附气体分子的空白表面上才能被吸附。如果碰撞到已被吸附的气体分子上则不发生吸附。后者的碰撞是弹性碰撞，前者是非弹性碰撞。

2）固体表面是均匀的，表面上各处的吸附能力相同，吸附热为一常数，不随覆盖程度而变化。

3）被吸附在固体表面上的分子之间无相互作用力。被吸附分子脱附时，不受邻近吸附分子的影响。已吸附在吸附剂表面的气体分子，当其在振动过程中吸收了足够的能量，能够克服吸附剂表面力场束缚时，将发生解吸附，返回外部空间。

气体分子发生解吸附的概率只与气体分子和吸附剂表面的相互作用有关,而与其他气体分子或与吸附剂碰撞的位置无关,即吸附剂表面各处对气体分子的吸附能力是相同的。

4）吸附平衡是动态平衡。当气体分子碰撞到固体表面时,被固体表面吸附,被吸附的气体分子如果有足够的能量,克服固体表面的吸引力,被吸附的气体分子也可以重新回到气相空间,即发生了解吸。当吸附速率和解吸速率达到相等时,即达到了吸附平衡。从宏观上看,气体不再发生吸附和解吸。

在单层吸附理论假设的基础上,朗缪尔导出了吸附平衡（吸附速率 = 解吸附速率）时吸附量与气体压力之间的关系式。

一定温度下,吸附分子在固体表面覆盖的固体表面积与固体的总表面积之比,称为表面覆盖率,用 θ 表示。

$$\theta = \frac{\text{已被吸附质覆盖的固体表面积}}{\text{固体的总表面积}} \quad (8\text{-}1)$$

设某一时刻固体的表面覆盖率为 θ,则固体的空白率为 $(1-\theta)$。气体的吸附速率与气体的压力成正比,由于只有气体分子碰撞到空白表面上才能被吸附,即又与固体的空白率 $(1-\theta)$ 成正比,所以吸附速率可以表示为

$$r_{\text{ads}} = k_1(1-\theta)p \quad (8\text{-}2)$$

式中,k_1 为吸附速率常数;p 为气体的压力。被吸附的分子脱离表面重新回到气相中的解吸速率与固体的表面覆盖率 θ 成正比,即

$$r_{\text{d}} = k_2\theta \quad (8\text{-}3)$$

式中,k_2 为解吸速率常数。在等温条件下,当吸附达到平衡时,吸附速率和解吸速率相等,因此有

$$k_1(1-\theta)p = k_2\theta$$

上式经整理后得

$$\theta = \frac{k_1 p}{k_2 + k_1 p}$$

令 $b = k_1/k_2$,代入上式,得

$$\theta = \frac{bp}{1+bp} \quad (8\text{-}4)$$

式（8-4）称为朗缪尔吸附等温式。b 为吸附平衡常数,也称吸附系数,它的大小代表了固体表面吸附气体能力的强弱程度。b 值越大,表示固体的吸附能力越强。朗缪尔吸附等温式定量地指出表面覆盖率（θ）与平衡压力（p）之间的关系。

从式（8-4）可以看出以下几点。

1）当压力很低时，$bp \ll 1$，$\theta \approx bp$，即表面覆盖率（θ）与气体平衡分压（p）呈正比关系；与图 8-3 吸附等温线中的低压部分相符合。

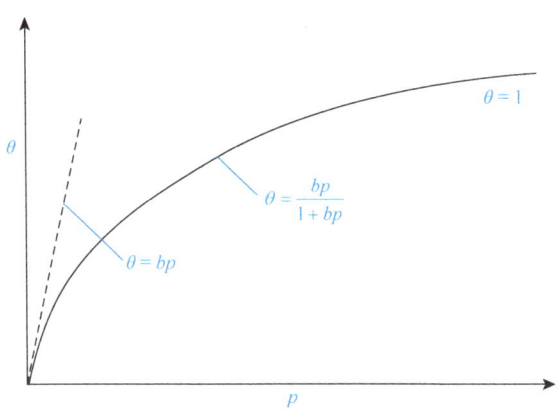

图 8-3　朗缪尔吸附等温线的示意图

2）当压力很高时，$bp \gg 1$，$\theta \approx 1$，即表面覆盖率（θ）不再随压力变化，表示气体分子在固体表面完全覆盖满一层，即吸附达到饱和；与图 8-3 吸附等温线中的高压部分相符合。

3）当压力适中时，

$$\theta = \frac{bp}{1+bp}$$

可以表示为 $\theta \approx pm$，m 介于 0 与 1 之间。与图 8-3 吸附等温线中的中压部分相符合。

若以 V_m 代表当表面上吸满单分子层时的吸附量，V 代表压力为 p 时的实际吸附量，则表面覆盖率 $\theta = V/V_m$，代入朗缪尔吸附等温式（8-4）后，即得

$$\theta = V/V_m = bp/(1+bp)$$

重排后可得

$$p/V = 1/V_m b + p/V_m$$

这是朗缪尔吸附等温式的另一种表示方法。可以看出，若以 p/V 对 p 作图，可得一直线，直线的斜率为 $1/V_m$，截距为 $1/V_m b$，因而从斜率和截距可求出吸附平衡常数（b）和铺满单分子层的气体体积（V_m）。

V_m 是一个重要参数。由吸附质分子截面积（A_m）可计算吸附剂的总表面积（S）和比表面（A）。

$$S = A_m L n$$
$$n = V_m/(22.4 \text{dm}^3/\text{mol})$$

$$A = S/m$$

式中，m 为吸附剂质量。

前面讨论的是吸附时不发生解离的情况。如果一个吸附质粒子吸附时解离成两个粒子，而且各占一个吸附中心，则吸附速率可以表示为

$$r_{ads} = k_1 p(1-\theta)^2$$

而脱附时两个粒子都可以脱附，所以解吸速率可以表示为

$$r_d = k_2 \theta^2$$

平衡时，$r_{ads} = r_d$，所以

$$\theta = \frac{\sqrt{bp}}{1+\sqrt{bp}} \tag{8-5}$$

式中，$b = k_1/k_2$。在低压下，$b^{1/2}p^{1/2} \ll 1$，式（8-5）可简化为

$$\theta = b^{1/2}p^{1/2}$$

这一结果可以作为双原子分子在吸附时是否发生解离的标志，即如果 θ 正比于 $p^{1/2}$，则表示发生了解离。

朗缪尔吸附等温式是一个理想的吸附等温式，它的两个基本假设局限于它只能较满意地解释单分子层理想吸附，而对于多分子层吸附，或者单分子层吸附但吸附分子之间有较强相互作用的情况，都不能给予解释。尽管如此，朗缪尔吸附等温式仍然是一个重要的吸附公式，特别是在复相催化中应用十分广泛。此外，该公式在推导过程中第一次对气固吸附的机理做了形象的描述，为以后的某些吸附等温式的建立起了奠基作用。

（2）BET 多分子层吸附等温式

实验测得的许多吸附等温线都表明，大多数固体对气体的吸附并不是单分子层的，尤其是物理吸附基本上都是多分子层的。1938 年布尤瑙尔（Brunauer）、爱梅特（Emmett）和特勒尔（Teller）在朗缪尔单分子层吸附理论的基础上提出多分子层吸附理论，简称 BET 理论。多分子层吸附理论接受了朗缪尔单层吸附理论的相关内容，并对单层吸附理论加以改进，具体如下。

1）固体表面是均匀的；
2）吸附靠分子间力，吸附可以是多分子层的；
3）被吸附的气体分子间无相互作用力；
4）吸附与脱附建立起动态平衡。

由 BET 理论导出的结果是

$$\frac{p}{V(p^*-p)} = \frac{1}{V_\infty C} + \frac{C-1}{V_\infty C} \cdot \frac{p}{p^*} \tag{8-6}$$

此式称为 BET 多分子层吸附等温式。式中，V 和 V_∞ 为气体分压为 p 时质量为

m 的吸附剂吸附达平衡时吸附气体的体积及盖满一层时吸附气体的体积；p^* 为被吸附气体在温度（T）时成为液体的饱和蒸气压；C 为与吸附第一层气体的吸附热及该气体的液化热有关的常数。BET 公式适用于单分子层及多分子层吸附。BET 公式的重要应用是测定和计算固体吸附剂的比表面。

对于在一定温度（T）指定的吸附系统，C 和 V_∞ 皆为常数。由式（8-6）可见，若以 $p/[V(p^*-p)]$ 对 p/p^* 作图，斜率 = $(C-1)/V_\infty C$；截距 = $1/V_\infty C$。

$$V_\infty = \frac{1}{截距 + 斜率} \tag{8-7}$$

由所得的 V_∞ 可算出单位质量的固体表面铺满单分子层时所需的分子个数。若已知每个分子所占的面积，则可算出固体的比表面 A_m（即 1g 吸附剂的表面积）。公式如下：

$$A_m = \frac{V_\infty(\text{STP})}{V_m(\text{STP})m} \times L \times \sigma$$

式中，V_m（STP）为在标准状态下气体的摩尔体积，即 $22.414 \times 10^{-3} \text{m}^3/\text{mol}$；$V_\infty$（STP）为质量为 m 的吸附剂在 T，p 下吸满一层时气体的体积，并换算成标准状态下的体积；σ 为每个吸附分子所占的面积；m 为吸附剂的质量；L 为阿伏伽德罗常量。测定时，常用的吸附质是 N_2，其截面积 $\sigma = 16.2 \times 10^{-20} \text{m}^2$。

由于固体吸附剂和催化剂的比表面是吸附性能和催化性能研究中的重要参数，所以测定固体的比表面是非常重要的。利用 BET 公式测定是目前计算比表面最常用的方法，其相对误差一般在 10%左右。

8.2　气固吸附的本质

8.2.1　气固吸附的作用力

前面讨论了吸附作用的一般现象及不同的吸附公式。那么什么样的作用才可以使气体分子吸附在固体表面上，这就是气固吸附的本质问题。

气体分子碰撞到固体表面后可以产生吸附，气体分子被吸附到固体表面时，能降低固体的表面能，使固体系统趋于稳定。按吸附分子与固体表面的作用力的性质不同，可以把吸附分为两类：物理吸附和化学吸附。就吸附的本质来说，物理吸附的作用力是范德华力。范德华力是诱导力、色散力和取向力的总称。若两个非极性分子相互接近时，由于电子的运动，瞬间电子的位置对原子核是不对称的，也就是说正电荷重心和负电荷重心发生瞬时的不重合，从而产生瞬时偶极。在两个瞬时偶极之间产生的引力就称为色散力（dispersion force）。若极性分子与非极性分子相互接近时，由于极性分子偶极所产生的电场对非极性分子产生影响，使非极性分子电子云变形（即电子云被吸向极性分子偶极的正电的一极），结果使非极性分子的电子云与原子核发生相对位移而受到诱导产生了偶极。这种固有偶极和诱导偶极之间的作用力，称为诱导力（induced force）。若两个极性分子相互接近时，它们偶极的同性相斥，异性相吸，使得极性分子之间做定向的排列，这种由于极性分子的取向而产生的分子间的作用力，称为取向力（orientation force）。对于一具体系统，这三种作用力可以同时出现，也可以只有一两种起主要作用。当离子晶体吸附极性分子时，如分子筛吸附水蒸气分子时，这三种力都起作用。当离子晶体吸附非极性分子时，如分子筛吸附氧气分子时，诱导力和色散力起主要作用。对于非极性分子之间的作用力，则主要是色散力，如炭对非极性气体氮气的吸附。

化学吸附的本质是吸附气体和固体表面之间形成新的化学键。图 8-4 是金属表面和离子型晶体表面的示意图。可以看出，固体表面上的原子或离子与内部不同，它们还有空余的成键能力或存在着剩余的价力，可以与吸附物分子形成化学键。由于化学吸附的本质是形成了化学键，因而吸附是单分子层的。

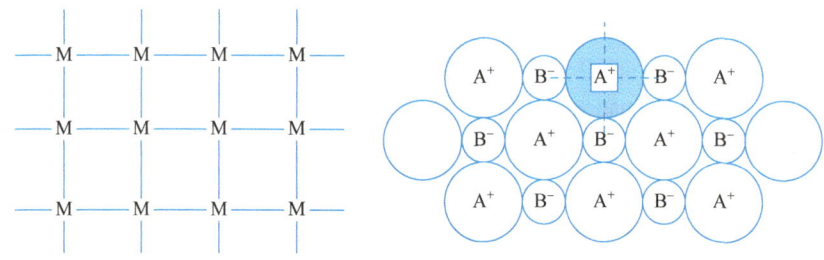

图 8-4　金属表面和离子型晶体表面的示意图

化学吸附需要活化能，而物理吸附不需要活化能。因此物理吸附在低温时就可以发生，而化学吸附通常都需要较高的温度。化学吸附的机理主要有三种：①气体分子失去电子成为正离子，固体得到电子，结果是正离子被吸附在带负电的固体表面上。②固体失去电子而气体分子得到电子，结果是负离子被吸附在带正电的固体表面上。③气体与固体共有电子成共价键或配位键。例如，气体在金属表面上的吸附就往往是由于气体分子的电子与金属原子的 d 电子形成共价键，或气体分子提供一对电子与金属原子成配位键而吸附的。

对于几个吸附等温式来说，朗缪尔公式既可用于物理吸附，也可用于化学吸附，而 BET 公式只能用于多层的物理吸附。化学吸附是催化过程的必经阶段，因而至关重要。在复相催化中，多数属于固体表面催化气相反应，它与固体表面吸附紧密相关。在这类催化反应中，至少有一种反应物是被固体表面化学吸附的，而且这种吸附是催化过程的关键步骤。在固体表面的吸附层中，气体分子的密度比气相中高得多，但是催化剂加速反应一般并不是表面浓度增大的结果，而主要是因为被吸附分子、离子或基团具有高的反应活性。气体分子在固体表面化学吸附时可能引起离解、变形等，可以大大提高它们的反应活性。因此，化学吸附的研究对阐明催化机理是十分重要的。

8.2.2 吸附热

吸附热是指吸附过程产生的热效应。在吸附过程中，气体分子移向固体表面，其分子运动速度会大大降低，因此释放出热量。由于物理吸附和化学吸附都是自发过程，因此在吸附过程中，系统的吉布斯自由能必然小于零（$\Delta G<0$）。当气体吸附到固体表面上，气体分子从原来的空间自由运动变成限制在表面层上的二维运动，运动的自由度减少了，因而熵也减少了（$\Delta S<0$）。在等温条件下，根据热力学关系式：$\Delta G = \Delta H - T\Delta S$，可以得出 $\Delta H<0$，所以吸附通常是放热的。

物理吸附的吸附热一般为几百到几千 J/mol，最大不超过 40kJ/mol。化学吸附过程的吸附热比物理吸附过程的大，其数量相当于化学反应热，一般为 84~417kJ/mol。吸附热的大小是区别物理吸附和化学吸附的重要标志。吸附热的大小可以用来衡量吸附强弱的程度，吸附热越大，则吸附越强。若吸附太强，则产物不容易从表面解吸。若吸附太弱，则反应分子又达不到足够活化的程度。所以作为一个好的催化剂，它的吸附性能既不能过强也不能过弱，要适中才好。

在固体表面上恒温地吸附某一定量的气体时所放出的热称为积分吸附热。实验表明，积分吸附热随覆盖率的不同而不同。积分吸附热实际上是各种不同覆盖度下微分吸附热的平均值。

在已经吸附了一定量的气体以后，在吸附剂上再吸附气体，如果吸附量改变 dq，此时放出的热量为 dQ，则 dQ/dq 称为微分吸附热。微分吸附热也随覆盖率而变化。微分吸附热的测定通常用逐次加入定量的吸附物，使吸附量逐渐增加，同时测定对应的热量变化，以测取微分吸附热。微分吸附热是吸附质气体浓度的函数，并随其浓度的增加而减少。吸附剂接近完全吸附饱和时，微分吸附热的最高值趋近于该气体吸附质的正常冷凝热。

微分吸附热一般随表面覆盖度的增加而减少，这里起决定因素的是吸附剂或催化剂表面的不均匀性。表面上首先被吸附的位置，是那些活性强因而吸附热也大的位置，此时吸附活化能最小，放出来的吸附热最大。随着覆盖度的增加，最活泼的活性中心逐步被占据，后来只能吸附在较不活泼的吸附中心上，此时吸附活化能增加，而吸附热变小。另一个因素可能是吸附分子之间的相互作用。已吸附了气体的质点之间存在排斥力或吸引力，并随覆盖度的增加而增大。这些分子间排斥力或吸引力会对后来要吸附的分子有所影响。这两种因素可能同时存在，但其中表面的不均匀性占主要地位，因为在覆盖度不大的情况下，Q 随覆盖度降低很快，而这时吸附分子相距尚远，彼此间不可能有很大的相互作用。显然表面的不均匀性是影响吸附热的主要因素。

吸附热随覆盖度的不同而变化，所以吸附热能够反映催化剂表面的不均匀情况，也能反映吸附成键的类型及吸附分子之间的相互作用。因此在选择催化剂时，吸附热常常是需要考虑的重要因素之一。

8.2.3 影响气固吸附的主要因素

影响气固吸附的主要因素有温度、压力及吸附剂和吸附质的性质。

1. 温度

气体吸附是放热过程，无论物理吸附还是化学吸附，升高温度时吸附量都会减少。在物理吸附中，要发生明显的物理吸附作用，一般来说要控制温度在气体的沸点附近。

2. 压力

无论物理吸附还是化学吸附，增大压力，吸附量和吸附速率都会增大。

3. 吸附剂和吸附质的性质

极性吸附剂易于吸附极性吸附质，非极性吸附剂易于吸附非极性吸附质。无论是极性吸附剂还是非极性吸附剂，一般吸附质分子的结构越复杂，沸点越高，被吸附的能力越强。这是因为分子结构越复杂，范德华力越大，沸点越高，气体的凝结能力才越大。这些都有利于吸附。酸性吸附剂易吸附碱性吸附质，反之碱性吸附剂则易吸附酸性吸附质。此外，在许多情况下，吸附剂的孔结构和孔径大小，不仅对吸附速率有很大的影响，还直接影响吸附量。

8.3　气体传感与检测

气体吸附特性为气体传感检测的研究奠定了一定的理论基础，也推动了气体检测装置的发展。目前，用于气体传感检测的装置主要有气体传感器及在气体传感器基础上发展起来的基于气体传感阵列和模式识别技术的电子鼻。

8.3.1　气体传感器

气体传感器是一种能将气体成分及含量转换为与其呈一定关系的物理信号输

出的器件。其最早的开发可追溯到第一次工业革命，蒸汽机的发明使得大量煤炭能源被使用，瓦斯爆炸事故时常发生，严重影响煤炭的正常开采和人身安全。为了解决这一问题，1815 年英国发明了火焰安全灯，借火焰高度变化实现对煤矿井下可燃性气体浓度的检测，这就是气体传感器技术研究的开始；20 世纪 30 年代，研究人员发现气体在半导体表面的吸附会引起半导体电阻的明显变化。20 世纪 60 年代，日本科学家利用金属氧化物半导体研制出可燃性气体传感器，由烧结方法制备而成的氧化锡气体传感器自 1968 年进入日本市场。由此制备和研发气体传感器成为研究热点。70 年代初，人们开始利用半导体硅材料制备气敏传感器。

随后人们又开发了以电化学为原理的各类电化学气体传感器。随着表面科学的研究发展，人们又利用表面吸附效应的物理变化检测气体含量，发现压电晶体表面载体不同，所吸附气体种类不同，则所产生的振荡频率不同，利用此原理可检测气体含量；利用固体电解质吸附气体后电介质常数发生变化的性质可检测气体含量。为了提高气体传感器的灵敏性和选择性，各种无机半导体材料、金属有机半导体、共轭导电高分子及纳米材料都已被用来开发气体传感器。虽然目前许多气体传感器都已投入商品化使用，但如何提高气体传感器的性能，如适用性、灵敏性、选择性和稳定性，仍是目前气体传感研究的热点。

气体传感器是化学传感器的一大门类，种类繁多，分类标准不一。根据气体传感器的工作原理，可以将气体传感器分为电学类、电化学类、质量型及光学传感器等。

1. 电学类气体传感器

利用材料的电学参量随气体浓度的变化而变化的特性制作的气体传感器为电学类气体传感器。这类气体传感器又可分为电阻式和非电阻式两大类，其中电阻式气体传感器主要有半导体、接触燃烧式、热传导式气体传感器等，而非电阻式气体传感器则通常是利用材料的电流或电压随气体含量变化的特点制成的传感器，主要包括金属氧化物半导体（metal oxide semiconductor，MOS）二极管式、结型二极管式和场效应管式等。

（1）半导体气体传感器

这种传感器是利用半导体材料作为敏感元件的气体传感器，是目前应用最普遍、最具有使用价值的一类气体传感器，已广泛应用于家庭和工厂的可燃气体泄漏检测装置，适用于甲烷、液化气、氢气等的检测。

半导体气体传感器主要是指金属氧化物半导体气体传感器，是一种利用金属氧化物薄膜（如 SnO_2、ZnO、Fe_2O_3、TiO_2 和 WO_3 等）支撑的阻抗传感器，其中以 SnO_2 最为常见。电阻型半导体气体传感器的工作原理主要是当气体分子吸附到传感层时，会引起金属氧化物的电阻的变化，其中电阻值降低多少与还原性气体的浓度有关，这样通过两电极之间的电阻变化可确定气体的数量。通常采用表面空间电荷层模型、晶粒界面势垒模型和吸收效应模型等进行解释。当半导体器件被加热到稳定状态，在气体接触半导体表面而被吸附时，被吸附的分子首先在物体表面自由扩散，失去运动能量，一部分分子被蒸发掉，另一部分残留分子产生热分解吸附在物体表面。当半导体的功函数小于吸附分子的亲和力，则吸附分子将从器件夺走电子而变成负离子吸附，半导体表面呈现电荷层。例如氧气等具有负离子吸附倾向的气体被称为氧化型气体。如果半导体的功函数大于吸附分子的离解能，吸附分子将向器件释放出电子，从而形成正离子吸附。具有正离子吸附倾向的气体有氢气、一氧化碳等，它们被称为还原性气体。当氧化型气体吸附到 n 型半导体，还原性气体吸附到 p 型半导体上时，将使半导体载流子减少，而使电阻增大。当还原型气体吸附到 n 型半导体上，氧化型气体吸附到 p 型半导体上时，则载流子增多，半导体阻值下降。图 8-5 为 n 型半导体吸附气体时器件阻值变化图。由于空气中的含氧量大体上是恒定的，器件阻值也相对固定。若气体浓度发生变化，其阻值也会变化。根据这一特性，可以根据阻值变化得知吸附气体的种类和浓度。常见的 n 型氧化物半导体材料有 SnO_2、ZnO、TiO 等，p 型氧化物半导体材料有 CuO、MoO_2、CrO_3 等。

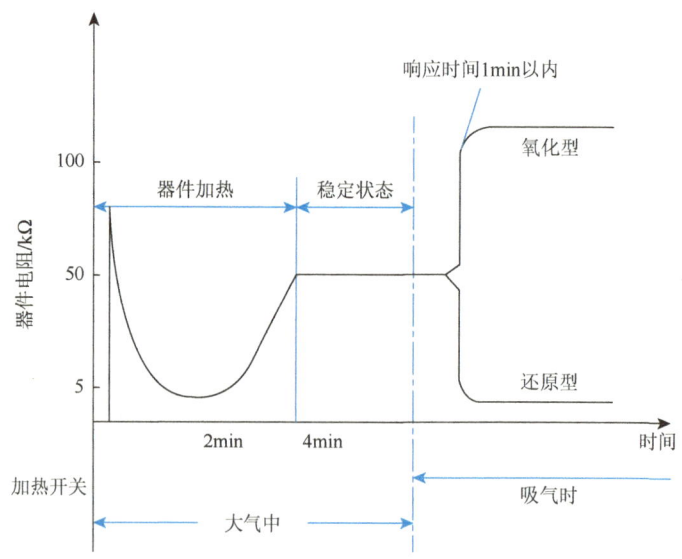

图 8-5 n 型半导体吸附气体时器件阻值变化图

金属氧化物气体传感器坚固耐用、价格低廉，因此有一定的应用前景。但这类传感器通常对很多气体都有响应，缺乏选择性，并且工作温度很高。为了提高选择性和降低传感器的工作温度，常常通过掺杂某些金属或者添加剂来提高对某种气体的吸附，如铂、钯等贵重金属，以缩短达到化学平衡的响应时间。Shaver 首先发现 Pt 对 WO_3 气敏元件的特性有显著的敏感效果，大大提高了灵敏度和选择性，缩短了响应时间。Penza 等在 WO_3 中分别掺杂了 Pd、Pt 和 Au，并比较了掺杂的三种贵金属对 WO_3 气敏性能的影响。实验结果表明，贵金属材料的掺杂提高了材料对 NO_x 的选择性，并加快了响应速度。N. Yamazoe 等利用 WO_3 作为氨气敏感材料，Au 和 MoO_3 作为添加剂来检测氨气，最低检测限是 1ppm（ppm 为 10^{-6}），工作温度平均在 400℃以上。

半导体气体传感器主要适用于一些还原性气体和某些有毒气体，特别是可燃性气体，如 CO、H_2、CH_4 等。它的优点是结构简单、易小型化、价格便宜、寿命长、可靠性高、灵敏度高、响应速度快、一致性好、适用范围宽，是目前应用最多的一种气敏传感器。但它也存在许多缺点，如对气体的选择性差，使得误报的概率大等；这类传感器如果长时间没有遇到探测气体，将会因氧化而进入休眠状态，从而对气体泄漏不再做出反应。

（2）接触燃烧式气体传感器

接触燃烧式气体传感器利用可燃性气体在气敏元件表面上发生氧化反应，产生热量从而引起元件电阻值的改变，据此来检测不同浓度的气体。这种气体传感器对不燃烧气体不敏感。其结构通常是在铂丝线圈上包以氧化铝和黏合剂，经烧结而形成球状，外表涂敷铂、钯等稀有金属的催化层。工作时加热至 300～400℃，当环境中有可燃性气体时，气体就会在稀有金属催化层上燃烧，从而引起铂丝线圈温度上升、阻值增大，通过测量这一电阻的变化可测定环境中可燃气体的浓度。

接触燃烧式气体传感器通过易燃气体在传感器表面接触燃烧从而引起传感器的电阻改变，当电阻的变化量达到百分最低爆炸下限（lower explosive limit，LEL）就会报警。它的优点是受温度和湿度影响小，稳定性高，且接触燃烧式气体传感器电阻的变化与气体浓度呈线性关系，使电路设计变得简单。其已经被广泛应用于石油化工厂、矿井、浴室和厨房的可燃性气体的监测和报警中。其缺点是寿命短，通常只有 1～2 年，而且元件表面的催化剂接触到一些非可燃性气体时会产生反应，容易发生催化剂中毒。

（3）热传导式气体传感器

热传导式气敏材料依据不同可燃性气体的导热系数与空气的差异来测定气体的浓度，通常利用电路将导热系数的差异转化为电阻的变化。热传导式气体检测仪是将待测气体送入气室，气室中有热敏元件如热敏电阻、铂丝或钨丝，对热敏元件加热到一定温度，当待测气体的导热系数较高时，热量更容易从热敏元件上散发，使其电阻减小，通过惠斯通电桥测量这一阻值变化可得到被测气体的浓度值。

非电阻型气体传感器主要是利用 MOS 二极管的电容-电压特性的变化及 MOS 场效应晶体管的阈值电压变化等特性而制成的气体传感器。由于这类传感器的制造工艺成熟，便于器件集成化，因而其性能稳定、价格便宜。利用特定材料还可以使传感器对某些气体特别敏感。

2. 电化学类气体传感器

电化学气体传感器（electrochemical gas sensor，EGS）是通过待测气体在电极处发生氧化或还原反应而引起装置的电流变化，得出对象气体浓度的探测器。其通过外部电路将电解池的工作电极与参比电极恒定在一个适当的电位，通过待测气体吸附在电解池中的工作电极上发生电化学氧化还原反应，由于氧化和还原反应时所产生的非法拉第电流很小，可以忽略不计，于是待测气体电化学反应所产生的电流与其浓度成正比并遵循法拉第定律。因此，通过测定工作电极上产生的电流大小就可以确定待测气体的浓度。

电化学气体传感器的结构主要包括电极、电解液、电解液的保持材料、除去干扰气体的过滤材料、密闭外壳和涂覆有接触电阻小且抗氧化金属材料（如 Au）的管脚。其中的电极包括工作电极、参比电极和对电极，通常由对被测气体具有催化作用的材料制成。电化学气体传感器按照工作原理一般分为以下几种类型。

（1）原电池型气体传感器

原电池型气体传感器也称伽伐尼电池型气体传感器，其原理同干电池，只是电池的碳锰电极被气体电极替代了。这种传感器可以有效地检测氧气、二氧化硫、氯气等。

氧气传感器采用隔膜式伽伐尼电池工作原理。这类传感器通常包括具有催化活性的贵重金属阴极，易极化的活泼金属阳极，酸、碱、盐的水溶液或其他离子导体构成的电解质，密闭外壳，管脚等。氧气传感器的外壳是一个密闭容器并充满电解液，此密闭容器的顶部有一个毛细微孔，允许氧气通过并进入工作电极。此时氧气将在传感器内部被电解，导致传感器内部导电离子浓度发生变化。通过测量流过两电极的电解电流可以准确感知环境中氧气浓度的变化。在适当的范围内，电解电流与氧气浓度呈良好的线性关系。

氧气在传感器中的电化学过程描述如下：当氧气到达工作电极时，立即发生如下反应被还原成氢氧根离子：

$$O_2 + 2H_2O + 4e^- \longrightarrow 4OH^-$$

这些氢氧根离子通过电解质到达阳极（铅），与铅发生氧化反应，生成对应的金属氢氧化物：

$$2Pb + 4OH^- \longrightarrow 2Pb(OH)_2 + 4e^-$$

总电池反应：

$$O_2 + 2Pb + 2H_2O \longrightarrow 2Pb(OH)_2$$

反应生成的电流大小相应地取决于氧气扩散速度，氧气的扩散速度则取决于氧分压和毛细孔孔径的大小。可外接一只已知电阻来测量产生的电势差,这样就可以准确测量氧气的浓度。

(2) 恒定电位电解池型气体传感器

这种传感器用于检测还原性气体非常有效,它的原理与原电池型传感器不一样,它的电化学反应是在电流强制下发生的,是一种真正的库仑分析的传感器。它的工作原理是利用工作电极与对电极组成电极对,当这对电极浸入电解液中,在电极间加上电压会产生极化,若工作电极为正极,对电极为负极,则电解液中的负离子移向工作电极,正离子移向对电极,此时被测气体扩散到工作电极上,在催化剂作用下产生电化学反应释放出电荷,使工作电极与对电极的电位发生变化,产生电流。电流的大小与电极电位和气体浓度等因素有关,当电极电位一定时,反应电流与气体浓度和扩散系数成正比,与扩散电极厚度成反比。这种传感器已经成功地用于一氧化碳、硫化氢、氢气、氨气等气体的检测之中,是目前有毒有害气体检测的主流传感器。

(3) 浓差电池型气体传感器

浓差电池型气体传感器也称固体电解质气体传感器。具有电化学活性的气体在电化学电池的两侧,会自发形成浓差电动势,电动势的大小与气体的浓度有关。这种传感器使用固体电解质作为气敏材料来构建气敏元件。其原理是气敏材料在通过气体时产生离子,从而形成电动势,测量电动势从而测量气体浓度。固体电解质气体传感器主要由固体电解质(ZrO_2、Y_2O_3、KAg_4I_5、LaF_3 等无机盐),加上阴、阳极材料组合而成。采用固体电解质,克服了因强酸性电解液渗漏而造成的后果及需要补充电解液的缺点。因此,用固体电解质取代电解液成了目前研究的热点领域之一。

最早系统地研究的固体电解质是以 ZrO_2 为代表的阳离子导体。氧化锆在常温下是单斜晶结构,当温度升到 1000℃ 左右就会发生同质异晶转变,由单斜晶结构变为多晶结构,并伴随体积收缩和吸热反应,因此是不稳定结构。在 ZrO_2 中掺杂一定数量的稳定剂,如 CaO、MgO、CeO_2、Sc_2O_3、Y_2O_3 或 Yb_2O_3 等,使其成为二元组成或三元组成的稳定的晶体材料。这些阳离子可以置换锆离子形成置换固溶体,阻止高温下晶型的转变。不仅如此,纯 ZrO_2 是绝缘体,比电阻高达 1030Ω·cm,但进行稳定化处理后,会在晶格中形成氧空位,例如,掺入 Y^{3+} 时,Y^{3+} 比 Zr^{4+} 低一价,在 Y^{3+} 旁边形成一个负电中心,这个负电中心把一个空穴束缚在自己周围,形成受主能级,价带中的电子很容易跃到空穴,形成空穴导电。又如在 ZrO_2 中掺入 CaO,Ca^{2+} 是正二价离子,Zr^{4+} 是正四价离子,为继续保持电中性,会在晶体内产生氧离子空穴,这是 ZrO_2 掺入 CaO 后在高温下传递氧离子的原因,最终 $ZrO·CaO$ 在 300～800℃ 成为氧离子的导体。要真正能够传递氧离子,还必须在固体电解质两边有不同的氧分压(氧位差),形成浓差电池。其原理如图 8-6 所示,两边是多孔的贵金属电极,与中间致密的 $ZrO·CaO$ 材料制成夹层结构。

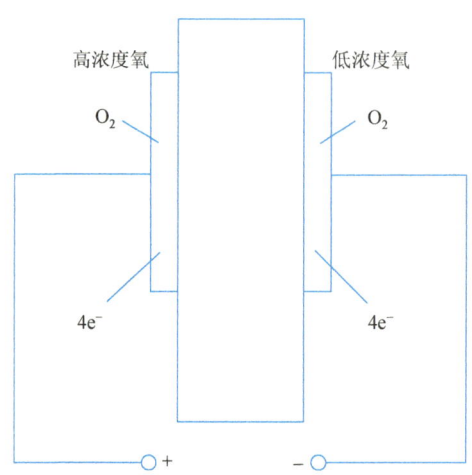

图 8-6 浓差电池检测氧原理图

设电极两边的氧分压分别为 $p_{O_2}(1)$、$p_{O_2}(2)$，在两电极发生如下反应：

正极：$p_{O_2}(2)$，$2O^{2-} - 4e^- \longrightarrow O_2$

负极：$p_{O_2}(1)$，$O_2 + 4e^- \longrightarrow 2O^{2-}$

上述反应的电动势可用能斯特方程表示：

$$E = \frac{RT}{\nu F}\ln\frac{p_{O_2}(1)}{p_{O_2}(2)} \text{ 或 } E = 0.0496\ln\frac{p_{O_2}(1)}{p_{O_2}(2)}$$

可见，在一定温度下，固定 $p_{O_2}(1)$，由上式可求出传感器正极待测氧气的浓度。固定 $p_{O_2}(1)$ 实际上是负极形成一个电位固定的电极，即参比电极，有气体参比电极和共存相参比电极两种。气体参比电极可以是空气或其他混合气体，如 H_2-H_2O，CO-CO_2 也能形成固定的 $p_{O_2}(1)$。共存相参比电极是指金属-金属氧化物、低价金属氧化物-高价金属氧化物的混合粉末（固相），这些混合物与氧气（气相）混合发生氧化反应能形成固定的氧压，因此也能作为参比电极。

除了测氧外，应用 β-Al_2O_3、碳酸盐、钠离子导体 NASICON 等固体电解质传感器，还可测 CO、SO_2、NH_3 等气体。近年来还出现了锑酸、La_3F 等可在低温下使用的气体传感器，并可用于检测阳离子。伴随固体电解质燃料电池技术和质子膜技术的发展，固体电解质材料和该类气体传感器的研究技术也日益成熟，可望解决该类传感器使用温度较高的问题。

（4）极限电流型气体传感器

极限电流型气体传感器利用电化学电池中的极限电流与载流子浓度相关的原理制备，可用于汽车的氧气检测和钢水中氧浓度检测。

电化学气体传感器是利用气敏电极或者气体扩散电极等构成的一系列电池，可以测量各种气体含量，并对大气中的有毒气体进行定量检测。电化学气体传感器的优点是选择性好，测量精度高，测量范围宽，结构简单，而且便于自动测量和控制，这些优点使得其用途较广。尽管电化学传感器有许多优点，但它并不适合每一种气体。它的探测机理包括气体的氧化或还原，一般仅适用于电化学性能活泼的气体，导致检测的气体种类有限。

3. 质量型气体传感器

质量型气体传感器是利用石英振子的等效电感对质量的敏感性制成的。目前主要有两种：石英晶体微天平（quartz crystal microbalance，QCM）和声表面波气体传感器（surface acoustic wave，SAW）。

石英晶体微天平传感器 是典型的质量型传感器，它以压电石英晶片为敏感元件，利用修饰在石英晶片表面的敏感膜吸附待测气体，吸附了气体的薄膜的质量增加，从而使石英振子的谐振频率降低。谐振频率的变化量与被测气体的浓度成正比。因而可通过检测石英晶振的频率变化达到测试待测气体浓度信息的目的。这种质量敏感型器件轻巧便携，灵敏度高，构造简单，成本低廉，用法简单。但它的作用原理是建立在石英晶体表面上的敏感涂层对气体的吸附和解吸附效应基础上的，因此，对于气体敏感膜材料的选择及性能优化就显得尤为重要。聚乙烯亚胺（polyethylene imine）已被用于石英微天平敏感膜，发现该传感器对 CO_2 气体的响应性、选择性都很好，对体积分数为 5×10^{-4} 的 CO_2 气体测试，其响应时间为5s，恢复时间为2s。酞类聚合物也常被用来制成石英谐振式气敏元件。目前已经开发出可测试 NH_3、SO_2、HCl、H_2S、乙酸蒸气的石英谐振式气体传感器。

声表面波气体传感器是一种将气体浓度转化为声表面波振荡器频率变化的质量型传感器。声表面波器件的波速和频率会随外界环境的变化而发生漂移。声表面波气体传感器就是利用这种性能在压电晶体表面涂覆一层选择性吸附某气体的敏感薄膜，当该气敏薄膜吸附某种待测气体发生相互作用，使得气敏薄膜的膜层质量和导电率发生变化时，引起压电晶体的声表面波频率发生漂移；气体浓度不同，膜层质量和导电率变化程度也不同，即引起声表面波频率的变化也不同。通过测量声表面波频率的变化就可以准确反映气体浓度的变化。可以看出，同石英晶体微天平传感器类似，声表面波气体传感器主要是通过敏感膜材料对待测气体的吸附引起声表面波传播速度的扰动，从而导致振荡频率的变化来实现对待测气体的检测。因此，气体敏感膜材料的选择及性能优化是声表面波气体传感器的研究热点。

声表面波气体传感器具有精度高、分辨率高、抗干扰能力强、适合远距离传送、有效检测范围线性好等优点。采用集成电路中的平面工艺制作，可以实现单片多功能化、集成化、智能化、体积小、质量轻，易携带的传感器制备。尽管声表面波气体传感器发展时间不长,但它符合信号系统数字化、微机控制化,正向高精度、高可靠性、高度集成化的方向发展,因而受到人们的高度重视。

4. 光学气体传感器

光学气体传感器技术是起步较晚,但发展较快的气体传感技术之一。利用光学法对气体浓度检测有其独特优势,如高灵敏度、高准确度,通过与光纤传感技术相结合可以实现极端环境下的气体浓度检测,具有抗电磁干扰、阻燃防爆、本质安全等优点。工业中常用的光学气体传感器类型有红外线气体传感器、紫外线气体传感器、光电比色式气体传感器、化学发光式气体传感器、光散射式气体传感器等。

传统的红外线气体传感器、紫外线气体传感器都是利用气体的特征吸收光谱鉴别气体和分析其浓度的。其基本原理是:不同的气体物质由于其分子结构不同、浓度不同和能量分布的差异而有各自不同的吸收光谱。这就决定了光谱吸收型气体传感器的选择性、鉴别性和气体浓度的唯一确定性。多组分红外线气体分析仪在 20 世纪 70 年代就有产品,用于监测大气中 CO 或 CO_2,其利用被测气体对红外光的特征吸收来进行定量分析。当被测气体通过受特征波长光照射的气室时,被测组分吸收特征波长的光,透射光强度与入射光强度、吸光组分浓度之间的关系遵守比尔定律。例如日本岛津的 SOA-307/307DX 二氧化硫连续分析仪,采用单光源双光柱非色散红外线吸收法,即通过向被测气体辐射宽带红外线并用波长选择检测器来选择指定频带,以此来测量 SO_2 特定波长红外线辐射的吸收,其测量范围为 0~100ppm,可达到 0%~1%(体积分数)。

光电比色式气体传感器是基于比尔定律实现自动光电比色测量的,其适用的分析对象有 SO_2、NO、碳氢化合物、卤素化合物等。

化学发光式气体传感器利用化学氧化反应伴有的光热生成原理而工作,常用的化学发光式分析仪有臭氧分析仪(利用 O_3-C_2H_4 产生化学发光反应所放出的光子来测定臭氧)和化学发光式 NO_x 分析仪(利用 O_3 的强氧化作用,使 NO 与 O_3 发生化学发光反应来实现测量)。

光散射式气体传感器是利用光束与气体中的颗粒相互作用产生散射(前散射、边散射、后散射)来进行气体浊度或不透明度测量的,是环境排放监测中最常用的分析仪表之一。

除了利用气体的特征光学特性来检测气体,也可以利用气敏材料吸附气体引起其光学特性变化来检测气体成分和浓度。例如,最近作者所在课题组提出了利用胶体晶体材料来构建光学传感器[1]。胶体晶体是由单分散的纳米粒子(粒子的直径一般在几十纳米到几百纳米之间,粒径的分散度要求在5%以内)通过自组装形成的具有三维有序结构的纳米材料[2-3]。其具有纳米多孔结构及比表面积大等特点，可以吸附更多的气体，从而提高气体检测的灵敏性。由于胶体晶体中的纳米粒子是呈周期性有序排列的，所以在内部存在着光子禁带结构。当光波照射胶体晶体时，那些与胶体晶体的光子禁带具有相同频率的光的传播会受到抑制。当胶体晶体的光子禁带落在可见光波段中时，被微球反射回来的那部分特定波长的可见光被人眼接收后，就会感觉到胶体晶体的鲜艳色彩。通常，被胶体晶体反射的光波的波峰位置遵循布拉格定律（Bragg law），即

$$m\lambda = 2nd\sin\theta$$

式中，m 为衍射级数；λ 为衍射波长；n 为胶体晶体的平均折射率；d 为胶体晶体的晶格间距；θ 为入射光角度。可以看出，胶体晶体的反射峰和胶体晶体的平均折射率、胶体晶体的晶格间距及入射光角度有关。而光子晶体的平均折射率可表示为

$$n = \sqrt{f_1 n_1^2 + f_2 n_2^2}$$

式中，n_1、n_2 分别为纳米粒子和分散介质的折射率；f_1、f_2 分别为两者的体积分数。由此可见，当胶体晶体中分散介质的折射率发生变化时，胶体晶体的平均折射率发生变化，导致胶体晶体膜的反射峰发生变化。

基于这一检测原理，作者所在课题组开发制备了具有反蛋白石结构的胶体晶体膜，利用其电学及光学信号同时检测氨气[4-5]。通过电化学沉积聚（3, 4-乙烯二氧噻吩）-聚吡咯（PEDOT/PPy）在二氧化硅（SiO_2）光子晶体膜中，再利用氢氟酸除去 SiO_2 纳米粒子，得到具有反蛋白石结构的 PEDOT/PPy 导电高分子胶体晶体膜（图 8-7）。PEDOT/PPy 导电高分子胶体晶体膜具有大的纳米多孔结构及大的比表面积，用于气体传感检测可提高气体分子检测的响应速度和检测灵敏性，有效解决目前气体传感阵列普遍存在的响应速度慢、灵敏性差等问题。当反蛋白石胶体晶体膜吸附氨气后，其折射率会发生明显变化，导致胶体晶体的平均折射率发生变化，进而导致胶体晶体膜的反射峰发生变化。根据胶体晶体膜的反射峰位移，可以实现光学传感检测氨气，如图 8-7 所示。

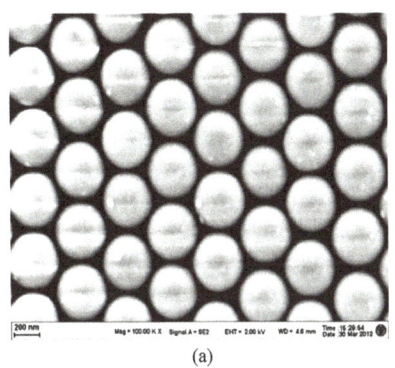
(a)

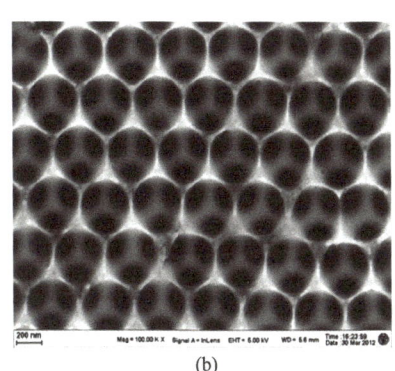
(b)

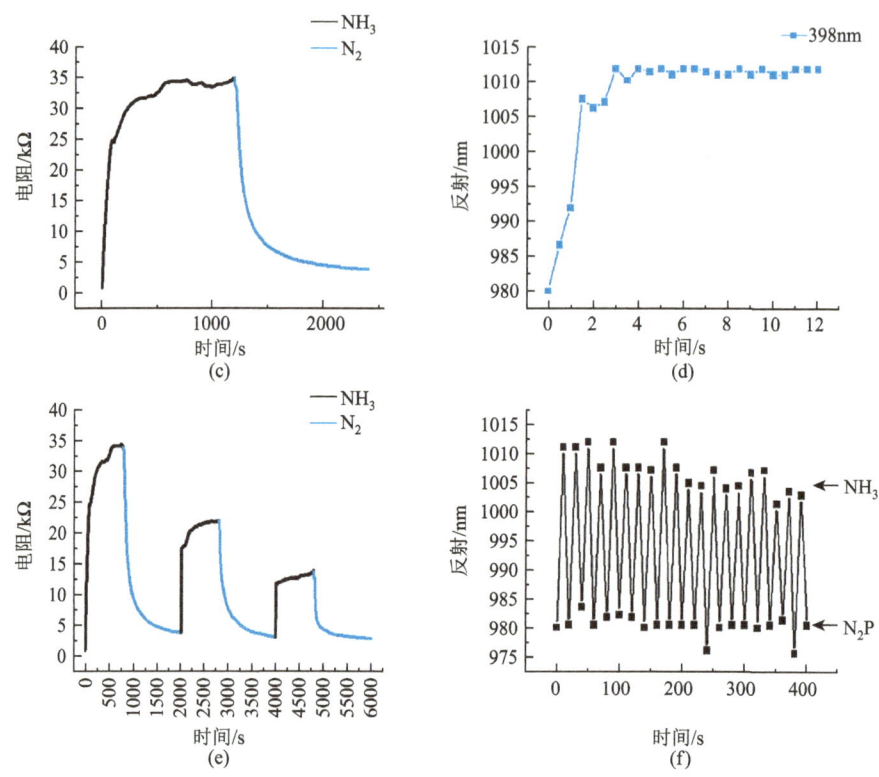

图 8-7 导电高分子反蛋白石膜的 SEM 图及其对氨气的响应性

SEM 图：(a) 二氧化硅胶体晶体膜；(b) 反蛋白石膜；
响应性：(c) 电阻；(d) 反射光谱变化响应的可逆性；(e) 电阻；(f) 反射光谱变化

此外，PEDOT/PPy 导电高分子材料的导电性取决于它的掺杂。当和电子给体气体氨气作用时，PEDOT/PPy 导电高分子材料将部分或完全去掺杂，导电性降低；当再次充入氮气，PEDOT/PPy 导电高分子材料将恢复掺杂，导电性升高；因此，根据胶体晶体膜的电阻变化，可以实现电学传感检测氨气，如图 8-7 所示。当再次引入氮气时，其电阻和反射峰都可进一步恢复，具有很好的可逆性，因此，该传感器可被多次使用。

作者所在课题组还提出了基于胶体晶体材料的荧光色敏传感器来检测氨气的方法[6]。利用纳米粒子自组装的胶体晶体微球（CCB）作为载体，通过物理吸附的方法先在胶体晶体微球表面固定上具有绿色荧光的碲化镉（CdTe）量子点（QD），然后在量子点修饰的胶体晶体微球上吸附一层红色荧光的四苯基锌卟啉（ZnTPP）。其中锌卟啉作为气敏材料，量子点的绿色荧光作为背景。由于量子点对氨气不敏感，当有氨气存在的时候，卟啉分子会化学吸附氨气，卟啉的红色荧光由于淬灭会逐渐变暗，导致量子点的绿色荧光显示出来，从而实现一个和氨气浓度相关的由红到绿的可视化传感检测。如图 8-8 所示，随着氨气浓度的增大，QDs/ZnTPP-CCB 传感器显示了明显的荧光颜色变化。因此，通过简单地观察传感器的荧光颜色变化就可实现对不同浓度的氨气的快速传感检测。

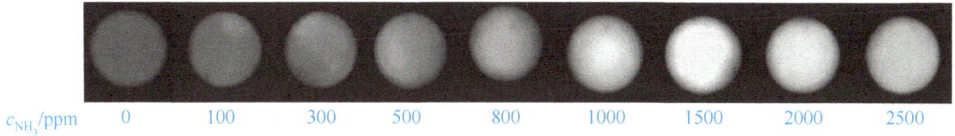

图 8-8　不同浓度氨气下的 QDs/ZnTPP-CCB 传感器的荧光颜色

8.3.2　气体传感阵列

为了提高气体传感器的灵敏性和选择性，许多研究工作者在气敏材料的开发和制备工艺的改进方面做了大量的工作。气敏材料开发由早期单一的无机半导体材料向复合无机半导体、金属有机半导体、共轭导电高分子及纳米材料发展，制备工艺也由传统的陶瓷烧结工艺向集成化发展。这些方法在一定程度上改善了气体传感器的灵敏性和选择性，但是收效甚微。这主要是由于气体传感器普遍存在着交叉敏感、单一的传感器往往对被测环境中的多种气体敏感，因而很难有选择地测量某种特定气体的成分和含量。而在气体传感器的实际应用中，如化工控制、环境保护等方面，大部分被测气体的成分都是较为复杂的。

随着仿生学和信号处理技术的迅速发展，人们发现选用多个不尽相同的气体传感器构成传感阵列，结合计算机模式识别技术，可以实现检测同时存在的各种气体，从而弥补单个传感器选择性和稳定性较差等缺点。这种智能型阵列化嗅觉系统（也称仿生嗅觉系统、人工鼻），最早由英国华威（Warwick）大学的 Persaud 和 Dodd 教授共同提出并发表于 1982 年的 *Nature* 上[7]，随即引起了科研人员的广泛关注。该系统是仿生人和动物的嗅觉系统[8]，其中气体传感阵列相当于生物嗅觉系统中的最前端的嗅觉细胞，每个传感器相当于一个嗅觉细胞。而计算机模式识别技术则相当于人的大脑。阵列中的每个传感器对被测气体都有响应且互不相同，因此其检测结果可作为该类气体的特征响应谱，也就是指纹数据，根据它就可以辨别不同的气体。仿生嗅觉系统提取气味信息是利用由单个气体敏感元件组成的传感器阵列来实现的。它使用多个并列的对每种气体具有不同响应的传感器构成阵列，这些传感器具有交叉灵敏度，通过传感器阵列的特征响应谱进行气体成分的判别。仿生嗅觉系统具有灵敏度高、响应速度快、选择性好等特点，已被广泛应用于生物医学、环境监测、植物保护、烟草、化妆品、食品、石油化工、粮食储存与加工、酒类和饮料等（表 8-2）。

表 8-2　一些商品化的电子鼻

名称	传感器阵列类型	传感器个数	主要应用对象	生产厂商与国别
便携式气味监测仪	金属氧化物半导体	6~8	一般可燃性气体	美国
智能鼻 Fox2000	金属氧化物半导体	12	一般可燃性气体	法国 Alpha 公司
模块式传感器系统 MOSES II	导电聚合物，金属氧化物半导体，石英晶振	24	橄榄油，有机气体，塑料，咖啡	德国 Tubingen 大学
气味警犬 BH114	导电聚合物，金属氧化物半导体	16	一般可燃性气体	英国 Leeds 大学
香味扫描仪 Aromascan	导电聚合物	32	食品，化妆品，包装材料，环保	英国路易发展公司

仿生嗅觉系统的性能在很大程度上取决于传感器阵列的性能，所以其研究的核心是传感器阵列。气体传感阵列可以由多个单独的气体传感器组合构成，也可以通过微机械加工技术集成。集成气体传感阵列具有体积小、功耗低、适合便携等优点，已成为目前气体传感阵列的研究热点。目前金属氧化物气体传感阵列、共轭高分子气体传感阵列及石英晶体微平衡气体传感阵列等已经被广泛开发研究，部分已经实现商品化（表 8-2）。例如法国 Alpha 公司开发商品化的智能鼻 Fox2000，由 12 个金属氧化物传感器构成阵列，通过一台计算机来校正和运行气体传感阵列。

早期开发出的传感器阵列主要是基于电学性质和质量的调制检测气体分子的[9]，如金属氧化物半导体及导电聚合物传感阵列主要是基于气敏材料的电阻或电导变化来检测气体分子；而石英传感阵列主要是基于气敏材料的质量变化来检测气体；这类仿生电子嗅觉系统也通常称为电子鼻（electronic nose，e-nose）。近年来随着传感材料和传感技术的不断发展，尤其是光学传感材料的迅速发展，基于光学特性调制检测气体分子的仿生嗅觉由于灵敏度高、抗干扰强、结构简单、体积小等优点已经逐渐成为研究的热点。这类新一代的仿生嗅觉系统也常被称为光子鼻（optoelectronic nose 或 photonic nose，p-nose）。光子鼻还可以避免电传感器测量时易引起的气体爆炸甚至火灾等问题，并且可以和光纤耦合，便于形成网络等，有利于集成化、微型化、商品化应用。

光子鼻中所用传感材料大多是有机染料。1996 年，美国塔夫茨大学 Walt 研究组首先报道了一种基于有机染料尼罗红荧光信号的仿生嗅觉系统，他们通过把尼罗红荧光染料聚合在不同的基底中并分别固定在各光纤顶端，通过在有机蒸气作用下荧光响应图案的不同来对气体进行识别[9]。2000 年，美国伊利诺伊大学厄巴纳-香槟分校的 Suslick 教授提出一种基于金属卟啉颜色变化的气体传感阵列（也称色敏传感阵列）构建的人工鼻[10]（图 8-9）。该阵列由不同的金属卟啉染料化合物和少量的 pH 指示剂及溶剂化染料作为气敏单元组成，以二氧化硅基片或者高分子多孔膜为载体，将各个气敏单元固定到基片的不同位置上，如图 8-9 所示。图中每个点代表一种染料化合物。通过测量各个气敏单元与挥发性有机化合物（volatile organic compound，VOC）气体反应前后的颜色变化，结合计算机模式识别技术，可以实现对多种 VOC 气体的高精度分析检测，其检测限最低可达到 ppb（ppb 为 10^{-9}）级别。

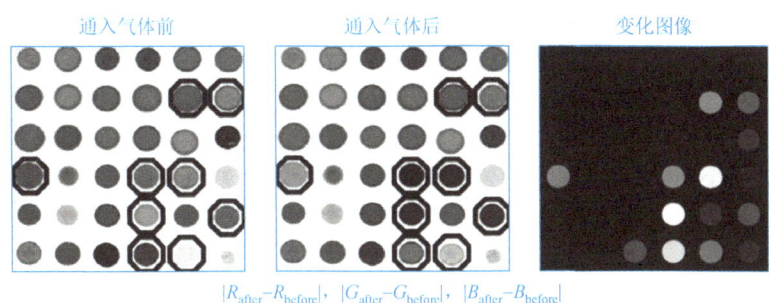

图 8-9 卟啉气体传感阵列及其检测分析方法

最近，基于光子晶体的光学信号调制的光子鼻也逐渐成为研究的热点。光子晶体是一种具有有序周期性结构的纳米材料，这种周期性结构能够对特定波长的光产生衍射。衍射光的中心波长（即特征反射峰）与平均折射率和周期结构有关，两者的变化都会引起光子晶体反射峰的移动。依据此性质，光子晶体可被制成传感器以显示和测量气体成分的变化。美国加利福尼亚大学圣迭戈分校的 Sailor 研究组开发了一类基于多孔硅光子晶体的气体传感器。利用多孔硅的高比表面积及表面可修饰性好的优点，制备得到了湿度、有机蒸气、有毒或爆炸性气体的传感器[12]。Sailor 研究组还把多孔硅光子晶体传感器集成到光纤的末梢，实现了对挥发性有机物活性炭滤床的实时监测[13]。由于尺寸很小，这种基于多孔硅光子晶体的光纤传感器具有实时、能耗低、植入性强等优异性能。加拿大多伦多大学的 Ozin 研究组提出了一类基于多孔一维光子晶体的气体传感器，并以此为基础，首次模仿动物的嗅觉系统，构建了一种基于光子晶体的人工鼻用于识别各种气味（图 8-10）[14]。

最近，作者所在课题组也提出了卟啉修饰的胶体晶体来构建光学传感阵列，利用卟啉的荧光颜色变化区分不同的 VOC 气体（图 8-11），利用胶体晶体微球的反射光谱区分不同的气敏单元[15]。利用具有不同反射光谱的胶体晶体微球作为气敏材料的载体，通过十八烷基三甲氧基硅烷对所制备的 SiO_2 胶体晶体微球的表面进行功能化修饰，在 SiO_2 表面引入疏水层，以实现疏水性的卟啉在胶体晶体微球表面的均匀吸附，同时减少湿度对气体传感器的影响。将不同的胶体晶体微球浸泡在不同的卟啉溶液中，通过物理吸附在不同的胶体晶体微球表面分别功能化不同

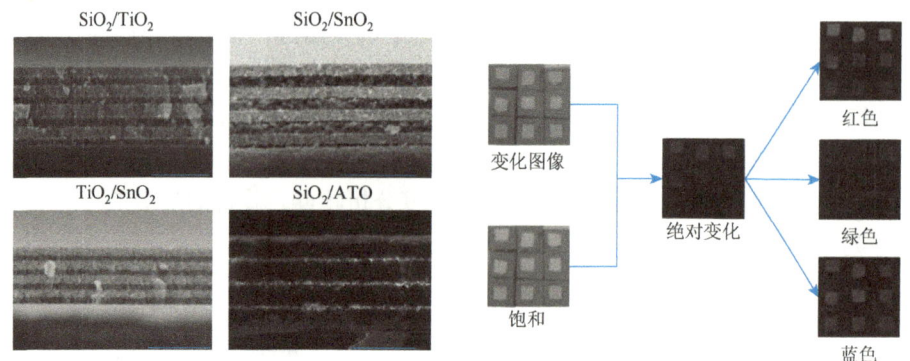

图 8-10　基于一维多孔光子晶体的光子鼻

的卟啉，将不同卟啉修饰的胶体晶体微球放在一起，就实现了新型的流动式卟啉传感阵列的构筑［图 8-11（a）］。

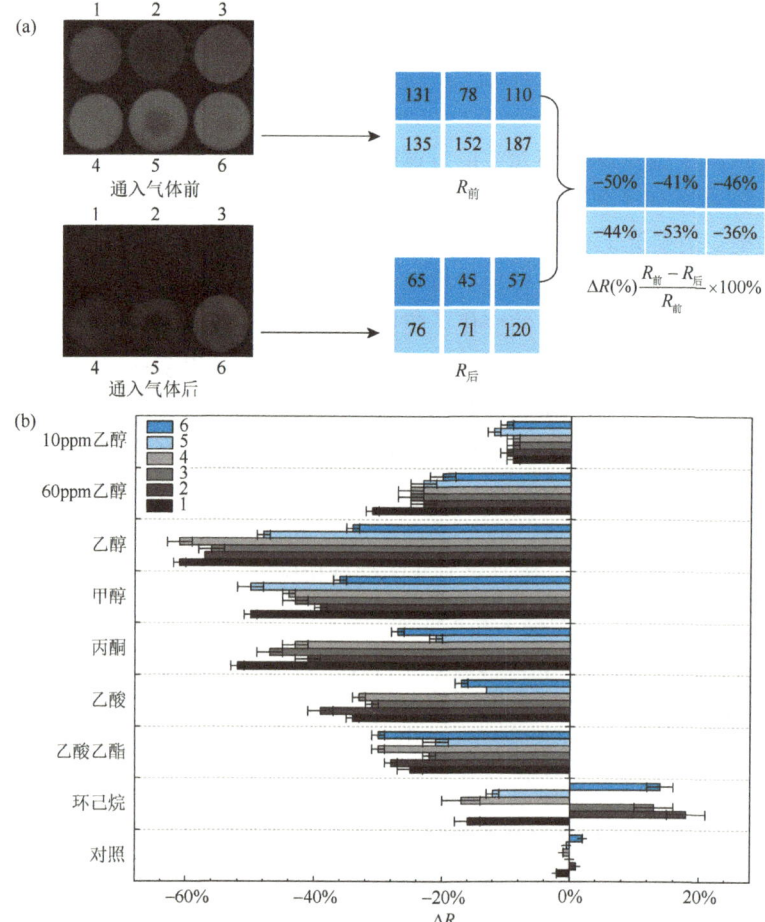

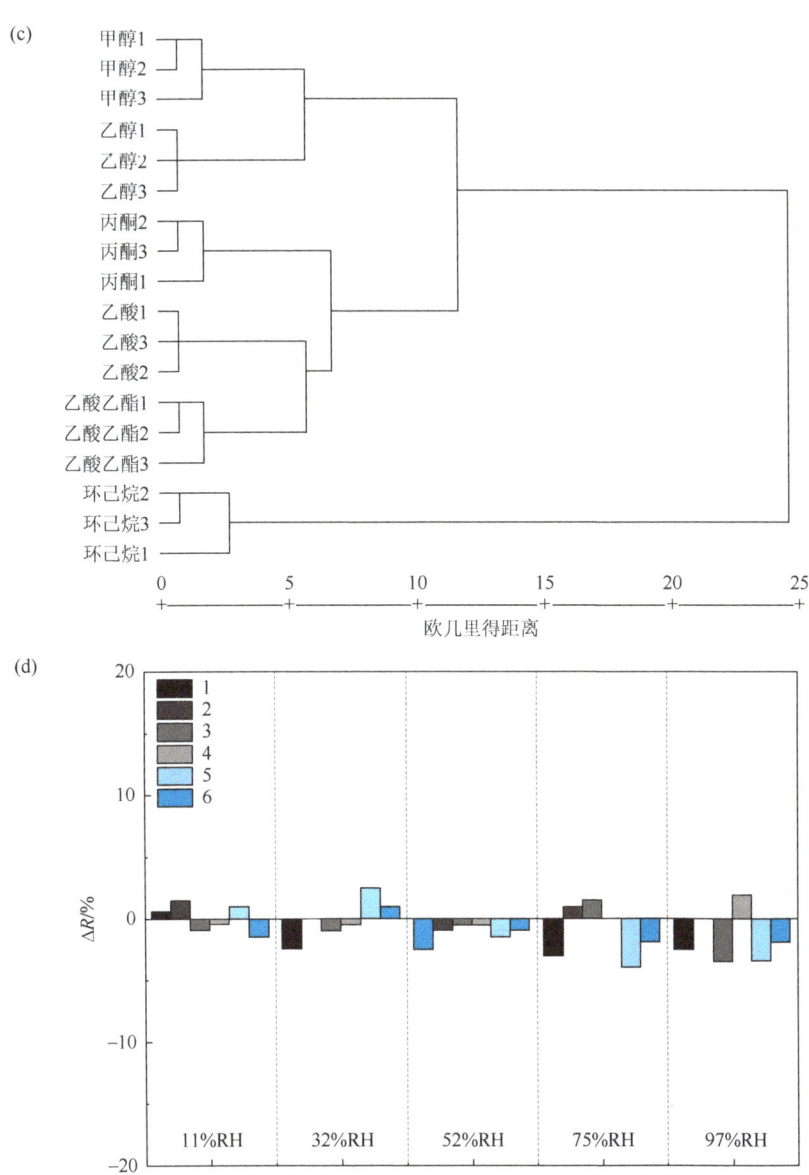

图 8-11 （a）卟啉修饰的胶体晶体微球传感阵列检测甲醇蒸气的荧光颜色变化；（b）卟啉修饰的胶体晶体微球传感阵列在 298K 对不同 VOC 气体的响应；（c）传感阵列的可重复研究；（d）传感阵列对不同湿度的响应

1～6 分别表示四苯基锌卟啉、四苯基锡卟啉、四苯基卟啉、5-(4-氨基苯基)-10, 15, 20-三苯基锌卟啉、5-(4-氨基苯基)-10, 15, 20-三苯基卟啉、四（4-苯甲酸甲酯）卟啉修饰的胶体晶体微球

将该传感阵列用于对六种 VOC 气体的快速、灵敏分析检测，其检测灵敏性可达到 ppm 级［图 8-11（b）］。本研究开发的传感阵列不仅可区分具有不同化学

类的 VOC 气体（如醇、酸、酮），还可区分相同化学类的 VOC 气体（如甲醇、乙醇）及不同浓度的同一 VOC 气体（如饱和蒸气压下的乙醇、60ppm 乙醇、10ppm 乙醇），具有很高的检测灵敏性。此外，用该传感阵列多次检测相同的气体，发现该传感阵列具有很好的可重复性，如图 8-11（c）所示。由于本项目中构筑阵列所用的卟啉气敏材料为疏水性的，胶体晶体微球表面也通过十八烷基三甲氧基硅烷进行疏水性功能化修饰，因此，该传感阵列还具有不受湿度影响等优点。该光学传感阵列具有制备简单、反应速度快、灵敏度高、可重复性好且不受湿度影响等优点，有望成为一种新型的气体传感阵列用于仿生鼻。

为进一步提高气体分子在胶体晶体中的吸附量来提高其检测灵敏性，同时实现气体的定性及定量同时检测，作者所在课题组进一步开发制备了卟啉功能化的介孔胶体晶体用于气体传感阵列的构筑[16]。介孔胶体晶体由具有核壳结构的介孔 SiO_2 纳米粒子自组装而成[图 8-12（a）]，其中在 SiO_2 核表面具有一层 10nm 以下的介孔作为壳层，如图 8-12（a）中插入图所示。介孔壳层大大增大了胶体晶体的比表面积，提高了气体的吸附量，有利于进一步提高检测的灵敏性及响应性。

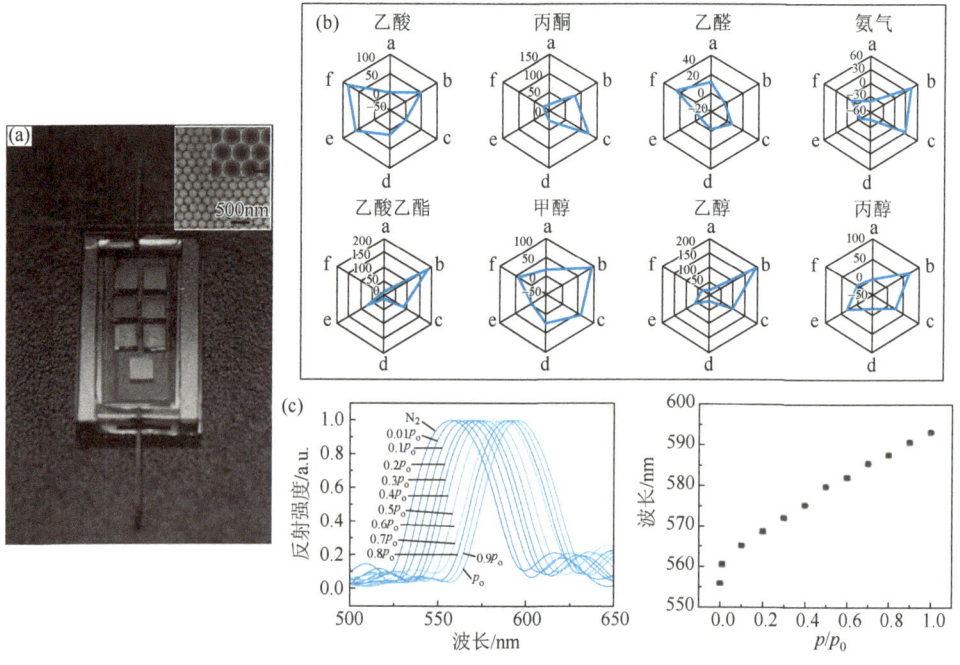

图 8-12 （a）介孔胶体晶体气体传感阵列的实物图，插图为介孔胶体晶体的透射电镜（TEM）图；（b）通过六个卟啉功能化的介孔胶体晶体的荧光颜色变化对多种 VOC 气体定性检测的结果，a~f 表示阵列中六个不同的传感器单元；（c）通过一个没修饰的介孔胶体晶体的反射峰变化对 VOC 气体浓度定量分析的结果

该传感阵列由六个卟啉功能化的介孔胶体晶体及一个没修饰的介孔胶体晶体构成，如图 8-12 所示。其中六个卟啉功能化的介孔胶体晶体和 VOC 气体作用后的荧光颜色变化作为输出信号来区分不同的气体。图 8-12（b）为六个卟啉功能化的介孔胶体晶体对不同 VOC 气体的检测结果，可以看出，该阵列对不同的 VOC 气体都显示不同的响应模式。根据这些不同的响应结果，就可以定性地区分不同的 VOC 气体。

其中没有修饰的介孔胶体晶体膜和 VOC 气体作用后的反射峰变化用于定量地检测所分析的 VOC 气体的浓度[17]。由于胶体晶体中的纳米粒子是呈周期性有序排列的，所以在内部存在着光子禁带结构。当光波照射胶体晶体时，那些与胶体晶体的光子禁带具有相同频率的光的传播会受到抑制。通常，被胶体晶体反射的光波的波峰位置遵循布拉格定律。根据布拉格定律，胶体晶体的反射峰和胶体晶体的平均折射率、胶体晶体的晶格间距及入射光角度有关。而光子晶体的平均折射率与纳米粒子和分散介质的折射率有关。由此，当介孔胶体晶体膜吸附 VOC 气体后，其平均折射率会增大，导致胶体晶体膜的反射峰发生红移，并且其位移的大小和待测气体的浓度呈正比关系，如图 8-12（c）所示。因此，根据介孔胶体晶体膜的反射峰位移，可以实现定量地传感检测 VOC 气体。介孔胶体晶体传感阵列具有吸附气体的比表面积大、响应速度快、灵敏度高等特点且可实现同时对待测气体的定性及定量检测，有望成为一种新型的气体传感阵列用于仿生鼻。

8.4　气体传感与检测在生物医学工程中的应用

人体气味是在人体新陈代谢过程中产生的，通过呼吸、排泄、外分泌等途径向外扩散，有其固有特征，并相对稳定。人体疾病与人体气味有着直接关系，中医运用望、闻、问、切的手段来诊断疾病，早就非常重视气味对疾病的诊断作用。从近代医学的观点来看，人体各部位的不同疾病都会引起血液、细胞新陈代谢的异常。因此，疾病患者和健康人产生的气味是不同的。例如，当人患有糖尿病时，由于胰岛素不足，体内脂肪被大量使用，使得人体内因脂肪酸裂解相对过量而产生的丙酮量增加。丙酮可在呼出的气体、血液、尿液中析出。因此糖尿病患者的呼吸、尿液中丙酮气体标记物含量会明显增大；当人患膀胱炎或尿潴留，由于尿在体内被分解，尿液会出现很强的氨气味；对于肾功能衰竭患者，肾排泄功能降低，有害物质不能及时有效排出，从而使呼吸气体中含有三甲氨。因此，检测人体这些标记物气体的改变，可以作为人体健康早期检查的新方法。

人体呼出气体是一个由多种物质组成的相对复杂的混合组分，不仅含有无机小分子物质，如 CO_2、H_2O，还含有 VOC 等。其中 VOC 气体的种类和浓度能够反映人体新陈代谢的状况。现代人体呼气分析始于 1976 年，科学家 Linus Pauling

发现人体呼出气体中含有超过250多种挥发性化合物。由于当时科学技术和分析手段的限制，研究者未能明确呼出气体中这些物质具体的名称和含量分布。在随后的30年里，随着科技的进步和各种高精密度分析仪器的问世，科学家们开始对呼出气体中的各种组分及各个组分的含量展开了进一步的分析研究，呼气分析作为一种新型的检测手段开始被用来诊断疾病。与传统的影像学和细胞生物学诊断技术相比，呼气疾病诊断具有许多独特的优势。首先，呼气分析用于疾病诊断和检测，该项活动是在体外完成，对患者无痛、无创，患者的依存性较好，使用对象没有局限性，普适性强。其次，样本采集方便，不存在取样漏洞。而且呼出气体的成分相对于组织、血液、尿液等样本而言，简单得多，易分析；分析结果无须专业医务人员解析。因而呼气疾病诊断一提出就得到广泛重视，被认为是一种极具发展前景的诊断方法，并有希望成为一个新兴的诊断手段。在一些发达国家，如美国、德国、日本等已经纷纷在这方面投入了大量的资金进行研发工作。目前应用呼吸气体诊断疾病主要采用服用同位素标记的药丸配合光谱分析仪器，如胃幽门螺杆菌的呼气试验检测仪，此检测在医学领域里早已获得肯定，而相关方法在其他疾病诊断中的应用还处于探索阶段。

从理论上讲，呼吸气体诊断的关键在于寻找与疾病有较大相关性的呼吸气体成分及特征性气体成分和可靠的检测手段，在此基础上研制出新型的仪器。由于呼吸气体是一种混合气体，它不但含有空气的成分，还含有各种代谢产物。这些代谢产物主要是血液中的物质通过呼吸作用排出体外的。因此，呼吸诊断在一些代谢性疾病中首先得到应用，如胃肠道疾病、糖尿病及肺癌等。目前呼吸气体可用来检测或反映以下问题：胃肠疾病、感染、糖尿病及肺、肾脏、肝脏等问题。另外，由于呼气中VOC标志物气体含量低，一般都在ppb级别，且成分复杂，因此开发高性能、便携式的气体检测设备就成为实现其应用的关键。

目前已经报道的检测呼出气中VOC的方法和技术有很多，大部分是依赖于气相色谱（GC）法建立的。气相色谱主要是利用物质在流动相与固定相之间的分配系数差异实现分离，将混合物中各组分分离后逐个进入检测器分析。这类方法首先要进行样品采集，之后是对样品进行前处理，包括除去干扰物及对VOC进行富集；最后通过GC完成分离检测前处理和分离检测多个步骤。

质谱（MS）法则弥补了色谱法定性特征差的弱点，在质谱内，待测物被电离成正离子或负离子，通过离子检测器测定其离子强度和质荷比得到分析物的质谱表以定性，所以GC和MS不仅可以进行定性分析，也可对含量极低的化合物进行精确的定量分析，但这种检测方法的预处理过程较为复杂、费时，呼出气体中水分含量对检测也有一定的影响。质子转移质谱（PTR-MS）对混合物气体样品无须预先分离，可直接分析，存在于呼气中浓度较高的氮气、氧气和二氧化碳不会干扰检测结果，具有灵敏度高、测量速度快的特点，可用于实时在线检测，同时也可以连续监控化合物的浓度变化，对于人体代谢过程的研究很有利。但是这种检测方法在定性方面只能根据离子的质荷比的不同进行辨别，而对于质量相同或相近的物质则在分析上存在困难。

电子鼻是一种可以快速检测呼出气的传感器技术，它模仿人体鼻子的嗅觉原理，通过一系列的化学感受器对气体样品进行定性和半定量的检测，进而得出样品的化学指纹图谱，将实际样品与标准样品比对，可以判断样品的组成是否偏离正常。它具有检测速度快、无须复杂的样品预处理过程等特点，适用于疾病的前期诊断。目前国外许多高校、研究单位及各大公司都积极开展利用人工鼻进行疾病早期诊断的研究工作。检测的人体气体包括唾液气体、尿液气体、呼吸气体，研究的疾病诊断包括肺炎、哮喘、糖尿病、鼻窦炎、肺结核、肺癌、尿路感染等。

国内如浙江大学的王平教授长期开展利用人工鼻进行疾病早期诊断的研究。其开发的由 8 个金属氧化物半导体气体传感器和一个电化学传感器阵列构成的电子鼻系统（CN e-nose∏），用于检测人体的呼吸气体标志物浓度，进行肺癌的早期辅助诊断。该电子鼻系统还包含一个容积约 5mL 的气室、两个进气口和两个出气口。根据进样物浓度的不同，该电子鼻系统设计有两种气体进样方式：抽气直接进样与预浓缩进样。前者适用于中等浓度（1~500ppm）气体的检测，而后者针对低浓度（<1ppm）气体的检测。两套进样方式一方面可以保护传感器免于中毒，另一方面又扩大了仪器对样本气体浓度的检测范围。该电子鼻用于肺癌的早期诊断已经在临床上得到验证。在浙江大学医学院附属邵逸夫医院经过 30 例的临床测试，判断准确率接近 80%。

近年来，柔性可穿戴传感设备由于具有使用方便、可日常穿戴、可实现数据连续采集能力等特点，使随时随地检测个体用户的健康状况成为可能，已成为目前健康监护和非入侵式疾病诊断技术的研究热点。柔性的气体传感阵列已被开发用于呼气检测的早期疾病诊断研究。例如，以色列理工大学化学工程系的霍萨姆·海克教授研究小组通过将不同表面修饰的金纳米粒子膜集成在高分子基底上来构建柔性的气体传感阵列，实现了对多种疾病相关的 VOC 标志物气体的检测[18]。最近，作者所在课题组也开发了一种新型基于石墨烯薄膜材料的多功能可穿戴式传感阵列（图 8-13），实现了对呼气中 VOC 标志物和生理信号的同时监测[19]。该传感阵列主要由两部分构成：上层是由四个卟啉修饰的还原氧化石墨烯（rGO）薄膜组成的气体传感阵列，利用阵列的电学信号变化结合模式识别技术实现对呼气中 VOC 标志物的辨别；下层是由多孔的石墨烯薄膜构成的应力响应层，用于对人体的脉搏、呼气频率等生理信号的实时监测。研究显示，开发的可穿戴传感阵列通过对模拟的糖尿病患者、肾病患者和健康人的呼气进行检测来区别，同时对人体生理信号如脉搏、呼气频率进行监测。通过在人体的呼出气体中分别加入 10ppm 丙酮、10ppm 氨气来模拟糖尿病及肾病患者的呼出气体。通过卟啉功能化的石墨烯阵列检测这三种呼出气体，并结合模式识别技术（主成分分析）进行分析，可以看出，这三种人的呼出气体能够被很好地区分开。同时，将制备的多功能传感阵列贴附在人的手腕及颈部用于脉搏及呼气频率的检测，结果显示，其能够实现对人体的脉搏及呼气频率的监测，说明开发的多功能可穿戴式传感阵列在个体健康监护和疾病早期诊断上具有潜在的应用前景。

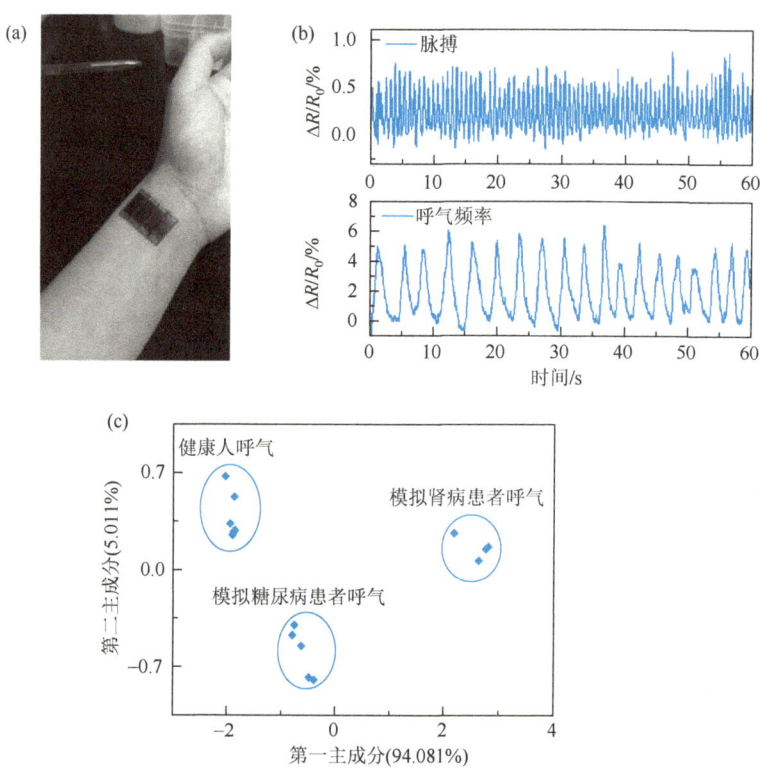

图 8-13 多功能可穿戴式传感阵列的照片（a）及其生理信号检测结果（b）和用于 VOC 标志物的疾病诊断结果（c）

参 考 文 献

[1] Xu H，Wu P，Zhu C，et al. Photonic crystal for gas sensing. J Mater Chem C，2013，1：6087-6098.

[2] Zhao Y J，Xie Z Y，Gu H C，et al. Bio-inspired variable structural color materials. Chem Soc Rev，2012，41：3297-3317.

[3] Zhao Y J，Shang L R，Cheng Y，et al. Spherical colloidal photonic crystals. Acc Chem Res，2014，47：3632-3642.

[4] Zhong Q F，Xu H，Ding H B，et al. Preparation of conducting polymer inverse opals and its application as ammonia sensor. Colloids and Surfaces A：Physicochem Eng Aspects，2013，433：59-63.

[5] Xie Z Y, Xu H, Rong F, et al. Hydrogen activity tuning of Pt-doped WO$_3$ photonic crystal. Thin Solid Films, 2012, 520: 4063-4067.

[6] Xu H, Zhang M C, Ding H B, et al. Colloidal silica beads modified with quantum dots and zinc (II) tetraphenylporphyrin for colorimetric sensing of ammonia. Microchim Acta, 2013, 180 (1): 85-91.

[7] Persaud K, Dodd G. Analysis of discrimination mechanisms in the mammalian olfactory system using a model nose. Nature, 1982, 299: 352.

[8] Rock F, Barsan N, Weimar U. Electronic nose: current status and future trends. Chem Rev, 2008, 108 (2): 705-725.

[9] Dickinson T A, White J, Kauer J S, et al. A chemical-detecting system based on a cross-reactive optical sensor. Nature, 1996, 382: 697.

[10] Rakow N A, Suslick K S. A colorimetric sensor array for odour visualization. Nature, 2000, 406: 710-713.

[11] Sailor M, Link J. Smart dust: nanostructured devices in a grain of sand. Chem Comm, 2005, 36(23): 1375-1383.

[12] Ruminski A, Moore M, Sailor M. Humidity-compensating sensor for volatile organic compounds using stacked porous silicon photonic crystals. Adv Funct Mater, 2008, 18: 3418-3426.

[13] Choi S, Mamak M, von Freymann G, et al. Mesoporous bragg stack color tunable sensors. Nano Lett, 2006, 6: 2456-2461.

[14] Bonifacio L, Puzzo D, Breslav S, et al. Towards the photonic nose: a novel platform for molecule and bacteria identification. Adv Mater, 2010, 22: 1351-1354.

[15] Xu H, Cao K D, Ding H B, et al. Spherical porphyrin sensor array based on encoded colloidal crystal beads for VOC vapor detection. ACS Appl Mater Inter, 2012, 4 (12): 6752-6757.

[16] Bai L, Xie Z Y, Cao K D, et al. Hybrid mesoporous colloid photonic crystal array for high performance vapor sensing. Nanoscale, 2014, 6: 5680-5685.

[17] Xie Z Y, Cao K D, Zhao Y J, et al. An optical nose chip based on mesoporous colloidal photonic crystal beads. Adv Mater, 2014, 26: 2413-2418.

[18] Jin H, Huynh T P, Haick H. Self-healable sensors based nanoparticles for detecting physiological markers *via* skin and breath: toward disease prevention via wearable devices. Nano Lett, 2016, 16: 4194-4202.

[19] Xu H, Xiang J X, Lu Y F, et al. Multifunctional wearable sensing devices based on functionalized graphene films for simultaneous monitoring of physiological signals and VOC biomarkers. ACS Appl Mater Inter, 2018, 10: 11785-11793.

第9章 电化学传感器

9.1 电化学传感器的基本概念

传感器（transducer 或 sensor）是一种获取与处理信息的装置，能将检测到的信息经过处理转化为需要的形式，以满足信息的传递、显示、加工和存储等后续处理的要求。按照信息的来源，传感器可以分为物理传感器和化学传感器。物理传感器是检测物理信号（如光信号、电信号、波信号、声信号和磁信号等）的装置；化学传感器是检测物质的分子变化，并将其转换为定性或定量电信号进行检测的装置。

电化学传感器是测量待测物质的电化学性质（如电势、电流和电量等）的变化，并将其转换为电信号，从而实现待测物质的定性或定量检测的装置。电化学传感器主要用于分析气体、液体或可溶性固体的成分/性质，进行液体的酸碱度/电导率及氧化还原电位等参数的测量，也可以通过电化学信号的改变来判断反应的进行或定量检测待测物质。

9.2 电化学传感器的工作原理

电化学传感器根据电特性的形成方式的不同，可以分为电流式传感器、电位式传感器和电导式传感器[1, 2]。下面以这三种传感器为例，简单介绍电化学传感器的工作原理。

9.2.1 电流式传感器[2, 3]

电流式传感器是把化学量转换为电流或电量的电化学传感器，通过测量体系中的电流或电量就可以定性或定量地检测待测物质。当利用电流式传感器检测待测物质时，通过在电极和电解质溶液界面施加一个恒定电位，使溶液中发生氧化或还原反应，从而产生相应的电流响应，基于传质控制的条件下，输出的电流与待测物质的浓度呈线性关系，从而可以实时检测待测物质组分的变化。为了有效地控制电极电位和测量电流信号，通常采用三电极测量体系（图9-1），电解体系由工作电极、参比电极和对电极组成。电解回路由工作电极和对电极组成，电势的控制与测量由工作电极和参比电极组成。电流式传感器具有较宽的线性范围、较高的灵敏度、优异的选择性及良好的重现性，已经被广泛用于生化检测领域。

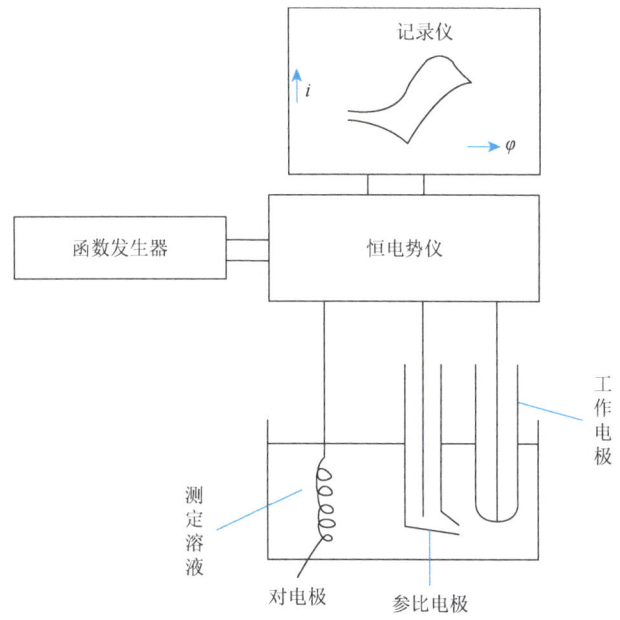

图 9-1　电流式传感器的三电极系统[2]

9.2.2　电位式传感器[2,3]

电位式传感器是把化学量转化为电位的电化学传感器，通过测量电位的变化来测量待测物质。它主要是指离子选择电极，核心部件是传感器的离子选择性敏感膜，该膜把待测液和电极内充液分开，能对溶液中被测离子进行选择性响应，从而引起膜电位的变化，当达到平衡时，膜电位的变化与被测离子活度的关系符合能斯特方程，即电位差与溶液中待测离子活度的对数在一定范围内呈线性关系，通过此关系可实现对待测物质的检测。当离子选择性膜与两侧溶液接触时，膜相中的离子 I^+ 与溶液中的离子 I^+ 发生交换反应，最终会在两个界面处形成两个液接电势 φ_{D_1} 和 φ_{D_2}。由于膜本身也有一定厚度，膜相内也会存在不同离子扩散所产生的电势 φ_D（图9-2），因此整个膜电位为

$$\varphi_M = \varphi_{D_1} + \varphi_{D_2} + \varphi_D \tag{9-1}$$

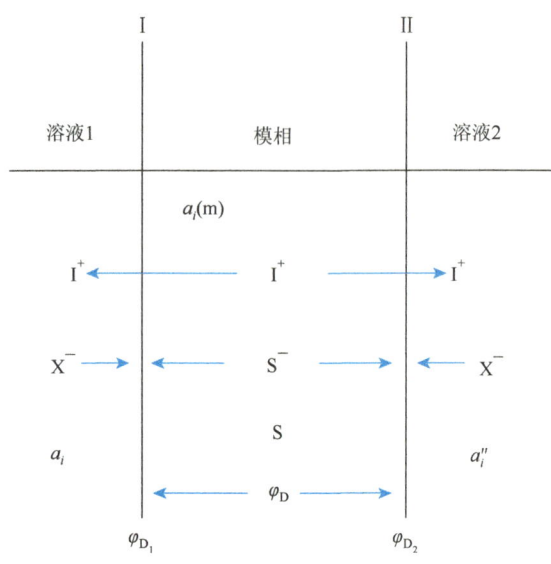

图 9-2　膜电极电位[2]

a_i(m)-产生膜电位响应的 I^+ 在膜中的活度；a_i'-产生膜电位响应的 I^+ 在溶液 1 中的活度；a_i''-产生膜电位响应的 I^+ 在溶液 2 中的活度；X^--溶液中 I^+ 的对离子；S、S^--膜中存在的中性物质和阴离子

9.2.3　电导式传感器[2]

电导式传感器是把化学量转换为电导的电化学传感器，通过测量待测物质氧化或还原后溶液或者薄膜的电导的变化来分析待测物质。电导是电阻的倒数，因此测量溶液的电阻就可以测量其电导。测量电阻的经典方法是惠斯通电桥平衡法，线路结构如图 9-3 所示。

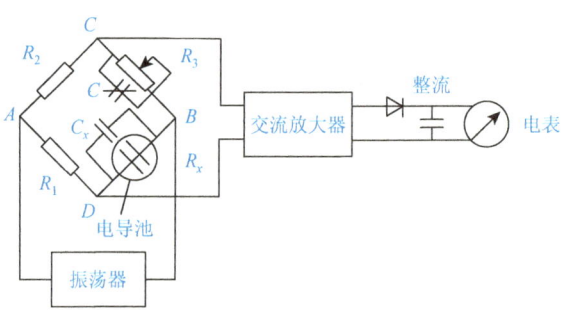

图 9-3　惠斯通电桥平衡法线路图[2]

图中 R_1、R_2、R_3 和 R_x 构成惠斯通电桥，其中 R_x 代表电导池的电阻。振荡器产生的交流电压施加至桥的 AB 端，从桥的 CD 端输出，经交流放大器放大后，

再整流使交流信号转变成直流信号以被电表检测。当电桥平衡时，电表指示为零，此时

$$R_x = \frac{R_1}{R_2} \cdot R_3 \tag{9-2}$$

由于 R_1、R_2 和 R_3 已知，由式（9-2）可求得电导池电阻 R_x。

9.3 电化学传感器的分类

电化学传感器的构造分为两部分：感受器和信号转换器。感受器为电化学传感器的敏感元件，是具有分子识别功能的生物分子，包括核酸、酶、抗原/抗体、组织和微生物等。信号转换器为基础电极或内敏感器，是将生物识别或反应产生的信号转换为电化学信号的器件，是一个电化学检测元件。因此，基于这些敏感元件的不同，电化学传感器可以分为以下五类：电化学核酸传感器、电化学酶传感器、电化学免疫传感器、电化学组织传感器和电化学微生物传感器[1-5]。

9.3.1 电化学核酸传感器

电化学核酸传感器是指利用电化学手段来检测核酸（DNA 和 RNA）分子的传感器。主要技术是将核酸探针固定在电极表面，然后将探针与目标物的特异性识别过程中产生的信号转换为电信号，从而实现对目标分析物的检测。将核酸探针固定在电极表面的方法主要有吸附固定法、自组装法和共价结合法等。核酸探针主要包括基因组 DNA 探针、cDNA 探针、RNA 探针和人工合成的寡核苷酸探针等。

核酸是由许多核苷酸聚合成的生物大分子化合物，是生命的最基本物质之一。根据化学组成不同，核酸可分为核糖核酸（RNA）和脱氧核糖核酸（DNA）。核酸杂交探针是根据目标核酸序列结合碱基互补配对的原理来实现检测。线性核酸探针是一种结构简单、杂交速率较快的核酸探针。用于电化学检测时，首先将线性探针固定于电极表面，当固定于电极表面的单链 DNA 探针与样品中互补的目标 DNA 相遇时会发生杂交反应，此时反应体系的电化学信号会发生改变，通过检测此类电学信号的变化可以实现对目标 DNA 的序列和含量信息的检测。此外，电化学活性物标记探针也是电化学核酸传感器的一个代表，其原理是在探针的一端标记某种具有电化学活性的基团，当探针与目标物结合时会引起构型变化，从而改变电化学活性基团与电极表面的距离，因此会引起电子传递的变化，最终会影响电信号的变化，其用于检测待测目标物。

核酸适配体（aptamer）是一段 DNA。通常利用体外筛选技术——指数富集的配体系统进化技术（systematic evolution of ligands by exponential enrichment，SELEX），从核酸分子文库中得到寡核苷酸片段。核酸适配体可以是 DNA 或 RNA。适配体用于电化学传感器的原理是：首先将适配体固定于电极表面，然后将待测靶分子与修饰的电极表面共培育，靶分子与适配体作用导致电极表面结构的变化，通过检测电极表面电化学活性元素的电信号来检测靶分子。

9.3.2 电化学酶传感器

电化学酶传感器也称酶电极，是将酶作为敏感元件，修饰于电极之上来作为信号转换器，通过酶与目标底物之间的反应产生的信号来检测目标分析物。酶传感器最早是由 Clark 在 1962 年采用生物与传感器联用的构想，制作了酶电极[6]。1967 年，Updike 和 Hicks 制备了第一支酶电极——葡萄糖氧化酶电极[7]，用于检测血清中葡萄糖的含量，目前葡萄糖氧化酶电极也是研究最成熟的电极。经过几十年的发展，电化学酶传感器经历了三个阶段，即氧电极电催化、人造媒介体电催化和直接电催化。第一代酶传感器是以葡萄糖酶电极为代表的经典酶传感器，是利用葡萄糖酶的天然电子传递体——氧来实现电子的传递，即氧电极。氧在传感器中是作为电子受体，在酶与底物发生反应后，氧化酶来实现循环使用，是基于电化学还原氧的伏安测量原理来检测底物的浓度。由于其对氧的依赖性较强，氧的溶解量直接影响了检测结果，所以需要严格控制恒定环境中的氧含量。此外，氧的还原需要较高的电位，在高电位下，检测信号容易受样品中其他因素的干扰。为了解决这些问题，第二代以人造媒介体为电子转移试剂的电化学酶传感器应运而生。这类酶传感器是通过某种化学物质来修饰电极替代第一代氧电极来实现电子传递的功能。目前，第二代酶传感器主要由过渡金属的化合物、配合物或含大 π 键的化合物等组成，主要依靠过渡态金属价态的变化和大键的双键打开和再形成来进行电子传递，如二茂铁或铁氰化物等。为了简化酶的固定过程，产生了第三代电化学酶传感器，其通过酶与电极之间的直接电子传递来实现信号的转换。此类传感器是通过修饰电极表面和开发功能材料如碳纳米管、量子点等，来直接将酶固定在电极表面，在电极表面保持了酶的电活性的同时实现了酶在电极表面的直接、快速的电子传递。

由于酶的固定方法和所用的载体材料影响着酶的活性和性能，从而影响检测结果，因此酶的固定技术是酶传感器制备的关键。通过将酶固定在电极表面，可以使酶与整体相隔离而不影响分析物的自由扩散。在电极上固定酶有多种方法，常用的固定方法有吸附法、电化学聚合法、共价键合法、混合组装法、交联法及包埋法等。使用合适的固定方法能够很好地将酶固定在电极表面，同时加快酶在电极表面的电子传递速率，并且能够很好地保持酶的活性，从而增加酶传感器的使用寿命。因此，开发既能保持酶活性又能实现酶在传感器界面上的电子传递的酶固定化技术是非常重要的。

9.3.3　电化学免疫传感器

电化学免疫传感器是一种基于抗原、抗体特异性结合的原理，将特异性免疫反应与高灵敏度的电化学传感技术相结合的新型电化学传感器。抗原和其特异性抗体结合能形成稳定的抗原-抗体复合物，可以导致多种信号的改变，基于这种原理开发了具有高选择性和专一性的电化学免疫传感器。电化学免疫传感器将抗原或者抗体固定在传感器基底上，抗原或抗体是分子识别元件，且与电化学传感元件直接接触，并将反应产生的化学信号转变为电信号，从而分析待测物的浓度。根据免疫反应方式的不同，将免疫分析分为均相免疫分析和异相免疫分析。其中，均相免疫分析易受待测样品中的非目标物质的干扰，影响检测结果。因此，目前异相免疫分析最为常见。其原理是通过物理方法将未结合的抗原或抗体分离后再检测相应的目标待测物，主要包括竞争法、夹心法和间接法三类。竞争法是用未标记的分析物和一定量的标记抗原与抗体竞争结合位点，通过检测多余的抗原来检测目标抗体。同时，也可以利用固相抗原与异相抗原之间竞争抗体的结合位点来检测相应的抗体。夹心法是将抗体固定于固相载体上，加入待测样品（即抗原），然后加入过量的标记抗体，最后加入底物，通过检测底物的浓度来检测相应抗体和抗原的浓度。间接法是先固定抗原，然后与未标记的一抗反应，再加入二抗进行免疫法间接检测抗原。而根据电化学响应信号的不同，电化学免疫传感器分为电位型、电流型、电导型和电容型。其中，电位型免疫传感器主要是通过测量电位变化来进行免疫分析的电化学传感器。1975 年 Janata 等[8]首次报道了这种传感器，首先利用聚氯乙烯膜把抗体固定在电极上，当其表面抗体与待测抗原进行特异性反应时，会使电极上的膜电位发生变化，其电位的变化与待测物浓度呈一定的对应关系，从而可以测量待测物浓度。但是此种电极灵敏度低、线性范围窄，且不稳定。电流型免疫传感器是以酶作为标记物，预先交联在抗原/抗体上，然后采用夹心法或竞争法进行安培定量分析。这种方法是基于抗原、抗体结合时引起电极上电流密度的变化来进行定量检测的。电导型免疫传感器是通过固定于电极上的酶标抗体催化底物而产生电化学活性物质，在电场的作用下会引起电导率的增加，从而检测待测物质。电容型免疫传感器是通过测量界面的电容变化来定量检测分析物，是建立在双电层理论基础上的一种传感技术，物质的吸附和表面电荷的改变都会影响双电层的结构，从而改变电容的大小，因此用于检测待测物。

9.3.4　电化学组织传感器

电化学组织传感器是以动物或植物的组织切片作为分子识别元件，并以电化学电极为信号转换元件而构成的传感器。由于组织是生物体的一部分，组织内含有活性酶，因此电化学组织传感器的酶存在于活体组织中，具有活性高、稳定性好、选择性好等优点。但是体外检测需要进行破坏性取样如抽血或者组织破碎，同时无法实时检测，一些重症代谢性疾病的监护和有效治疗无法满足，从而使得分析结果失真。因此无论是对于疾病患者的临床监护还是对于动植物生理学基础研究，体内电化学组织传感器的发展都具有特殊的重要意义。

9.3.5　电化学微生物传感器

电化学微生物传感器是将微生物固定在电极表面，以微生物作为敏感元件的电化学传感器。由于微生物细胞内含有酶体系，且能够生长繁殖，能在较长时间保持酶的催化活性，因此比普通的酶电极稳定性好，使用寿命长，但是响应速度较慢。常用于制备电化学传感器的微生物有细菌、酵母菌、霉菌等。根据测量信号不同，电化学微生物传感器可以分为两种，一种是电流型微生物传感器，其信号转换器输出的是电流信号，根据氧化还原反应产生的电流值来确定参加反应的被测物浓度，常用的有氧电极、过氧化氢电极及燃料电池型电极等；另一种是电位型微生物传感器，由于其输出的是电位信号，因此根据电位值与被测物浓度呈一定的关系来达到检测被测物的目的，主要采用的电极为离子选择性电极、气敏电极等。根据敏感单元的感应机理，电化学微生物传感器又可以分为呼吸机能型微生物传感器和代谢机能型微生物传感器。呼吸机能型微生物传感器由固定化微生物膜和溶解氧电极组成，通过检测微生物呼吸活性的变化，来检测反应中消耗或者释放的氧气或二氧化碳的量，从而间接检测待测物的浓度。而代谢机能型微生物传感器的原理是根据微生物的分解作用，通过检测分解待测物产生的各种代谢产物中的电活性物质，来检测参与微生物代谢的待测物浓度。

9.4　电化学传感器在生物医学工程方面的应用

随着电化学、生物学、微加工、材料等领域的快速发展，电化学传感技术已经取得了很好的发展，已经实现了在各个领域应用。由于电化学传感器具有响应快、灵敏度高、选择性好、成本低等优点，已经被广泛应用于生物医学工程领域，包括与临床诊断相关的遗传病和传染病的诊断、致病微生物的检测、生物标志物的检测、药物研究及在纸芯片和柔性可穿戴式传感器中的应用。

9.4.1 遗传病和传染病的诊断

由于许多遗传性疾病主要是单核苷酸碱基序列的错配导致的，因此通过检测人类的碱基序列可以诊断人类的遗传性疾病；而通过对病毒和微生物的核酸的检测可以很好地诊断传染性疾病[9,10]。因此，检测核酸的特定碱基序列在诊断人的遗传疾病和传染性疾病中起着重要的作用[9-11]。目前，基于核酸杂交的 DNA 生物传感器发展迅速，以实现快速和经济的遗传与传染病诊断为目标。电化学 DNA 传感器具有灵敏度高、尺寸小、成本低、易制备等优点，已被广泛应用于检测 DNA 杂交，诊断遗传性和传染性疾病。Ozkan 课题组首次报道了一种基于伏安检测的电化学生物传感器，用于检测与乙型肝炎病毒（HBV）和输血传播病毒（TTV）相关的 DNA 序列，该 DNA 序列是由聚合酶链式反应（PCR）扩增的真实样本。该生物传感器依赖于与 HBV 和 TTV 序列相关的 21-或 24-单链寡核苷酸（探针）的固定，并在碳糊电极（CPE）中与这些寡核苷酸的互补序列（目标）进行杂交[12]。他们利用亚甲基蓝（MB）作为杂交指标，并用移动平均基线校正的方波伏安法（SWV）来确定探针与目标序列杂交的程度。最终通过杂交修饰的和探针修饰的 CPE 获得的 MB 信号之间的差异来检测来自 PCR 扩增的真实样品中的传染性疾病的 DNA 序列。Zourob 等开发了一种伏安免疫传感器，利用基于共价功能化碳纳米纤维改性的丝网印刷电极来检测与遗传性脊髓性肌萎缩相关的运动神经元生存蛋白（SMN）[13]。他们通过重氮盐的电还原作用，将 4-羧基苯基层共价嫁接在电极上。然后利用电极表面的末端羧基分子，通过 1-(3-二甲氨基丙基)-3-乙基碳二亚胺盐酸盐/N-羟基琥珀酰亚胺（EDC/NHS）化学方法固定 SMN 抗体，制作免疫传感器。实验结果证明，这种基于伏安法的 SMN 碳纳米纤维的免疫传感器对囊性纤维化跨膜传导调节因子（CFTR）和抗肌萎缩蛋白（DMD）等蛋白质的检测具有高灵敏度（检测限为 0.75pg/mL）和高选择性。

9.4.2 致病微生物的检测

致病微生物是能够引起人类、动物和植物生病的病害。关于致病微生物的检测主要是检测能引起人类疾病和食物中毒的致病性微生物，常见的有：沙门氏菌、葡萄球菌、链球菌、副溶血性弧菌、变形杆菌、志贺氏菌、禽流感病毒、黄曲霉菌及病毒、口蹄疫病毒等。枯草芽孢杆菌是在亚洲尘埃事件中观察到的微生物之一，可导致哮喘和肺炎等呼吸系统疾病。Park 课题组制备了一种基于单壁碳纳米管

(SWCNT)的电化学生物传感器,用于检测枯草芽孢杆菌(*Bacillus subtilis*)[14]。SWCNT在电化学的生物抗原/抗体反应中起转换器的作用,而1-芘丁酸琥珀酰亚胺酯(1-PBSE)和枯草芽孢杆菌抗体是化学交联剂和受体,以便在该生物传感器中吸附靶微生物,如图9-4所示。这种电化学生物传感器的检测范围广($10^2 \sim 10^{10}$CFU/mL),检出限低(10^2CFU/mL),同时响应时间短(10min)。此外,金黄色葡萄球菌(*S. aureus*)是最重要的人类病原体之一,并且能引起许多疾病。Abbaspour等报道了一种灵敏度高、选择性好的基于双适配体的夹心免疫传感器,用于检测金黄色葡萄球菌[15]。在该检测系统中,首先将生物素化的初级抗金黄色葡萄球菌适配体固定在链霉亲和素包被的磁珠(MB)上,用作捕获探针,然后将二级抗金黄色葡萄球菌适体与银纳米颗粒(Apt-AgNP)缀合,能灵敏地检测目标细菌。在靶细菌存在下,能在MB表面上形成Apt/金黄色葡萄球菌/Apt-AgNP夹心复合物,并且通过阳极溶出伏安法测量AgNP的电化学信号。该电化学免疫传感器显示出$10 \sim 1 \times 10^6$CFU/mL的细菌范围,最低检出限为1.0CFU/mL(S/N = 3)。

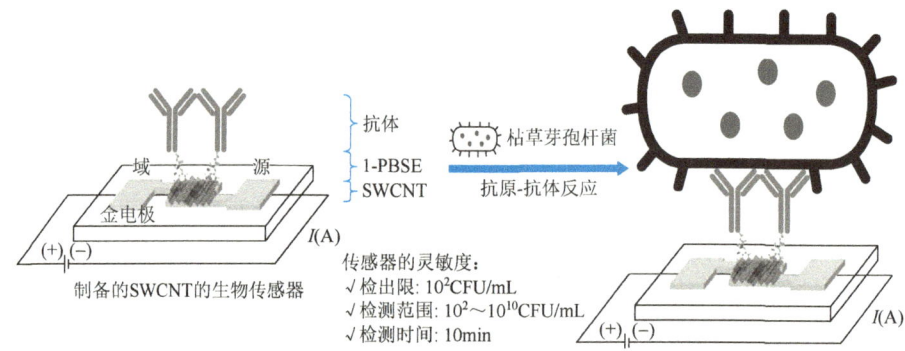

图9-4 基于单壁碳纳米管的电化学生物传感器的示意图[14]

9.4.3 生物标志物的检测

生物标志物(biomarker)是指可以标记系统、器官、组织、细胞及亚细胞结构或功能的改变或可能发生改变的生化指标,具有非常广泛的用途。生物标志物可用于疾病诊断、判断疾病分期或者用来评价新药或新疗法在目标人群中的安全性及有效性。基于生物标志物的检测主要分为生物大分子(如抗原、抗体、酶等)、神经递质(如多巴胺、乙酰胆碱、肾上腺素等)和代谢产物(如葡萄糖、乳酸、尿酸等)。

1. 生物大分子的检测

电化学传感器用于生物大分子的检测主要是检测人体液中的与临床相关的蛋

白质标志物,包括肿瘤、心脏、肝脏、炎症和其他疾病相关的生物标志物。基于癌症生物标志物的检测,较为成熟的是癌胚抗原(CEA)。Zhao 等制备了一种基于化学官能化的 Ag/Au 纳米粒子与石墨烯复合物的免疫传感器,用于在临床免疫测定中检测癌胚抗原[16]。他们合成 Ag/Au 纳米粒子,用作构建夹心型免疫传感器的信号放大因子。该方法检测癌胚抗原的线性校准范围为 $10 \sim 1.2 \times 10^5$ pg/mL,检测限为 8pg/mL。该新型生物传感器具有较高的灵敏度和选择性,已成功用于测定人血清中添加的 CEA。心血管疾病是一种严重威胁人类健康的常见病,具有高患病率、高致残率和高死亡率的特点。因此,心血管疾病的早期诊断尤为重要。心脏肌钙蛋白(T 和 I)是与心肌损伤相关的蛋白生物标志物,这两种标志物的检测对该疾病的早期诊断有重要的意义。Prasad 等研制了一种灵活的一次性电化学生物传感器装置,该装置由垂直定向氧化锌(ZnO)纳米结构组成,用于快速筛查心脏肌钙蛋白 I(cTnI)和心脏肌钙蛋白 T(cTnT)(图 9-5)[17]。同时,该装置通过由肌钙蛋白功能化的 ZnO 纳米结构电极阵列组成的传感器平台,可以实现多路复用和同步检测,在人血清中检测到 1pg/mL 的 cTnI 和 cTnT。

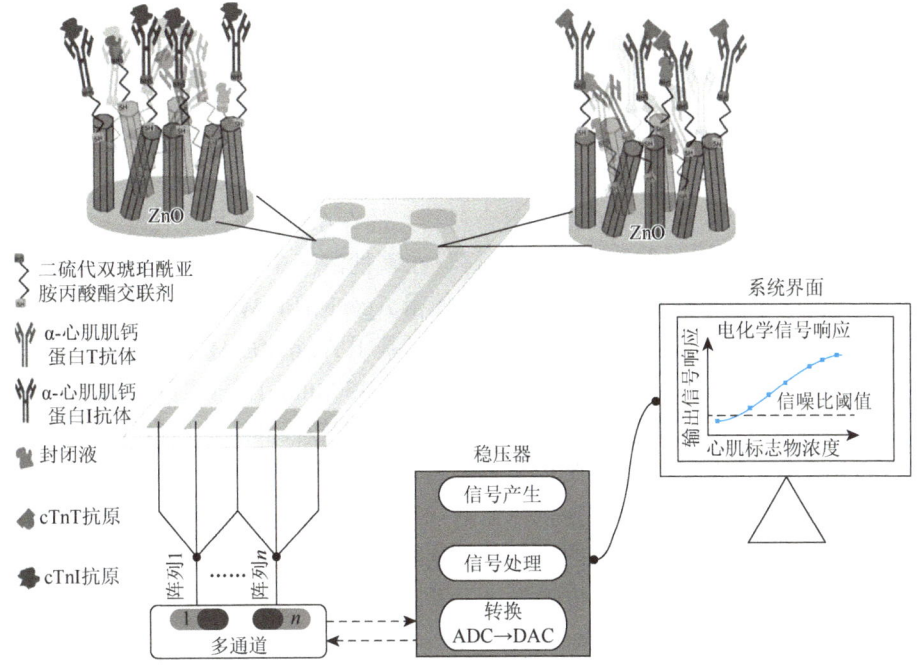

图 9-5 多阵列电化学传感器用于 cTnI 和 cTnT 生物标志物的检测[17]

2. 神经递质的检测

乙酰胆碱(ACh)是一种有机化学物质,由神经细胞释放,将信号传递给其他细胞类型，并作为神经递质，在大脑中起着至关重要的作用[18]。几种神经疾病包括阿尔茨海默病（AD）、帕金森病、精神分裂症和进行性痴呆等都与ACh的水平有关。因此，ACh的准确快速检测在临床上具有重要意义。Jain等制备了一种纳米复合物电化学生物传感器，用于检测ACh的水平[19]。他们将固定化酶、乙酰胆碱酯酶（AChE）和胆碱氧化酶（ChO）固定在修饰有氧化铁纳米颗粒（Fe_2O_3 NPs）、聚(3,4-乙基二氧基噻吩)（PEDOT）-还原性氧化石墨烯（rGO）-氟氧化锡（FTO）电极上。通过电化学阻抗谱（EIS）和循环伏安（CV）法对纳米复合材料性能进行了定性和定量测量。这种纳米复合物电化学生物传感器的线性范围宽为4.0nmol/L～800μmol/L，响应时间小于4s，检出限（基于信噪比）为4.0nmol/L。该传感器具有良好的灵敏度、选择性和稳定性，可长时间保存。而Feng等利用多孔泡沫镍作为基体用化学气相沉积（CVD）法制备了三维氮掺杂石墨烯，构建了多巴胺生物传感器，多巴胺也是一种神经递质，是一种控制肌肉运动的化学物质[20]。电化学实验结果显示，这种生物传感器具有广泛的线性检测范围（3×10^{-6}～1×10^{-4}mol/L）和较低的检出限（1nmol/L）。此外，该电化学生物传感器具有良好的抗干扰性、重现性和稳定性。

3. 代谢产物的检测

基于代谢产物的电化学检测是一种应用广泛的非入侵式检测方法，已经被广泛应用于电化学传感器及便携式电子设备。Baghayeri等在二甲双胍功能化的MWCNT（Ag@MH/MWCNT纳米复合材料）的存在下，采用电化学方法制备银纳米颗粒复合材料[21]。这种纳米复合材料在碱性溶液中对葡萄糖进行电催化氧化，具有较高的稳定性和良好的活性，这使得Ag@MH/MWCNT可用于无酶安培葡萄糖传感器中测定葡萄糖。实验结果证实了基于Ag@MH/MWCNT的葡萄糖生物传感器葡萄糖浓度响应范围广泛（1.0nmol/L～350μmol/L）、响应时间较短（4s）、检出限较低（0.0003μmol/L，S/N = 3），以及灵敏度较高和选择性良好。Xia等采用热退火石墨氧化物和三聚氰胺混合物制备氮掺杂石墨烯（NG），构建了基于NG的电化学传感器，可以同时测定抗坏血酸（AA）、多巴胺（DA）、尿酸（UA）等生物小分子[22]。NG具有独特的氮掺杂结构和性能，对AA、DA、UA的氧化具有较高的电催化活性。电化学传感器显示了对于AA、DA和UA的检测具有宽线性响应性和低检测限。

9.4.4　药物研究

电化学传感器除了用于疾病诊断之外，在药物研究方面也有广泛的应用，可用于研究药物的代谢及含量和成分的变化。Zhang 等提出了一种基于分子印迹聚合物（MIP）与石墨烯-金纳米粒子（G-AuNPs）结合的高灵敏度左氧氟沙星（LEV）电化学传感器（图9-6）[23]。在该传感器中，利用石墨烯-金纳米粒子（G-AuNPs）来提高 LEV 在电极上的电氧化，而 LEV 的分子印迹聚吡咯作为识别元件来检测 LEV。在优化条件下，该传感器的氧化峰电流与 LEV 的浓度呈线性增加（范围为 1.0~100μmol/L），并且具有较低的检出限（0.53μmol/L，S/N = 3）。Raoof 等首次提出了一种类黄酮纳米结构的电化学传感器，可以同时检测去甲肾上腺素（NA）、对乙酰氨基酚（AC）、黄嘌呤（XN）和咖啡因（CF）[24]。该传感器是通过电沉积法将毛地黄黄酮修饰在固定有多壁碳纳米管的玻碳电极（Lt/fMWCNT/MGCE）上，并利用差分脉冲伏安法来检测 NA、AC、XN 和 CF，线性范围分别为 0.7~100.0mmol/L、0.9~80.0μmol/L、1.0~70.0μmol/L 和 10.0~110.0μmol/L，检出限分别为 0.53μmol/L、0.78μmol/L、0.65μmol/L 和 3.54μmol/L。此外，该电化学传感器已成功应用于标准加入法测定药物样品中的 NA。

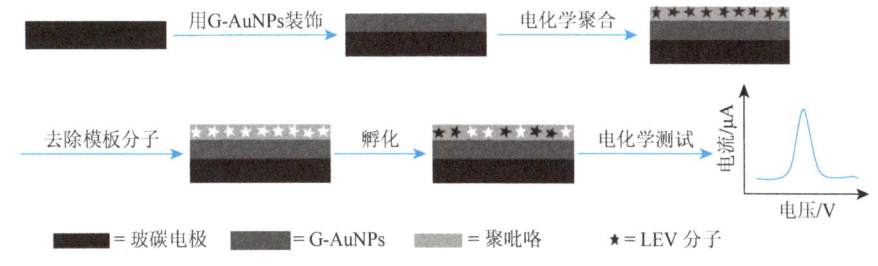

图 9-6　基于 MIP/G-AuNPs 的传感器的示意图[23]

9.4.5　纸芯片

早在 20 世纪 60 年代中期，纸芯片就被广泛应用于 POCT（point-of-care testing）技术。在早期研究中最常见、最广泛的应用是早孕试纸条，它是基于免疫层析双抗体夹心法的原理，可在 3min 内测定尿液标本中的人绒毛膜促性腺激素（HCG）。由于纸的成本低和易于加工等优点，纸芯片已经被广泛应用于临床检测与环境监测等领域。纸芯片的常用检测方法包括比色法、电化学法、UV-Vis 光度分析法、拉曼光谱、荧光光谱、电化学发光法和质谱等。在这些检测方法中，电化学方法具有灵敏度高、选择性高、功耗低、操作简单和易于集成等优点，已被广泛应用于纸芯片中。

Richard M. Crooks 课题组一直致力于自供电纸基电化学传感器的制造及应用。他们报道了一种用直接使用电池供电的微电化学传感器，使用电致变色来检

测葡萄糖和 H_2O_2[25]。该传感器是基于纸芯片技术制备的，是在掺杂铟的氧化锡薄膜上电沉积普鲁士蓝（PB）响应点来作为电致变色指示剂，并利用集成的金属/空气电池为电化学传感器和电致变色读出设备供电。该装置的组成如图 9-7 所示，由两个部分组成：传感器部分和铝/空气电池部分，由一个蜡屏障隔开。葡萄糖的检测是在纸的储存区加载干的葡萄糖氧化酶（GOx）和 $Fe(CN)_6^{3-}$，其反应原理如图 9-7 所示，GOx 催化氧化葡萄糖将 $Fe(CN)_6^{3-}$ 转化为 $Fe(CN)_6^{4-}$。$Fe(CN)_6^{4-}$ 在下部 ITO 电极上被氧化为 $Fe(CN)_6^{3-}$，这导致在上部 ITO 电极上 PB 的颜色变为无色。H_2O_2 传感器的原理与葡萄糖类似，是利用辣根过氧化物酶（HRP）在 H_2O_2 存在下催化 $Fe(CN)_6^{4-}$ 氧化为 $Fe(CN)_6^{3-}$。该传感器接触样品时会激活电池，样品中分析物的存在会引发了普鲁士蓝的颜色变化，因此可以检测样品中分析物的浓度。整个系统可以放置在试验台上，不需要无菌设备，操作简单，可以检测人工尿液中的低至 0.1mmol/L 的葡萄糖和 H_2O_2。此外，顾忠泽课题组近些年一直从事于纸芯片的研究，他们报道了一种基于智能手机的电位滴定电化学生物传感器，用于 α-唾液淀粉酶（sAA）的即时检测[26]。sAA 是自主神经系统活动最敏感的指标之一，因此是一种发展前景较好的非侵入式心理健康生物标志物之一。该生物传感系统包括具有 sAA 检测功能的智能手机、电位读取器和具有预载试剂的传感芯片。该传感器的原理如图 9-8 所示，首先将唾液样品吸入传感芯片上的反应区，使得 sAA 与预载试剂反应，导致电子介体 $Fe(CN)_6^{3-}$ 转化为 $Fe(CN)_6^{4-}$。然后用手指按压传感芯片将反应混合物推入检测区进行电位测量。由智能手机供电的电位读数器测量的电位通过 USB 端口发送至智能手机应用程序，并根据校准曲线转换为 sAA 浓度。这种检测方法可以在 5min 内定量分析实际人类样本中的 sAA。这种电化学生物传感器设备简单，成本低，便于携带，可以通过检测 sAA 来监测受试者的心理状态。

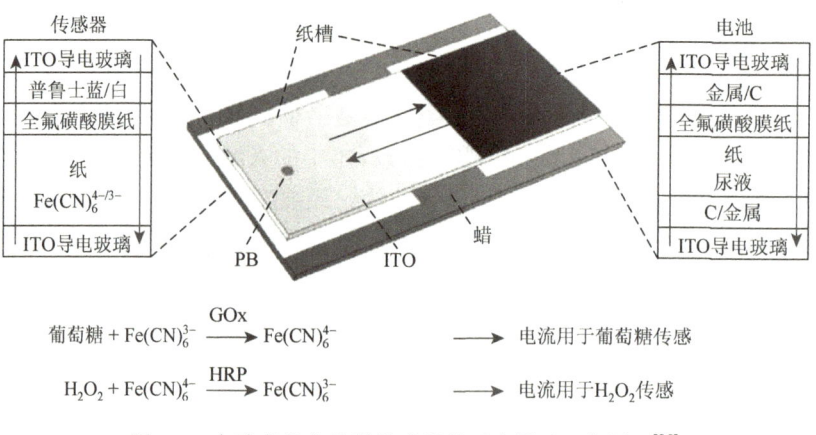

图 9-7　电致变色电化学传感器的示意图及工作原理[25]

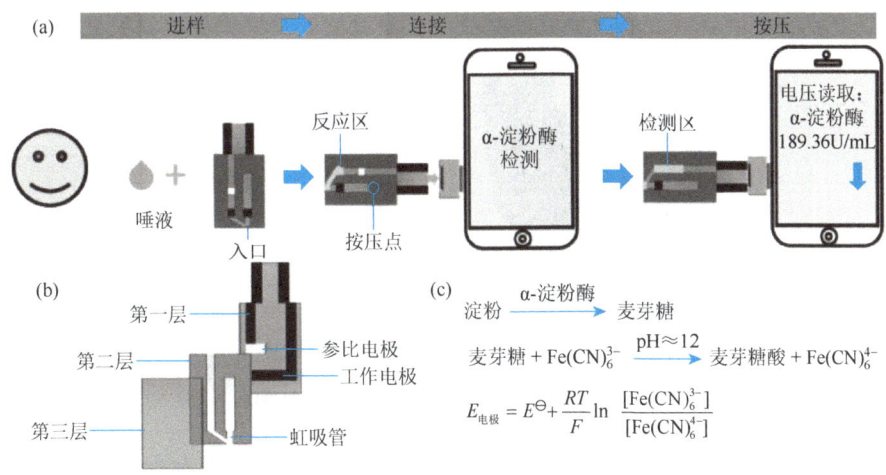

图 9-8 基于智能手机的唾液淀粉酶传感器示意图[26]

(a)使用基于智能手机的传感器进行 sAA 的检测;(b)sAA 传感器的三层结构示意图,第一层是用于制造电极的基板,第二层是双面胶带,其使用激光切割机图案化,第三层是亲水层,以便通过毛细管作用引入样品;(c)sAA 检测的反应步骤及原理

9.4.6 可穿戴式传感器

随着医疗技术的发展,医疗设备已经开始往集成化、小型化和便携化的方向发展以满足 POCT 的需求。为了顺应这种发展,近些年可穿戴式传感器迅速发展,提供了一种定点的即时检测方法,用于人体健康的监测。因此,基于电化学的生物传感器也趋向于集成化、便携化和可穿戴式发展。刘宏等制作了一种非酶促可穿戴式传感器,用于汗液中的葡萄糖的电化学分析,见图 9-9[27]。该传感器是在 Au 电极上施加多电位步骤,包括用于样品预处理的高负电位步骤,其在电极表面上产生局部碱性条件,一个中等电位用于检测葡萄糖,一个正电位用于清洁电极表面。该装置通过将碳氟化合物涂覆在 Au 电极上来改善传感器的选择性和稳定性,可以完全集成于腕带上用于实时监测汗液中的葡萄糖,并通过蓝牙将测试结果上传至智能手机应用程序,用于早期糖尿病的筛查。Wang 等开发了一种基于可穿戴纹身的乙醇电化学生物传感系统,用于在诱导的汗液中进行无创乙醇监测[28]。这种可穿戴式皮肤表面的乙醇监测平台集成了离子导入-生物传感纹身系统及灵活的无线电子设备,能够通过经皮递送毛果芸香碱药物以诱导汗液,并使用醇氧化酶和普鲁士蓝电极传感器检测汗液中的乙醇。这种皮肤乙醇传感器与柔性电子板耦合,可以在电路板控制离子导入/电流测量操作并通过蓝牙通信实时无线传输数据,可以在实际环境中进行无创乙醇监测。

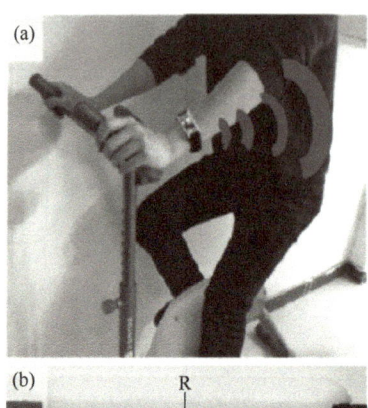
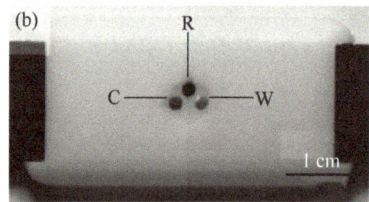
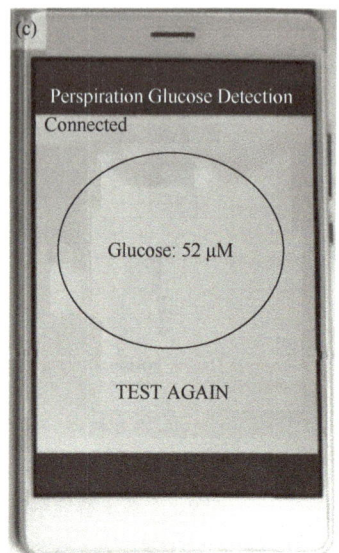

图 9-9 可穿戴式传感器装置示意图[25]

（a）使用基于腕带的电化学传感器在人体运动期间进行汗液葡萄糖分析；（b）用于汗液葡萄糖分析的腕带上的电化学传感器的照片，包括 Au 工作电极（W），铂黑涂覆的 Pt 对电极（C）和作为准聚合电极的聚吡咯涂覆的 Pt 参比电极（R）；（c）带有应用程序的智能手机照片，用于汗液中的葡萄糖分析，该传感器通过蓝牙连接到智能手机，显示检测结果

参 考 文 献

[1] 杨绮琴, 方北龙, 童叶翔. 应用电化学. 广州：中山大学出版社, 2001：259-265.

[2] 贾梦秋, 杨文胜. 应用电化学. 北京：高等教育出版社, 2004：199-201.

[3] 杨辉, 卢文庆. 应用电化学. 北京：科学出版社, 2001：221-243.

[4] 卢小泉, 王雪梅, 郭惠霞, 杜捷. 生物电化学. 北京：化学工业出版社, 2010：202-319.

[5] 徐巧. 生物电化学传感器的制备及其应用. 武汉：华中科技大学博士学位论文, 2009.

[6] Clark Jr L C, Lyons C. Electrode systems for continuous monitoring in cardiovascular surgery. Ann N Y Acad Sci, 1962, 102：29-45.

[7] Updike S J, Hicks G P. The enzyme electrode. Nature, 1967, 214：986.

[8] Janata J. Immunoelectrode. J Am Chem Soc, 1975, 97：2914-2916.

[9] Keller G H, Manak M M. DNA Probe. New York：Stockton Press, 1989：18-22.

[10] Baird P A, Anderson T W, Newcombe H B, et al. Genetic disorders in children and young adults：a population study. Am J Hum Genet, 1988, 42：677.

[11] Mikkelsen S R. Electrochecmical biosensors for DNA sequence detection. Electroanalysis, 1996, 8：15-19.

[12] Meric B, Kerman K, Ozkan D, et al. Electrochemical DNA biosensor for the detection of TT and Hepatitis B virus from PCR amplified real samples by using methylene blue. Talanta, 2002, 56：837-846.

[13] Eissa S, Alshehri N, Rahman A M A, et al. Electrochemical immunosensors for the detection of survival motor neuron（SMN）protein using different carbon nanomaterials-modified electrodes. Biosens Bioelectron, 2018, 101：282-289.

[14] Yoo M S, Shin M, Kim Y, et al. Development of electrochemical biosensor for detection of pathogenic microorganism in Asian dust events. Chemosphere, 2017, 175: 269-274.

[15] Abbaspour A, Norouz-Sarvestani F, Noori A, et al. Aptamer-conjugated silver nanoparticles for electrochemical dual-aptamer-based sandwich detection of staphylococcus aureus. Biosens Bioelectron, 2015, 68: 149-155.

[16] Huang J, Tian J, Zhao Y, et al. Ag/Au nanoparticles coated graphene electrochemical sensor for ultrasensitive analysis of carcinoembryonic antigen in clinical immunoassay. Sensor Actuat B-Chem, 2015, 206: 570-576.

[17] Shanmugam N R, Muthukumar S, Chaudhry S, et al. Ultrasensitive nanostructure sensor arrays on flexible substrates for multiplexed and simultaneous electrochemical detection of a panel of cardiac biomarkers. Biosens Bioelectron, 2017, 89: 764-772.

[18] Çevik S, Timur S, Anik Ü. Biocentri-voltammetric biosensor for acetylcholine and choline. Microchim Acta, 2012, 179: 299-300.

[19] Chauhan N, Chawla S, Pundir C S, et al. An electrochemical sensor for detection of neurotransmitter-acetylcholine using metal nanoparticles, 2D material and conducting polymer modified electrode. Biosens Bioelectron, 2017, 89: 377-383.

[20] Feng X, Zhang Y, Zhou J, et al. Three-dimensional nitrogen-doped graphene as an ultrasensitive electrochemical sensor for the detection of dopamine. Nanoscale, 2015, 7: 2427-2432.

[21] Baghayeri M, Amiri A, Farhadi S. Development of non-enzymatic glucose sensor based on efficient loading Ag nanoparticles on functionalized carbon nanotubes. Sensor Actuat B-Chem, 2016, 225: 354-362.

[22] Sheng Z H, Zheng X Q, Xu J Y, et al. Electrochemical sensor based on nitrogen doped graphene: simultaneous determination of ascorbic acid, dopamine and uric acid. Biosens Bioelectron, 2012, 34: 125-131.

[23] Wang F, Zhu L, Zhang J. Electrochemical sensor for levofloxacin based on molecularly imprinted polypyrrole-graphene-gold nanoparticles modified electrode. Sensor Actuat B-Chem, 2014, 192: 642-647.

[24] Amiri-Aref M, Raoof J B, Ojani R. A highly sensitive electrochemical sensor for simultaneous voltammetric determination of noradrenaline, acetaminophen, xanthine and caffeine based on a flavonoid nanostructured modified glassy carbon electrode. Sensor Actuat B-Chem, 2014, 192: 634-641.

[25] Liu H, Crooks R M. Paper-based electrochemical sensing platform with integral battery and electrochromic read-out. Anal Chem, 2012, 84: 2528-2532.

[26] Zhang L, Yang W, Yang Y, et al. Smartphone-based point-of-care testing of salivary α-amylase for personal psychological measurement. Analyst, 2015, 140: 7399-7406.

[27] Zhu X, Ju Y, Chen J, et al. Non-enzymatic wearable sensor for electrochemical analysis of perspiration glucose. ACS sensors, 2018, 3: 1135-1141.

[28] Kim J, Jeerapan I, Imani S, et al. Noninvasive alcohol monitoring using a wearable tattoo-based iontophoretic-biosensing system. ACS Sensors, 2016, 1: 1011-1019.

第10章

生物材料的表面修饰

10.1 生物材料表面修饰的意义

生物材料的表面化学改性是生物材料制备中的重要一环。无论是作为植入器件、体内支架还是作为生物检测器件，生物材料与细胞，组织或生物分子发生作用都是在材料的表层，需要对这些材料的表层进行一些处理使其可以更好地工作。

人体对外来的异物会有明显的排斥作用，如果植入人体内的异物可以移动（如碎片类物质），人体会尝试将其排出体外。如果异物不能移动，人体会在其周围形成软组织将其与人体隔离。因此，如果不对植入材料进行表面处理，其对周围组织将有物理或化学刺激，导致植入部位产生炎症，甚至引发组织坏死。如果对材料表面进行改性，创建类似于人体组织的涂层，或创建一个惰性表面使其不对组织产生物化刺激，就可以大大降低人体对植入物的排异作用，使植入器材可以更好地工作。

例如，血管支架是许多冠心病患者需要植入体内的器械，由于其成分与人体完全不同，会引起人体的排异反应，导致凝血、败血症等严重的后果。因此通常需要对其表面进行改性，增加一个与人体相容性较好的涂层来"骗"过人体的免疫系统。

又如，导尿管是卧床患者经常需要使用和更换的装置，其表面若是有细菌黏附，在使用时可能引发严重的尿路感染，危及患者的生命安全。由于导尿管需要塞入狭窄的尿道，其行进过程需要克服较大的阻力，若导尿管表面与尿道摩擦力较大，会导致使用时的严重不适。因此在制作导尿管的过程中需要对其表面进行抗菌化处理，使其表面具有一定的抗菌杀菌作用，尽可能避免感染，此外还需用技术手段在导尿管表面形成一层润滑层以减小其使用时的阻力，提高患者的舒适感。

许多生物检测器件（如医院检测中常常用到的试纸条）和生物芯片往往是通过器件表面上的分子与待检测生物分子相互作用来实现检测的，因此在制备器件时需要对器件表面进行修饰，使其可以和待测生物分子发生作用。通过表面修饰技术可以大大提升生物材料各方面的性能，从而使其更好地服务于人类。

10.2　生物材料的表面修饰方法

目前已有的表面化学改性方法种类繁多，总体上可分为物理沉积法和化学偶联法。物理沉积法指的是对表面的化学改性是通过技术手段在材料表面沉积一层一定厚度的薄膜，而这层薄膜和材料的表面并没有化学键合。物理沉积法包括最简单的吸附法、气相沉积、等离子喷涂、溶胶凝胶法等。这类方法的优点是在表面上沉积的膜厚可在较大范围内控制，缺点是由于和表面缺少化学连接，黏结力相对较弱。

化学偶联法则是对表面的改性，是通过修饰分子与表面的化学反应完成，由于改性过程中表面和改性层之间形成了化学键，其对表面有极强的黏附性。但由于是化学改性，其在表面通常只能形成一层单分子层，因此可沉积的厚度一般较低。此类方法包括传统的化学改性法、化学气相沉积、表面接枝等。需要指出的是，上述的表面改性方法中，部分方法经改进后可同时具有物理方法和化学方法的优点，其既能与表面形成化学键合，又可在较大的范围内控制沉积的厚度。

由于科研和实际生产中用到的表面修饰方法太多，难以全部描述，本章挑选一部分较为常见的方法进行阐述。

10.3　基于物理沉积的表面修饰方法

10.3.1　吸附法

固体材料的表面吸附是很常见的现象，其在一定程度上可以用于表面改性。吸附法是最简单的表面改性方法，就是将基底材料浸于含修饰分子的溶液或气体中一段时间，让修饰分子与基底表面产生一定的物理吸附后将基底取出使用。此方法简单易行，但吸附效果受材料本身性质和修饰分子性质的影响较大，通常来说改性的效率和得到的表面的稳定性都不够理想，因此实际中一般很少使用。

10.3.2　气相沉积

气相沉积是材料表面改性中最常用的技术之一。其分为物理气相沉积与化学气相沉积两种。物理气相沉积的原理是在基底材料的表面处理过程中，用技术手段（如真空、离子化等）将本来为固态或液态的镀料气化成气态原子、分子或离子，并让其在基底材料表面以固态沉积下来［图10-1（a）］。其基本原理可分为三个步骤,第一步是将镀料气化,一般使用高温(真空蒸发镀膜)、离子轰击(溅射镀膜)或离子化(离子镀膜)等方法。第二步是将气化的原子、分子或离子引导至基底材料表面。第三步是气化的镀料在基底表面重新变为固态,并沉积成膜。而化学气相沉积通常是将两种或两种以上的气态原材料导入一个反应室内,然后相互之间发生化学反应,形成一种新的材料,沉积到基底表面[图10-1(b)]。化学气相沉积与物理气相沉积的区别在于,物理气相沉积过程中并没有形成新的物质,只是单纯地改变了原子或分子的位置。而化学气相沉积中,沉积到表面上的物质是由气体原料反应生成,是不同于原料的新物质。在科学研究中,气相沉积一般用来给基底材料修饰一层金属或金属氧化物表面,如在基底材料上修饰 TiO_2 往往就是通过物理或化学气相沉积实现的。

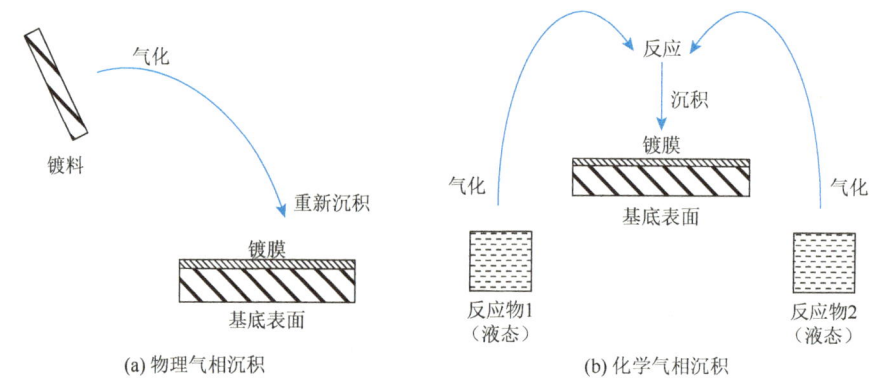

图 10-1　气相沉积技术示意

物理气相沉积是镀料原子或分子改变位置的过程,镀料本身的材质没有发生变化。化学气相沉积是两种或更多的反应物气化后在反应室中反应,生成镀料后沉积在基底上,镀膜与原料是不同的物质

10.3.3　等离子喷涂

等离子喷涂是用高温等离子火焰(温度可达上万摄氏度)将待喷涂的粉料瞬间熔化,然后高速喷涂在冷态的基底上形成一层数十微米厚的涂层。由于这种方法对粉料和基底的特性都有较高的要求,因此适用的范围较窄,目前主要用于在钛和钛合金表面喷涂羟基磷灰石涂层,以改善其生物相容性。

10.3.4　溶胶凝胶法

溶胶凝胶法就是用具有反应活性的化合物作前驱体,在液相下将这些原料均匀混合,并进行水解、缩合等化学反应,在溶液中形成稳定的透明溶胶体系,溶胶经陈化，胶粒间缓慢聚合，形成三维网络结构的凝胶，凝胶网络间充满了失去流动性的溶剂。凝胶经过干燥、烧结固化制备出分子乃至亚纳米结构的材料。其化学过程首先是将原料分散在溶剂中，然后经过水解反应生成活性单体，活性单体进行聚合，开始成为溶胶，将溶胶涂抹在基底表面上，经过一定时间以后溶胶凝胶化，再经过干燥和热处理就可以得到黏附在表面上的薄膜。溶胶凝胶法是化学制备中非常常用的手段，其也可以用来在钛及钛合金上涂覆羟基磷灰石涂层，相比等离子喷涂，溶胶凝胶法制备的羟基磷灰石涂层具有更强的附着力和更好的均匀性。

10.4 基于化学偶联的表面修饰方法

化学偶联法，指的是对表面的改性是通过修饰分子与表面的化学反应完成，在反应过程中修饰分子通过官能团的结合偶联在表面上。改性过程中基底表面和修饰层之间形成了化学键，使得修饰层对基底表面有极强的黏附性。但由于是化学改性，其在表面通常只能形成一层单分子层，因此可沉积的厚度一般较低。此类方法包括传统的化学改性法、表面接枝等。

10.4.1 传统的化学改性法

传统的化学改性法是指在表面改性的过程中不依赖特别的技术，纯粹依靠普通的化学反应，利用官能团之间的偶联反应将修饰分子接在基底表面上。这种方法一般只能在基底上形成一层单层的修饰分子，无法像物理沉积法一样可以不依赖于表面官能团实现修饰，但它对基底的材质和修饰分子的性质几乎没有任何要求，依靠千变万化的化学反应，它可以在任意基底上引入任何想要的修饰分子，具有无限的可能性，这使得它成为科学研究中使用得最多的表面修饰方法。

表面上进行的化学反应与一般的小分子间的化学反应并无本质性的区别，但其中一个反应物被固定在了表面上，又使得其与小分子间的化学反应有明显不同。表面的存在使得表面化学修饰反应完后不存在小分子间化学反应中所要面对的分离提纯问题（如去除催化剂、残余的反应物、副产物等），将表面取出简单清洗就可以将杂质全部去除。由于没有了提纯问题的影响，在表面化学修饰时可以通过让修饰分子大大过量来推动化学平衡向产物端偏移，提高表面修饰的效率。下面列举几个科学研究中常用的传统表面化学修饰反应。

1. 硅烷-羟基反应

绝大多数元素都可以与氧气发生氧化反应，这就使得绝大多数的表面都或多或少地存在羟基,因此基于表面羟基的修饰反应显得十分重要。基于硅烷-羟基的反应是一种非常通用的表面修饰反应,在表面处理及聚合物加工中极为常用。硅烷可以和羟基发生偶联反应(图10-2),根据硅烷所连基团的不同,其既可以和无机物上的羟基反应,也可以和有机物上的羟基反应,这使得硅烷类物质对无机物和有机物都具有很好的修饰能力。同时硅烷还可以带有其他活性官能团,这使得其可以充当无机物与有机物之间的偶联分子,改善二者的结合强度。硅烷一般用于二氧化硅和二氧化钛等金属氧化物表面的处理、聚合物-无机物复合材料的制备及作为黏合剂使用。

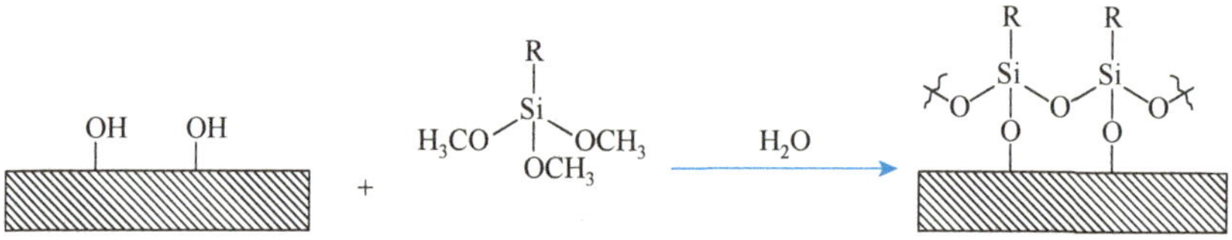

图 10-2　三甲氧基硅烷与羟基的反应

三甲氧基硅烷与无机表面的羟基可以进行缩合反应,形成新的硅氧烷共价键键合在表面上。其中 R 基团可以是许多不同的官能团,这使得向无机表面引入特定的官能团变得非常容易,R 基团也可以是能够与有机物(如聚合物)反应的官能团,这样硅烷就充当了无机层与有机层之间的连接,为二者的界面提供了出色的连接强度

2. 硫醇在金表面的单分子层自组装

硫醇可以在平整的金表面发生反应,组装成一层致密的单分子层(图10-3)。这层单分子层通常具有良好的稳定性和有序性,可以作为理想的基底使用,因此在分子生物学、材料科学等领域得到了广泛的应用。

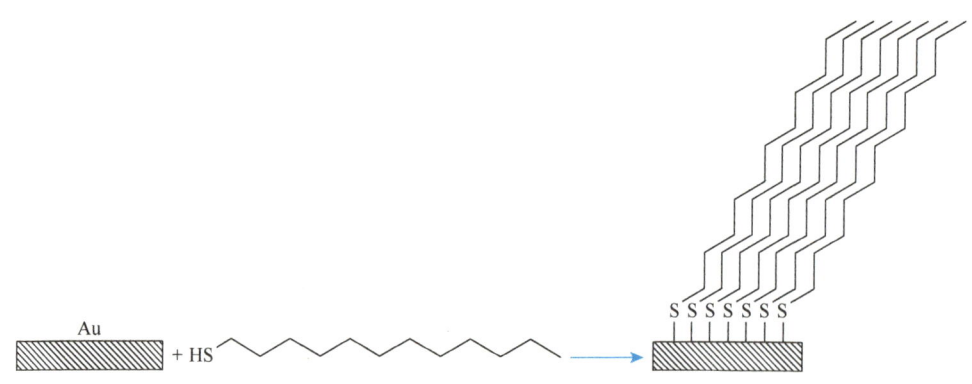

图 10-3　硫醇在金表面的单分子层自组装

当金表面十分平整时,硫醇可以形成非常致密的一层单分子层,此处的硫醇不仅可以是图中所示的烷基硫醇,末端也可以带有其他官能团,甚至是聚合物链,这使得这种方法可以用来制备高质量的表面以用于科学分析等

3. 硫醇-双键点击化学反应

点击化学的概念由著名化学家 Karl Barry Sharpless 在 2001 年提出，它是一个"出色"的化学反应的合集。而硫醇-双键点击化学就是点击化学的代表反应之一（图 10-4）。硫醇和双键可以在紫外光催化下发生加成反应，此反应通常可以在很短的时间内（数秒到数分钟）完成，产率极高并且几乎没有副产物，光控的特性又赋予了该反应极为出色的可控性，是化学偶联的理想反应之一。硫醇-双键点击化学被广泛用于小分子或聚合物的合成与改性，以及表面的化学修饰中。

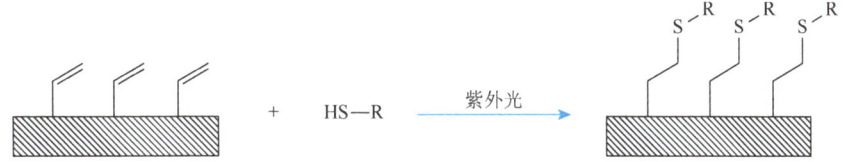

图 10-4　硫醇-双键点击化学在表面修饰上的应用

硫醇在紫外光照下可以形成自由基，从而与双键发生加成反应键合到双键表面；此反应高效可控，对溶剂选择性小，因此广泛用于科学研究中

10.4.2　表面接枝

表面接枝一般指的是在基底表面上形成一层与基底共价键合的聚合物层。表面接枝一般有两种方式，一种是将提前制备好的聚合物链通过化学反应修饰到基底表面上，此类修饰实际上属于传统化学改性法，通常是通过使用官能化的引发剂制备聚合物得到带有端官能团的聚合物，再使用相应的化学反应将端官能团与基底表面的官能团偶联。另一种接枝方法是直接从表面引发聚合，一般是通过某种方法在表面上形成自由基，随后自由基引发溶液中的单体聚合实现接枝（图 10-5）。在表面上形成自由基的方法有很多种，按其原理一般可分为

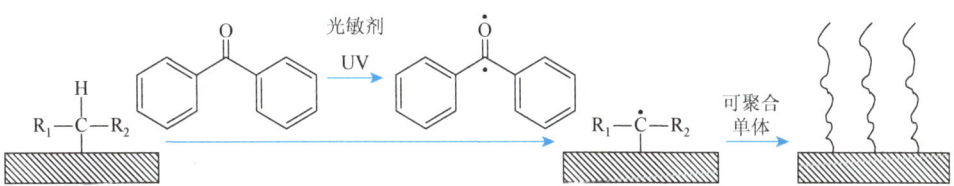

图 10-5　表面接枝实例，图示为紫外光照引发的表面接枝

在紫外光照下，修饰溶液中的光敏剂形成自由基并从基底表面的碳原子上抢夺一个氢原子，从而在表面形成一个自由基；在可聚合单体存在的情况下，此自由基可以引发单体的聚合并最终在表面上形成聚合物层

两类，一类是用技术手段（如紫外光照射、等离子体轰击、辐射、臭氧处理等）直接或间接在表面上形成自由基，从而引发溶液中的单体聚合接枝到表面上。还有一种是通过化学手段将可形成自由基的官能团（如活性聚合官能团）直接修饰到表面上，用其引发溶液中单体聚合实现接枝。表面引发聚合接枝技术对于大部分碳基聚合物都有效，因此是一种通用性较强的聚合物表面修饰技术，一些基于聚合物材料的生物医用装置（如橡胶导尿管）均可使用这种方法进行表面改性。

10.5 生物芯片的表面修饰

10.5.1 生物芯片与图案化修饰

生物芯片是近二十年来快速发展的一种生物材料，它通过微加工和微电子技术在固相基材表面构建微型生物化学分析系统，实现对蛋白质、细胞、核酸及其他生物分子的快速、高通量检测。简单来说就是生物芯片相当于将普通检测技术所需要的材料和系统缩小成百上千倍，并将许多个类似的微小系统以阵列的方式集成到一块芯片上，用这样的芯片就可以在短时间内同时进行成千上万个测试，从而高效地获取大量的测试结果。生物芯片种类繁多，但其主要的特点是一致的，即其表面的物理与化学组成不是均匀一致的，而是被人为地区域化，形成了特定的阵列化的图案（也称图案化）。生物芯片的出现使得人们可以实现许多过去无法实现的想法，例如，在一次测试中获得几十甚至上百次测试的结果，消耗极少的原料得到大量的测试数据，让一块小小的芯片具有测定细胞基因表达谱的功能、具有识别一系列特定蛋白的功能或具有与人体器官类似的功能，等等。生物芯片的表面处理主要包含物理结构的图案化和化学组成的图案化，这里主要介绍化学组成的图案化技术。

生物芯片的化学图案化主要是为了在特定区域覆盖上特定的分子，如形成核酸、蛋白质分子的点阵或亲疏水分子的点阵等。点阵形成后就可以利用点阵中分子与核酸、蛋白质、细胞的特异作用实现相关的高通量检测、捕获等功能。图案化的表面修饰所使用的技术与普通的表面修饰所使用的技术并无区别，形成图案的关键在于，通过各种技术手段，人们可以让物理沉积或化学偶联只发生在选定的区域，从而实现图案化的表面修饰。表面图案化的技术手段繁多，从基本原理上来说可以分为三类：第一类是通过限制修饰分子与基底表面的接触区域来实现表面修饰的图案化。它主要包括掩膜法、印刷、微流道模板、光刻技术等。第二类则是让修饰分子与基底完全接触，但只让偶联反应在特定的区域发生，从而实现修饰的图案化。这一类方法主要是利用光化学反应实现。第三类是让基底

第 10 章 生物材料的表面修饰

表面首先被修饰分子完整修饰一次，然后通过移除一部分修饰过的表面来得到一个图案化的被修饰表面。这一类方法目前较少，常见的是原子力显微镜纳米刻蚀技术。

10.5.2 常见的表面图案化方法简介

1. 掩膜法

掩膜是许多图案化技术中都会使用到的装置，其特点是具有区域性的透过效果，当其被覆盖在表面上时，通过选择性让修饰分子或催化成分透过，就可以让其覆盖的表面得到部分修饰，实现图案化。此部分中定义的掩膜法与后面介绍的基于光刻或光化学的图案化技术中的掩膜有所区别，在此部分的掩膜法中，掩膜的作用是区域性地隔离修饰分子，让部分表面接触修饰分子，而另一部分表面无法接触修饰分子。而光控修饰中的掩膜则只是控制光照的区域，对修饰分子与表面的接触并没有限制。

掩膜法是一种非常通用的修饰方法，许多表面修饰技术，如物理气相沉积、等离子喷涂、等离子轰击等，都可以简单地通过增加一块掩膜来实现图案化。掩膜法的一个经典案例是刮膜，刮膜就是在基底表面上滴加一定量的修饰分子的溶液后，用刮板轻轻地刮过表面（或用沾满修饰溶液的滚筒滚过表面），在表面上留下一层很薄的液体薄膜，经过干燥后就可以得到一层修饰分子层（图 10-6）。在刮膜之前先在表面盖一块掩膜，在刮膜的时候就只有未被掩盖的表面可以接触修饰溶液，从而在干燥后只有该处会形成修饰分子层。目前刮膜中比较常用的掩膜是带镂空图案的丝网板，此时这种方法称为丝网印刷。

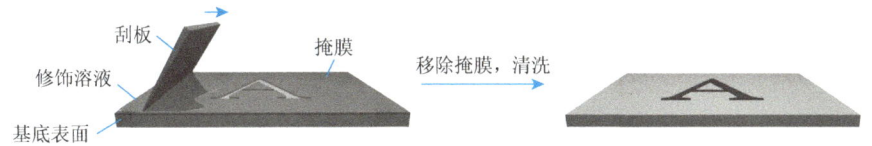

图 10-6　刮膜原理示意

首先在基底表面盖一层掩膜（如丝网印刷中使用的镂空丝网），然后将修饰溶液滴加在掩膜上，用刮板在掩膜上均匀地刮一层液体膜；由于掩膜的遮挡，只有部分区域的表面可以接触修饰溶液，修饰完成后移除掩膜并在必要时对表面进行清洗，即可得到图案化的修饰表面

掩膜法的主要优势是简单易行，对多数表面修饰技术都有较好的适应性，作为掩膜法中主要方法的丝网印刷已经在印刷业中占有极为重要的地位，其既可印刷各种油墨制品，又可印刷电极等金属材料，印刷范围可从米级尺度到微米级尺度，具有广泛的适用性。

掩膜法的缺点是修饰精度比较一般，应用于粗糙表面和宏观三维表面上时效果常常会差很多。

2. 印刷技术

印刷技术和日常生活中所使用的印刷技术很相似，通过将微量的修饰溶液滴加在基底表面上，实现对微小区域的选择性修饰。印刷技术一般包括压印和点印两种（图10-7），压印类似于我国古代的活字印刷术，首先将要修饰的图案整体刻在压印的模板上，再在基底表面上压印一次，在基底上形成修饰溶液的图案，反应完成后就得到了图案化的修饰表面。压印技术中最著名的是微压印技术（micro-contact printing），通过使用聚二甲基硅氧烷作为模板材料，科学家们可以很容易地在基底表面上形成微米尺度的修饰图案。点印则类似于油墨打印机，每次只在表面上打印一个微小的点，通过连续的点阵来形成图案。目前市场上已经有不同品牌的商业化的科研用打印机，可以实现微米级别的图案打印，而亚微米乃至更高精度的图案可以使用诸如浸蘸笔纳米加工刻蚀技术（dip pen nanolithography）来实现。和刮膜技术相比，印刷技术的可控性要强很多，图案的精度也大大提高，点印技术无须提前制备模板，使用方便，但对仪器的要求较高。此外，因为液体扩散的问题，印刷技术对于有一定厚度的亲油墨粗糙表面的修饰精度会显著下降。

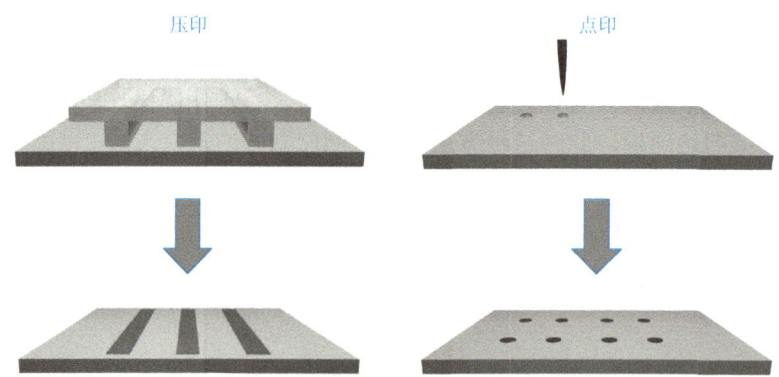

图 10-7 基于印刷的图案化技术实例

通过点印或者压印技术，将微量的修饰溶液滴加到基底表面上，当修饰反应完成后，只有与修饰溶液接触的表面被修饰，从而实现了图案化的表面修饰；点印技术每次只在表面滴加一个点，通过在不同位置不断地滴加，就可以最终形成连续或者不连续的图案；而压印技术则是提前做好对应图案的模板，之后在模板上滴加少量修饰溶液，通过压印一次性将修饰溶液转移到基底表面上形成图案

3. 微流道模板技术

微流道模板技术和压印技术有些类似，不同之处在于压印技术是在模具的凸

起部分蘸上修饰溶液实现印刷,而微流道模板技术则相反,模具的凸起部分紧贴基底表面防止修饰液浸润,修饰溶液从模具的凹陷部分不断流过,实现对表面的修饰(图 10-8)。微流道模板技术相比打印技术来说,优点在于其处理过程中不用担心液体的蒸发,因此对于需要较长反应时间的修饰,微流道模板技术比打印技术更加合适。此外,微流道模板技术可以沉积出较厚的薄膜,对于修饰溶液难以浸润的表面有较好的修饰效果。但此技术使用限制较多,首先,由于微流道必须处于循环系统内,此技术一般只能在表面上形成连续性的图案,阵列型图案的形成难度较大。其次,此技术无法使用在对修饰溶液浸润性极佳的表面,尤其是粗糙的表面上。

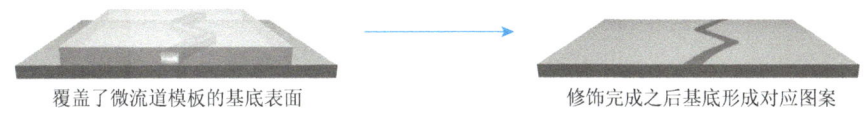

覆盖了微流道模板的基底表面　　　　　　修饰完成之后基底形成对应图案

图 10-8 基于微流道模板的图案化技术图

首先将微流道模板紧贴在待修饰基底上,防止修饰溶液扩散到微流道之外,然后在微流道凹槽内循环通入修饰溶液,修饰完成之后基底上就会得到一个与微流道形状对应的修饰图案

4. 光刻技术

光刻技术是图案化技术里最成熟、使用最多的技术之一,工业生产中许多的图案化表面,如计算机中使用的各种芯片、数码相机中使用的传感器、微机电技术(MEMS)制造的各种微器件,都是通过光刻技术制备的。目前在制造 CPU 时使用的光刻技术其精度已经可以达到 4nm。光刻技术的核心在于使用光刻胶将基底表面区域性地遮挡。光刻胶一般有正性和负性两种,以正性光刻胶为例(图 10-9),光刻技术的流程是,首先将整个表面用光刻胶覆盖,然后将整个表面暴露于紫外光下,并使用光掩膜选择性地让紫外光照射部分区域。经过紫外光照射的光刻胶发生降解反应,使得这部分光刻胶可以被特定的溶液溶解,然后对表面进行清洗,洗去被降解的光刻胶,而未曝光的光刻胶则无法被洗去,在表面上形成与光掩膜相同的图案。由于表面残留的光刻胶将部分表面完全覆盖,后续的物理沉积或化学偶联修饰都只能在未被覆盖的表面上发生。待表面修饰完成后,再使用可溶解光刻胶的溶剂将光刻胶清洗掉,就得到了与光掩模相反的表面修饰图案。负性光刻胶的使用流程类似,区别在于其光照后会发生偶联反应,使得其无法再被原本的溶剂移除,从而实现图案化。光刻技术对粗糙表面和光滑表面都有很好的适用性,修饰精度也很出色,但是其步骤烦琐,对设备的要求较高,在一定程度上限制了其应用。此外若是用于修饰粗糙表面,光刻蚀要求基底表面透光性较好,因此不适用于较厚的不透光薄膜,如有一定厚度的粗糙金属表面和滤膜等。

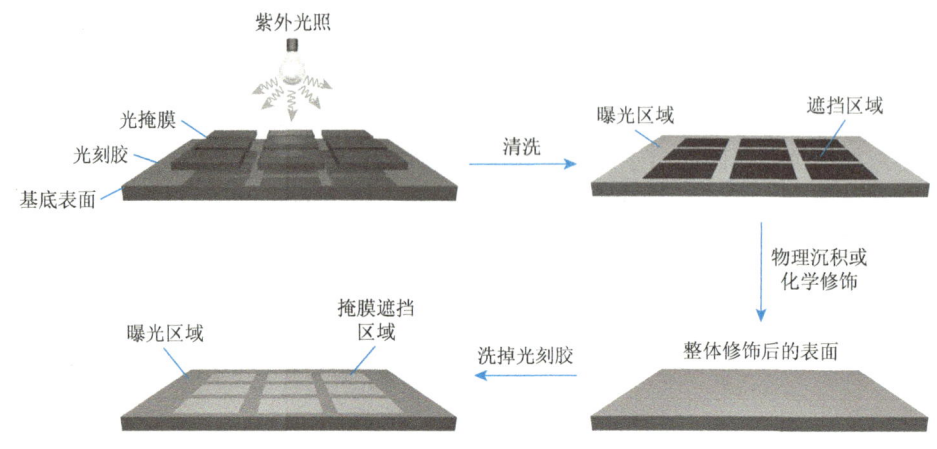

图 10-9 光刻技术示意图

图示为基于正性光刻胶的光刻流程：首先将光刻胶均匀地覆盖在表面上，曝光之后未被掩膜遮挡的区域发生降解反应，使得光刻胶可以被特定的溶剂洗去；之后对表面进行修饰处理，由于被光刻胶覆盖的基底表面无法接触修饰分子，因此当修饰完成并洗去光刻胶后，被光刻胶覆盖的区域会露出裸露的基底，曝光的区域得到修饰，实现图案化

5. 基于光化学反应的修饰技术

针对光刻蚀步骤较烦琐的问题，科学家们又开发了一些同样基于光化学反应，但步骤更简单的光控图案化（photopatterning）方法。和光刻技术不同之处在于，此类技术直接依赖于基底表面与修饰分子的光反应，或者基底表面官能团自身的光反应，其流程中不需要使用光刻胶，因此步骤大为简化，通常一到两步就可以完成图案化。根据原理不同，基于光化学的修饰技术主要有三类，第一类是通过表面官能团与修饰分子在光照下的反应来实现修饰，通过光掩膜实现图案化。硫醇-双键点击化学反应就是一个非常好的例子，此反应的光控特性使得其只在被光照的区域发生，使用光掩膜可一步在表面上形成图案化修饰。在科学研究中常常

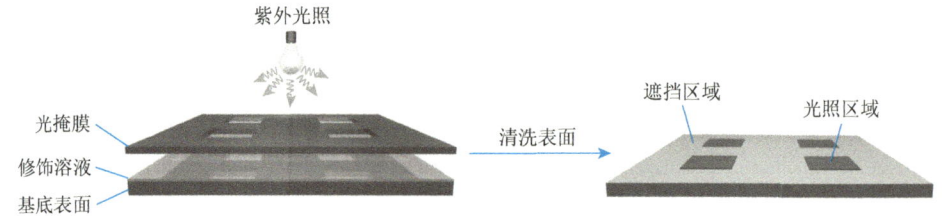

图 10-10 基于光化学的光控图案化修饰原理

光掩模的遮挡使得表面上只有部分区域得到光照，而光反应的特性使得只有在这部分区域中修饰分子可以与基底表面发生反应（或基底自身发生反应生成新的官能团），因此只有被光照区域得到修饰，而被遮挡区域仍然保持原始状态；光照完成后清洗表面，除去修饰溶液后即得到了图案化的被修饰表面（对于第三类的光控修饰技术，还需要进行一步化学修饰以实现待修饰分子在表面上的化学偶联）

被使用的紫外-臭氧图案化处理也属于这一类。第二类是光接枝反应,通过某种方法在基底表面引发聚合反应,使溶液中的单体不断地在表面聚合形成聚合物,聚合的光控特征也保证了图案化的可行性。第三类是依靠基底表面官能团在光照下发生反应,形成新的活性官能团,光照后在表面上形成了图案化的活性官能团,再通过普通的化学反应完成修饰分子的偶联(图 10-10)。基于光化学的修饰技术目前还处于发展中,其具有光刻蚀的许多优点,如对粗糙和平滑表面都有较好的适用性、修饰精度较高等,同时又避免了光刻蚀烦琐的步骤。其缺点则与光刻蚀相同,对表面的透光性有较高的要求。

6. 原子力显微镜纳米刻蚀技术

原子力显微镜纳米刻蚀技术(AFM nanolithography)与前述的表面图案化技术不同,它在表面修饰时首先将整个表面完整地修饰一次,然后利用原子力显微镜探针反复撞击表面,如同锄头锄地一样,将不需要修饰的区域的表层原子移除,从而得到图案化的修饰表面。这种方法的修饰精度取决于原子力显微镜本身的精度,因此具有很大的潜力,有可能实现原子级别的修饰精度。但是其对设备的依赖度较高,加工时间长,目前没有有效的大面积制备技术,因此尽管前途远大,但目前还无法实际应用,主要用于一些科学研究中。

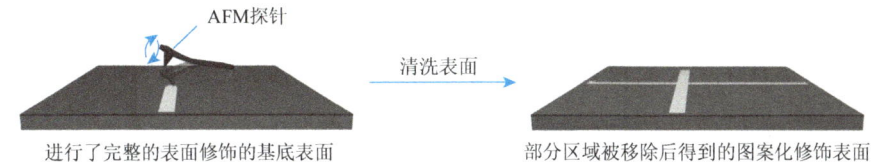

图 10-11 原子力显微镜纳米刻蚀技术原理

基底表面首先被完整地修饰一次,得到均匀的被修饰表面,然后使用原子力显微镜移除选定区域的表层原子,露出未被修饰的基底表面,从而得到图案化的修饰表面

第11章 胶体材料与生物分析

11.1 引　言

胶体一般是指分散相颗粒的特征尺度介于 1nm～1μm 的分散体系。例如，溶胶是一种典型的固/液分散体系，即由固态的胶体粒子均匀分散于连续的液态介质而形成的胶体分散体系。胶体中应用最为广泛的一类是胶体纳米粒子（colloidal nanoparticle），通常指大小在纳米或亚微米尺度的胶体粒子。它们是由数目不多的原子或分子组成的聚集体，处于原子簇和宏观物体之间的过渡区域，因此它们既不是典型的微观系统，也不是典型的宏观系统，而是处于两者之间的介观系统（mesoscopic system），即接近于分子或原子的临界状态。单分散胶体纳米粒子则指体系中所有胶粒具有高度均一的大小、形状、化学组成、内部结构及表面性质。

早在 19 世纪中叶，随着胶体化学学科的建立，科学家就已经开始研究纳米粒子，但受当时实验条件的限制，获得的纳米粒子不均匀，化学性质不稳定，纯度不高，研究尚不深入。1959 年，美国著名理论物理学家，诺贝尔奖获得者 Richard Feynman 在一次演讲中首次提出纳米概念，但真正有效地研究纳米粒子开始于 20 世纪 60 年代。1963 年，Uyeda 用气体蒸发冷凝法制得金属纳米微粒，并对其进行了电镜和电子衍射研究。1984 年德国萨尔大学的 Gleiter 及美国阿贡实验室的 Siegal 相继成功地制得了纯物质的纳米细粉。Gleiter 在高真空的条件下将直径为 6nm 的铁粒子原位加压成形，烧结得到了纳米微晶体块，从而使得纳米材料的研究进入了一个新阶段。1990 年 7 月在美国巴尔的摩召开的第一届国际纳米科学技术会议（International Conference on Nanoscience & Technology），标志着纳米科学技术正式诞生。近十多年来，越来越多的科学家致力于纳米材料的相关研究，在纳米粒子的制备、性质研究等方面取得了丰硕的成果。随着科技的不断发展，人们已能制备高纯、超细、均匀、稳定的胶体纳米粒子，并广泛应用于催化、生物医学检测、功能纳米器件等诸多领域。

11.2 纳米粒子的结构和性质

纳米粒子是由数目有限的原子或分子组成的原子群或分子群，是热力学不稳定系统。当粒子的尺寸减小为纳米级时，它的表面原子及表面积占很大比例，而表面原子是既非长程有序，也非短程有序的非晶层。可以认为，纳米粒子表面原子的实际状态更接近气态，而粒子内部的原子可能有序地排列。其粒径小，表面曲率大，内部产生很高的 Gilibs 压力，能导致粒子内部结构的某种变形。纳米粒子的这种结构导致了它具有下列四个方面的效应，并由此产生不同于宏观材料的特殊物理化学性质。

1. 体积效应

当纳米粒子的尺寸与光波的波长或传导电子的德布罗意波长及透射深度等尺寸相当或更小时，晶体表面周期性的边界条件将被破坏，表面层及其附近的原子密度减小，使得磁性、内压、光吸收、热阻、化学活性、催化性及熔点等性能较普通粒子发生了很大变化，例如，材料的光吸收率明显增大，磁有序态向无序态转化，非导电材料出现导电现象，熔点明显降低等，这就是纳米粒子的体积效应。这种体积效应为纳米粒子的应用开拓了广阔的新领域。例如，利用纳米粒子的熔点低于块状本体，为粉末冶金提供新工艺。利用颗粒尺寸的改变调控等离子共振，制备具有一定频宽的微波吸收纳米材料，用于电磁波屏蔽、隐形飞机等。

2. 表面效应

表面效应指纳米粒子表面原子与总原子数之比随粒径的变小而急剧增大后所引起性质上的变化。随着粒径的减小，表面原子数、纳米粒子的比表面积、表面能都迅速增加。例如，粒径为 5nm 的粒子的比表面积约为 $180m^2/g$，表面原子所占的比例约为 50%；而粒径为 2nm 的粒子的比表面积约为 $450m^2/g$，表面原子所占的比例约为 82%。粒子的粒径越小，处于表面的原子数越多。由于表面原子受力不均匀，它的力场尚不饱和，表面原子的晶体场环境和结合能与内部原子不同，有很多悬空键，具有不饱和性质，因此表面原子非常活泼，具有很高的表面能，易与其他原子相结合，表现出很高的化学活性。由于表面效应的影响，纳米粒子的比表面积大，表面活性中心数目多，具有很高的催化活性。纳米粒子的表面效应也会引起表面电子自旋、构象及电子能谱的变化。

3. 量子尺寸效应

粒子尺寸下降到一定值时，费米能级接近的电子能级由准连续能级变为分立能级的现象称为量子尺寸效应。电子是费米子，服从泡利不相容原理，即两个完全相同的费米子不能处在同一状态。Kubo 采用一电子模型求得金属超微粒子的能级间距（δ）为

$$\delta = \frac{4E_f}{3N}$$

式中，E_f 为费米势能；N 为微粒中的原子数。宏观物体的 N 趋向于无穷大，因此 δ 趋向于零，能级是连续的。而纳米粒子由于所含原子数有限，N 值较小，导致 δ 有一定的值，即能级间距发生分裂，能级的平均间距与粒子自由电子的总数成反比。纳米粒子中处于分立的量子化能级中电子的波动性为纳米粒子带来一系列特殊性质，如高的光学非线性、特异的催化和光催化性质等。

4. 宏观量子隧道效应

微观粒子具有贯穿势垒的能力称为隧道效应。近年来，人们发现纳米粒子的一些宏观量，如微颗粒的磁化强度、量子相干器件的磁通量及电荷等也具有隧道效应，它们可以穿越宏观系统的势垒产生变化，所以称为宏观量子隧道（macroscopic quantum tunneling，MQT）效应。用此概念可以解释超细镍微粒在低温下保持超顺磁性等现象。

11.3 纳米粒子的制备

按材料制备过程中的变化形式，纳米粒子的制备方法主要包括物理法、化学法和物理化学法。其中，物理法包括机械粉碎法、蒸发凝聚法、冷冻干燥法、真空蒸镀法、离子溅射法等；化学法包括沉淀法、水热合成法、溶胶凝胶法、微乳液法、气相化学反应法、还原法、相转移法、模板法等；而物理化学法包括激光诱导气相化学反应法、辐射化学合成法、超声沉淀法等。制备纳米粒子的物理方法主要是"自上而下"的方法，即通过物理手段，将宏观的体相材料粉碎，或原子分子化后再凝聚成纳米粒子；而制备纳米粒子的化学方法主要是"自下而上"的方法，即通过适当的化学反应，包括液相、气相和固相反应，从分子、原子出发制备纳米粒子。由于纳米粒子的性质与其尺寸、均一性、结构等有很大的关系，纳米粒子制备的关键问题在于控制粒子的尺寸和粒径分布。

11.3.1 制备纳米粒子的物理方法

1. 机械粉碎法

机械粉碎法指利用物体之间的相互运动所产生的挤压和切应力使物料得以粉

碎和磨细的方法，也称研磨法。比较典型的纳米粉碎技术有球磨、振动磨、搅拌磨、气流磨和胶体磨等，物料的粉碎方式包括压碎、剪碎、冲击粉碎和磨碎等，一般的粉碎作用力都是几种力的组合。粉碎法仅适用于脆而易碎的物质，对于柔韧的物质必须硬化后再分散。理论上固体粉碎的最小粒径可达 $0.01\sim 0.05\mu m$，然而目前的机械粉碎设备与工艺很难达到这一理想值。粉碎极限取决于物料种类、机械应力施加方式、粉碎方法、粉碎工艺条件、粉碎环境等因素。

2. 蒸发凝聚法

以物态变化为基础，将原料用电阻炉、高频感应炉或电弧等加热气化，使之成为原子或分子，然后急速冷却，凝聚生成纳米粒子。蒸发凝聚法大体上可分为真空蒸发法、气体蒸发法等几类，而按原料加热技术手段不同，又可分为电极蒸发法、高频感应蒸发法、电子束蒸发法、等离子体蒸发法、激光束蒸发法等几类。利用这种方法得到的粒径一般在 $5\sim 100nm$。

3. 冷冻干燥法

先使溶液喷雾在冷冻剂中冷冻，然后在低温和真空条件下干燥，将溶剂升华除去，可得到相应物质的纳米粒子。如果从水溶液出发制备纳米粒子，冻结后将冰升华除去，可直接获得纳米粒子。如果从熔融盐出发，冻结后需要进行热分解，最后得到相应的纳米粒子。冷冻干燥法用途比较广泛，特别是以大规模成套设备来生产微细粉末时，其相应成本较低。

4. 离子溅射法

用两块金属板分别作为阴极和阳极，两电极间充入氩气并施加一定的电压，由于两极间的辉光放电产生气体离子，在电场的加速作用下，气体离子冲击阳极靶材表面，使靶材原子从其表面蒸发出来形成中性原子，从各个方向溅出，射落到试样的表面沉积下来形成纳米粒子薄膜。粒子的大小及尺寸分布主要取决于两极间的电压、电流、气体压力。离子溅射法的优点是可以制备多种金属粒子，且能制备多组分的复合纳米粒子。

11.3.2 制备纳米粒子的化学方法

1. 沉淀法

沉淀法是在溶液状态下将不同化学成分的物质混合，在混合溶液中加入适当的沉淀剂制备纳米粒子的前驱体沉淀物，再将此沉淀物进行干燥或煅烧，从而制得相应的纳米粒子。一般而言，当粒子的粒径在 1μm 左右时就可以发生沉淀，产生沉淀物。生成粒子的粒径通常取决于成核与核生长的相对速度。若成核速度低于核生长速度，那么生成的粒子数较少，单个粒子的粒径较大。沉淀法制备纳米粒子的方法主要包括直接沉淀法、共沉淀法、均相沉淀法、化合物沉淀法、水解沉淀法等几种。

2. 水热合成法

水热合成法是液相中制备纳米粒子的一种方法，指高温高压条件（100～1000℃，1MPa～1GPa）下，利用水溶液或蒸气等流体中物质的化学反应进行合成，再经分离和热处理得到纳米粒子。其特点是纯度高，分散性好，粒度易控制。根据加热温度，水热法可以分为亚临界水热合成法和超临界水热合成法。通常在实验室和工业应用中，水热合成的温度在 100～240℃，水热釜内压力也控制在较低的范围内，称为亚临界水热合成法。为了制备某些特殊的晶体材料，如人造宝石、彩色石英等，水热釜被加热至 1000℃，压力达到 0.3GPa，称为超临界水热合成法。在亚临界和超临界水热条件下，由于反应处于分子水平，反应活性提高，因而水热反应可以替代某些高温固相反应。水热反应的均相成核及非均相成核机理与固相反应的扩散机制不同，因而可以合成出其他方法无法制备的新化合物和新材料。

3. 溶胶凝胶法

用含较高化学活性组分的无机盐或金属醇盐作为前驱体，溶于溶剂中形成均匀的溶液，经过水解、缩合反应生成活性单体，活性单体经聚集后，在溶液中形成稳定的透明溶胶体系。溶胶经长时间放置或干燥处理，胶粒间缓慢聚合，形成三维网络结构的凝胶。凝胶网络中通常含有大量失去流动性的溶剂，需要借助萃取或蒸发除去液体介质，再经过低温热处理，形成相应物质的纳米粒子。其特点是反应条件温和，产物尺寸均一，过程易控制。

4. 微乳液法

两种互不相溶的溶剂在表面活性剂的作用下形成乳液，在微液滴中经成核、聚结、团聚、热处理后得到纳米粒子。微乳液通常由表面活性剂、助表面活性剂、溶剂和水（或水溶液）组成，是热力学稳定的水滴在油中或油滴在水中形成的单分散体系。常用的表面活性剂包括：双链离子型表面活性剂，如琥珀酸二辛酯磺酸钠（AOT）；阴离子表面活性剂，如十二烷基磺酸钠（SDS）、十二烷基苯磺酸钠（DBS）；阳离子表面活性剂，如十六烷基三甲基溴化铵（CTAB）；非离子表面活性剂，如聚氧乙烯醚类的 Triton X 等。常用的溶剂为非极性溶剂，如烷烃或环烷烃等。在此体系中，两种互不相溶的连续介质被表面活性剂双亲分子分割成微小空间形成微型反应器，其大小可控制在纳米级范围，反应物在体系中反应生成固相粒子。微乳液能对纳米粒子的粒径和稳定性进行精确控制，限制了纳米粒子的成核、生长、聚结、团聚等过程，形成的纳米粒子包裹有一层表面活性剂，有效改善了纳米粒子的界面性质，且粒子间不易聚结，稳定性好。

5. 气相化学反应法

利用挥发性的金属化合物的蒸气，通过化学反应生成所需要的化合物，在保护气体环境下快速冷凝，从而制备各类物质的纳米粒子。气相化学反应法适合于制备各类金属、金属化合物及非金属化合物纳米粒子，如各种金属、氮化合物、碳化物、硼化物等。按体系反应类型可将气相化学反应法分为气相分解和气相合成两类方法。气相分解是对待分解的或经前期预先处理的中间化合物进行加热、蒸发、分解，得到目标物质的纳米粒子；气相合成通常是利用两种以上物质之间的气相化学反应，在高温下合成出相应的化合物，再经过快速冷凝，从而制备各种物质的纳米粒子。气相化学反应法制备的纳米粒子具有粒子均匀、纯度高、粒度分布窄等优点。

6. 模板法

模板法利用模板的空间限域作用，实现对合成纳米材料的大小、形貌、结构等的控制。根据模板自身的特点和限域能力，可分为硬模板和软模板两种。硬模板主要指一些由共价键维系的刚性模板，包括多孔氧化铝、多孔硅、介孔沸石、纳米管、多孔高分子膜等。软模板包括由表面活性剂分子聚集而成的胶团、囊泡、一些具有特殊结构的生物大分子等。两者都能提供一个有限大小的反应空间，但硬模板提供的是静态的孔道，物质只能从开口处进入孔道内部；而软模板提供的是处于动态平衡的空腔，物质可以透过腔壁扩散进出。模板法合成纳米粒子具有实验装置简单，操作条件温和，能精确控制产物尺寸、形貌和结构，防止团聚等优点，但也存在一些缺陷，如模板与产物分离比较麻烦，容易对产物造成损伤；模板的使用对反应条件造成了一定限制等。

11.3.3 制备纳米粒子的物理化学方法

1. 激光诱导气相化学反应法

利用大功率激光器的激光束照射反应气体，通过对入射激光光子的强吸收，气体分子或原子在瞬间得到加热、活化，在极短的时间内反应气体分子或原子获得化学反应所需要的能量后，迅速完成成核、凝聚、生长等过程，从而获得相应物质的纳米粒子。气体分子对光能的吸收系数一般与入射光频率有关，因此入射激光能否引发化学反应取决于入射光的频率。为保证制备过程中反应生成的核粒子快速冷凝，需要冷壁式反应室，这样有利于在反应室中构成较大温度梯度分布，加速核粒子冷凝，抑制其过度生长。此外，为防止颗粒碰撞、团聚，甚至烧结，还需要在反应器内配惰性保护气体，使生成的纳米粒子的粒径得到保证。另外，通过对加入反应气体成分的控制，可以制得复合纳米材料。

2. 辐射化学合成法

辐射化学合成法主要用来制备金属纳米粒子，其基本原理是电离辐射使水发生电离和激发，生成还原性粒子氢自由基和水合电子，以及氧化性粒子羟基自由基等。还原性粒子可以逐步把金属离子还原为金属原子或低价金属离子，新生成的金属原子聚集成核，最终生成纳米粒子。为了防止粒子长得过大而从溶液中沉淀出来，需要加入一定量的表面活性剂，如聚乙烯醇、十二烷基苯磺酸钠等。表面活性剂可以对纳米粒子表面进行修饰，降低其表面能，使其稳定存在。辐射合成法制备纳米材料具有简便温和、产率高、适用面广的优点。

11.4 纳米粒子的自组装

自组装（self-assembly）指分子、纳米粒子、微米或更大尺度的宏观物体等基本结构单元在平衡条件下，通过非共价键作用自发形成热力学稳定的有序结构的过程。自组装的本质是物理过程，过程一旦开始，将自动进行到某个预期终点，期间不需要外力的干预。自组装形成的结构或系统是基本结构单元相互作用的热力学平衡或能量平衡的结果，组装完成后其最终的结构具有最低的自由能。

11.4.1 纳米粒子自组装的驱动力

自组装能否实现取决于基本结构单元的特性，如表面形貌、形状、表面功能基团和表面电势等。内部驱动力是实现自组装的关键，包括只作用于分子水平的非共价键力（如范德华力、氢键、静电作用力等），以及能作用于较大尺寸范围的力（如表面张力、毛细力等），这些弱相互作用力维持了自组装体系结构的稳定性和完整性。

1. 范德华力

范德华力（van der Waals force）又称分子间作用力，是存在于中性分子或原子之间的一种较弱的相互作用力，本质上是静电引力。根据偶极性的不同可分为三种情况：极性分子固有偶极之间的相吸和相斥达平衡时，体系能量最低，这时由定向极化产生的分子间相互作用力称为取向力；相邻分子的固有偶极和诱导偶极之间的作用力称为诱导力；由瞬时偶极引起的分子间的相互吸引力称为色散力。取向力、诱导力和色散力都是分子间的引力，统称为分子间作用力。极性分子与极性分子之间，存在取向力、诱导力、色散力；极性分子与非极性分子之间，则存在诱导力和色散力；非极性分子与非极性分子之间，只存在色散力。这三种类型力的比例大小，取决于相互作用分子的极性和变形性。极性越大，取向力的作用越重要；变形性越大，色散力就越重要；诱导力则与这两种因素都有关。对大多数分子来说，色散力是主要的。只有偶极矩很大的分子（如水），取向力才是主要的。诱导力通常很小。范德华力具有加和性。

2. 氢键

氢键（hydrogen bond）就是键合于一个分子或分子碎片 X—H 上的氢原子与另外一个原子或原子团之间形成的吸引力，有分子间氢键和分子内氢键之分，其中 X 的电负性比氢原子强。在 X—H⋯Y—Z 中，"⋯"表示氢键，X—H 表示氢键供体，Y 表示氢键受体，Y 可以是分子、离子或分子片段。受体 Y 可以是含孤对电子的原子，也可以是含 π 键的分子。X、Y 为相同原子时形成对称氢键。氢键源于静电作用，氢键电荷迁移估算表明氢键相互作用与供体和受体间电荷迁移程度密切相关。

3. 静电作用力

静电作用力（electrostatic force）本质上是一种外场力，即电荷在空间中产生电磁场而相互产生力的作用，包括静电引力和静电斥力。离子键和共价键的实质都是静电作用力。离子键是原子得失电子后生成的阴阳离子之间靠静电作用而形成的化学键。共价键的本质是原子轨道重叠后，高概率地出现在两个原子核之间的电子与两个原子核之间的电性作用。与离子键不同的是，进入共价键的原子向外不显示电荷，因为它们并没有获得或损失电子。

4. 表面张力

表面张力（surface tension）是液体表面层由于分子引力不均衡而产生的沿表面作用于任一界线上的张力。通常由于环境不同，处于界面的分子与处于相本体内的分子所受力是不同的。在水内部的一个水分子受到周围水分子作用力的合力为零，但在表面的一个水分子却不如此。因为上层空间气相分子对它的吸引力小于内部液相分子对它的吸引力，所以该分子所受合力不等于零，其合力方向垂直指向液体内部，导致液体表面具有自动缩小的趋势，这种收缩力即为表面张力。表面张力是物质的特性，其大小与温度和界面两相物质的性质有关。

5. 毛细力

毛细力（capillary force）是在三相界面上液面弯曲产生的作用力。毛细力的作用方向始终指向弯曲液面的凹面（凹凸弯液面相对于液相一侧而言）。毛细力的大小与弯液面的曲率成正比，曲率大的毛细力大，曲率小的毛细力小。

11.4.2 纳米粒子自组装的类型

纳米粒子的自组装以纳米粒子为基本结构单元，通过调节粒子之间的相互作用来控制粒子在整个组装体上的分布，构筑各种复杂的有序结构。根据组装单元的类型，纳米粒子自组装可分为以下四类。

1. 各向同性刚性粒子的自组装

各向同性粒子（isotropic particle）指表面化学成分均匀的球形粒子。纳米粒子自组装中最典型的是硬球体系，组装单元可以是单分散的二氧化硅纳米粒子、聚合物胶乳粒子、半导体纳米粒子和金属纳米粒子等。硬球体系的纳米粒子自组装是一个熵驱动的过程，整个体系的熵包括平动熵和自由体积熵。当胶体浓度较低时，平动熵占主导地位，胶体的流动态是稳定的。当胶体浓度上升时，溶剂分子获得了最大的自由度，自由体积熵逐渐占据主导地位，胶体晶体的状态是热力学稳定的。面心立方和六方密堆积是热力学稳定的结构，这样的堆积方式能获得最高的自由体积熵。熵驱动的胶体结晶是制备三维纳米粒子自组装的低成本、低能耗的方法。

2. 各向异性刚性粒子的自组装

各向异性粒子（anisotropic particle）指表面化学性质不均匀的粒子，包括粒子表面有少量修饰点（修饰点可以是功能基团、高分子或者小纳米粒子）的补丁粒子（patchy particle），以及表面具有不同化学成分的不对称粒子（asymmetric particle）。在进行纳米粒子的自组装时，各向异性粒子上的疏溶剂部分提供吸引力，亲溶剂部分提供排斥力，形成稳定的超粒子。但在实际操作中，各向异性刚性粒子的组装并不容易得到形貌和结构规整的组装体，原因是刚性粒子间的接触位点面积小，组装体的稳定较困难；另外，当使用的纳米粒子的尺寸较大时，粒子之间的范德华力作用较强，干扰有序结构的形成。

3. 各向异性柔性粒子的自组装

柔性粒子通常是表面接枝线性高分子链的聚合物粒子或者含有聚合物成分的有机-无机杂化粒子，介于刚性粒子和嵌段共聚物之间。粒子的柔性体现在粒子的变形和表面高分子链的重新分布方面。它们在溶剂里的分散性很好，粒子的溶剂化可以抵消粒子之间的各向同性的范德华力作用，各向异性的相互作用因此得以体现。与各向异性刚性粒子相比，各向异性柔性粒子的柔性有利于组装过程中粒子调整形状和组分分布而组装得到能量最低的稳定超结构。调整粒子中亲溶剂部分/疏溶剂部分的比例，各向异性柔性粒子可以在选择性溶剂中组装成团簇、球形、柱状、链状、管状和片状等超结构。此外，柔性纳米粒子的组装体可以有足够的刚性来维持薄膜的结构，构建具有自支撑性质的薄膜。

4. 各向同性柔性粒子的自组装

各向同性柔性粒子通常是核壳结构的纳米粒子，在组装过程中，它们通过粒子变形和成分重新分布组装成稳定的超结构，超结构中粒子采用各向异性的形状。在组装过程中，粒子上疏溶剂部分相互聚集驱动组装，亲溶剂部分互相排斥稳定超结构，两者间的平衡决定超结构的形貌。

11.4.3 纳米粒子自组装的方法

相较于对宏观材料或原料进行切割、刻蚀或光刻等加工制备纳米有序结构的"自上而下"的构建方式，纳米粒子的自组装这种通过控制纳米尺度的结构单元"自下而上"自发地构建有序结构的方法具有简便易行、结构多样、可控性好等优点，越来越受到研究者的青睐。近年来，有关纳米粒子自组装方面的研究逐步兴起，并逐渐发展成为纳米科学和微观有序结构研究领域的一个重要研究方向。纳米粒子自组装的方法有很多，包括简单的通过溶剂挥发实现纳米粒子的自组装；利用模板的空间限域作用诱导纳米粒子组装；利用外场作用（重力场、外加电场、外加磁场、流体场等）诱导纳米粒子结构单元定向移动和排列组装；利用化学键或生物分子（如 DNA 分子）的相互作用诱导纳米粒子组装等。

1. 自然沉降法

自然沉降法又称重力沉降法，是较为经典的纳米粒子自组装方法，利用重力场的作用，在无外界影响的情况下自然形成有序结构[1-3]。一般情况下，由于纳米粒子与流体之间存在密度差异，通过静置纳米粒子分散液，粒子在重力作用下发生相对运动，它们就能沉积在容器底部，然后经历无序到有序的自组装过程（图 11-1）。纳米粒子的沉降过程同时受到重力、静电斥力和布朗运动的影响，服从 Stokes 定律，沉降速度与粒子的密度、尺寸、分散介质黏度密切相关。

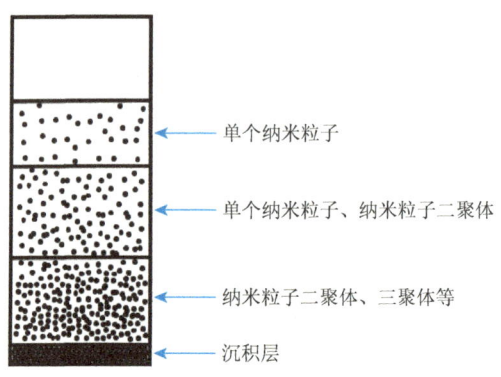

图 11-1　自然沉降法基本原理示意图

自然沉降法适用于粒径在 300～500nm 的纳米粒子。300nm 以下的小粒子，所受重力较小，重力被粒子的布朗运动抵消，粒子沉降速度很慢，沉积过程常常持续数周，甚至难以得到沉积样品；而对于粒径较大的粒子（550nm 以上），所受重力较大，沉积速度快，难以形成有序结构。自然沉降的优点是制备工艺简单，对实验装置无特殊要求，缺点是需要较长的时间让粒子扩散和重排来完成无序到有序的转变，且不能控制堆积结构，容易形成多晶区域，得到的胶体晶体存在较多的缺陷，晶体的长程有序度不高。

2. 垂直沉积法

垂直沉积法又称连续对流组装法，其原理是利用毛细力和表面张力的共同作用来进行纳米粒子的有序组装[4-6]。将基片垂直浸入单分散纳米粒子的悬浮液中，当溶剂蒸发时，毛细力驱动分散液弯月面中的粒子在基片表面自组装成周期排列结构，形成胶体晶体（图 11-2）。这种方法能克服生成的胶体晶体存在各种尺寸的多晶区域并且难以控制样品厚度的缺点，晶体的厚度可以通过调节粒子的直径、温度、湿度、溶液浓度等参数精确控制。垂直沉积法的关键工艺控制参数是基片和溶液的相对运动速率。但是，溶剂的蒸发会导致溶液的浓度变化，使得胶体晶体沿生长方向的厚度发生变化，尤其对于粒径大于 500nm、密度较大的粒子（如 SiO_2），粒子的沉降速度大于溶剂的蒸发速度，从而不能得到大面积有序的胶体晶体。近年来，该方法不断得到完善，应用范围进一步得到拓宽，相继出现了提拉法、流速控制法、对流补偿法、倾斜基片法及双基片垂直沉积法等[7-11]。

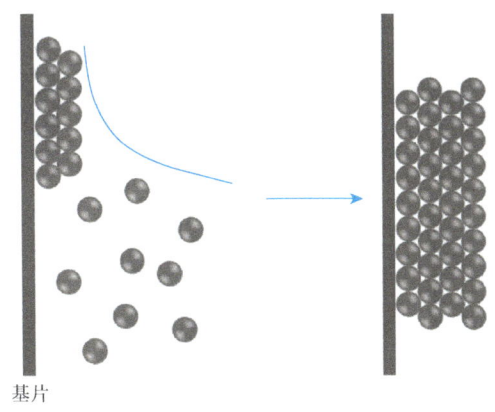

基片

图 11-2 垂直沉积法基本原理示意图

3. 模板法

纳米粒子的自组装得到的通常是具有密堆积结构的胶体晶体，要想得到更为复杂的晶格结构，并人为控制晶体的取向，物理限制或诱导组装是一种行之有效的方法，往往需要借助于模板的引导。模板通常包含硬模板和软模板两大类，前者通常为具有微纳米结构的刚性材料的表面，如碳纳米管、阳极氧化铝薄膜、聚苯乙烯微球等，而后者通常为两亲性分子的有序聚集体，主要包括胶束、反相微乳液、液晶等。

具有各种特定凹槽结构的平面基底就是一种典型的硬模板。通过纳米粒子分散液的流动沉积，在毛细力、重力和微球间静电力的协同作用下，纳米粒子选择性地沉积到凹槽中，能够制备一系列具有特定厚度、面积、取向和结构的胶体晶体[12-16]。而图案化的模板可通过刻蚀（如电子束刻蚀、光刻、软刻蚀、离子刻蚀）等方法制备。例如，使用具有特定凹槽结构的平面基底作为模板沉积聚苯乙烯纳米粒子，能够制备具有不同复杂结构的胶体晶体。当不同尺寸的纳米粒子沉积在圆柱状孔洞模板中时，能够得到三角状排列、五角状排列，甚至是复杂的双层结构的胶体粒子聚集体；而当纳米粒子沉积在 V 形凹槽模板中时，能够得到链状或螺旋链状结构，如图 11-3 所示。

微乳液滴等两亲性分子的有序聚集体则是较为常用的软模板，通常包括两种组装方式：一种是在互不相溶的两相界面处组装纳米粒子，另一种是在液滴内部组装，如图 11-4 所示[17-22]。前一种方法利用剪切力或者微流体技术，在纳米粒子的分散液中制备与之不相混溶的微乳液滴（油/水或水/油型），随后分散介质中的纳米粒子自发吸附于微乳液滴表面以降低体系的总表面能，当纳米粒子在微乳液滴表面形成一层紧密堆积的壳层后，在体系中加入聚阳离子高分子稳定剂，或者

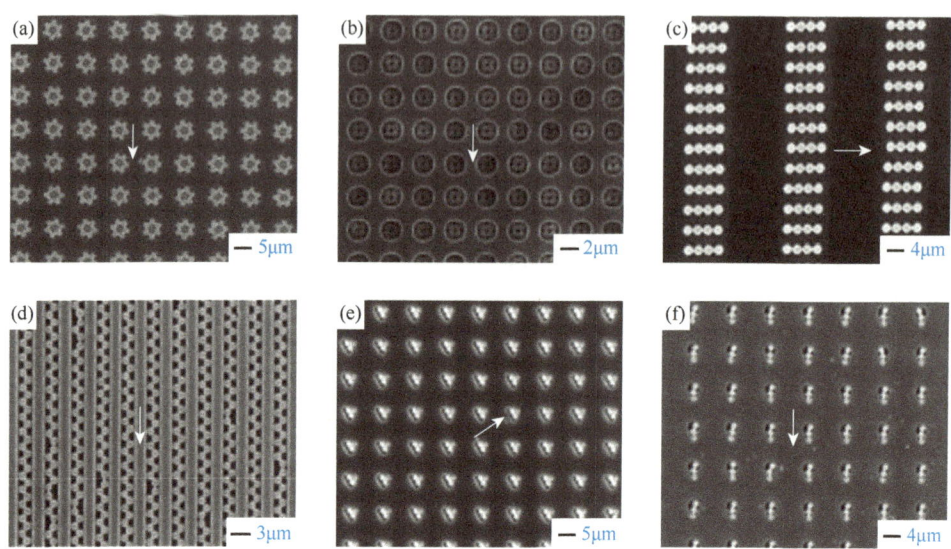

图 11-3　纳米粒子在各种特定凹槽结构的硬模板中组装成复杂的有序结构

图中箭头指示液体的流动方向

通过加热烧结的方法使该结构保持稳定,再通过离心将该结构转移至与液滴内部相同的分散体系中,干燥后即可得到由纳米粒子组装而成的球形胶囊。后一种方法则是利用微流体技术,在含有稳定剂的体系中用不相混溶的连续相剪切含有纳米粒子的分散相,得到多个分散有纳米粒子的微乳液滴,再加热去除微乳液滴中的分散介质。在干燥过程中,纳米粒子在微乳液滴的内部逐渐组装,形成有序的纳米粒子聚集体。通过这种方法制备的微球尺寸均一,大小可以通过流速、纳米粒子分散液浓度等参数有效调节。

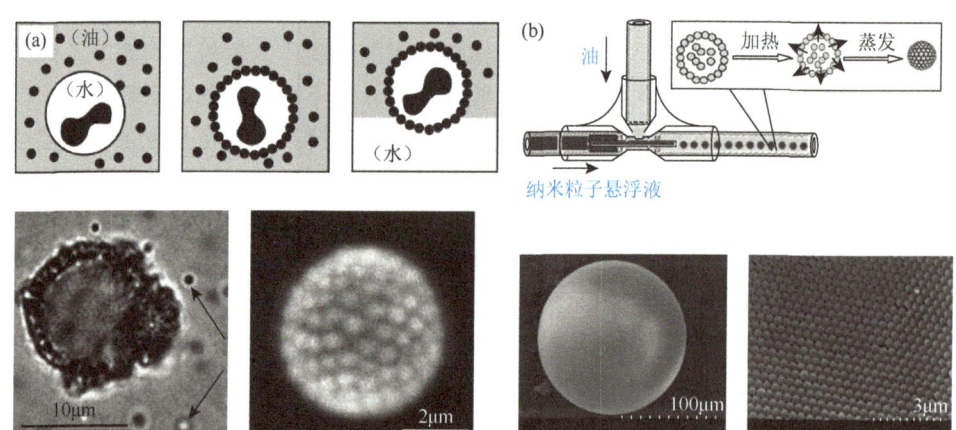

图 11-4　利用软模板法在互不相溶的两相界面(a)或微乳液滴内部(b)组装纳米粒子

4. 界面组装法

表面化学性质和组分均一的纳米粒子具有与表面活性剂分子类似的性质，也具有一定的表面活性，能够自发吸附在流体界面上，并在一定的条件下自组装。纳米粒子的界面自组装主要包括气-液界面自组装、固-液界面自组装及液-液界面自组装等[23-26]。纳米粒子的界面自组装可以通过氢键作用、表面张力、超分子相互作用等引发，而界面能的降低则是纳米粒子进行界面自组装的主要驱动力。以纳米粒子在气-液界面的自组装为例，当纳米粒子铺展在液体表面时，悬浮在液面上的纳米粒子在分子间作用力和液体表面张力的作用下，能够自发组装形成有序结构，随后通过吸管或排水装置去除溶液，就能在用作收集的基底上得到纳米粒子组装所得的有序结构（图11-5）。利用纳米粒子的界面自组装不仅可制备单层二维有序结构，还能够获得多层的三维结构。

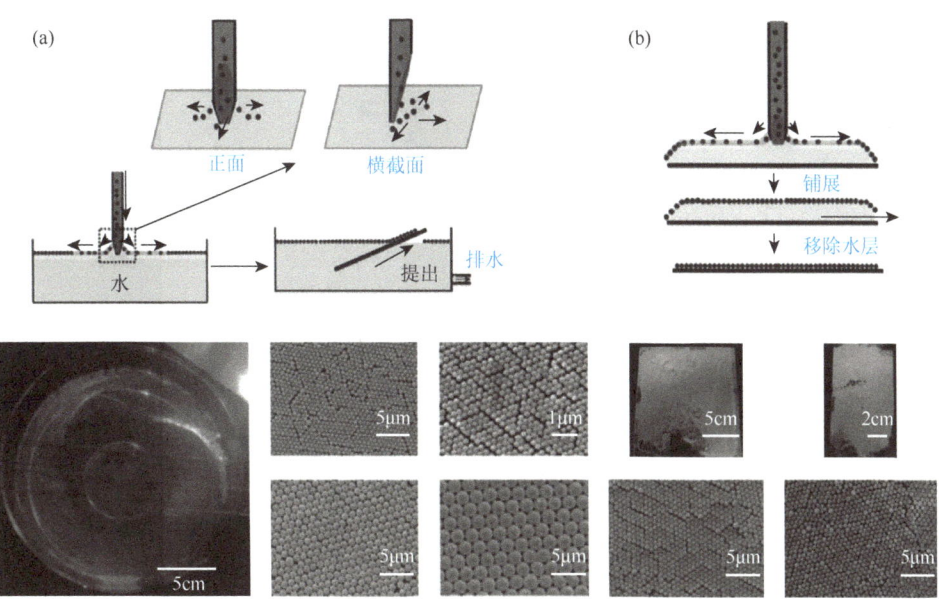

图 11-5　纳米粒子在气-液界面（a）、固体基片上（b）的自组装

5. 旋涂法

旋涂法是一种简单快捷的纳米粒子组装方法。在旋涂过程中，溶剂以高剪切速率流过基底，使得纳米粒子在离心力和剪切力的作用下，在基底上紧密排列为有序结构，如图11-6所示[27-30]。影响纳米粒子组装的因素包括纳米粒子的浓度、溶剂的性质、基底的亲疏水性及旋转速度等。旋转速度，也就是离心力的大小是

决定纳米粒子组装质量的关键。在离心力作用下粒子被强制快速堆积，每个粒子所在的位置不一定是能量最小处。如果离心力过大，会导致纳米粒子的无序堆积，容易出现较多缺陷、裂痕，影响长程有序性；如果离心力过小，会导致粒子沉不下来或沉降过慢。

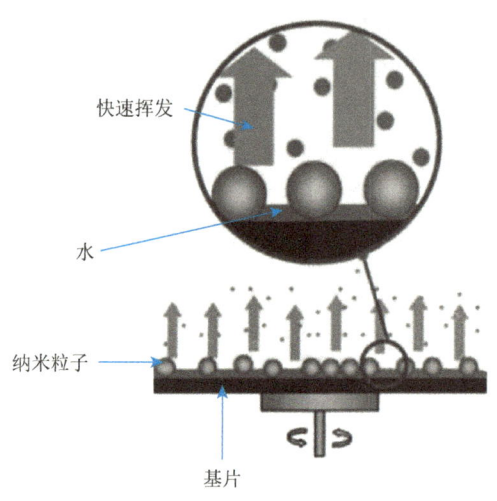

图 11-6　旋涂法基本原理示意图

6. 外场诱导法

除了前面所提到的重力场外，电场、磁场等外场也能够给纳米粒子施加额外的作用力，可以诱导纳米粒子在液相中定向移动和排列，从而组装形成有序结构。该方法通常需要对纳米粒子进行一些表面修饰（如增加表面电荷），或者在纳米粒子中复合或掺杂响应性的物质（如磁性粒子），使纳米粒子具有一定的外场响应性，从而能够在外场的作用下发生移动和组装。

以电场诱导组装为例，直流电场和交流电场都能够被用来诱导纳米粒子的组装[31-35]。如果外加电场是直流电场，表面带电的纳米粒子在外加电场中受静电作用力和电场力的共同作用，能够自发被带相反电荷的基底吸引并在基底上组装，当分散介质完全干燥后可组装形成密堆积有序结构。如果使用交流电场作为外加电场，通过电极阵列的设计，则能够精确调控悬浮液滴中的纳米粒子在外加电场作用下在微液滴中的分布及组装，从而形成一些特殊结构。例如，金纳米粒子和聚苯乙烯纳米粒子的混合体系在外加交流电场的调控下，利用两种纳米粒子对电场响应程度的不同，能够组装成非对称的眼球结构，如图 11-7 所示。

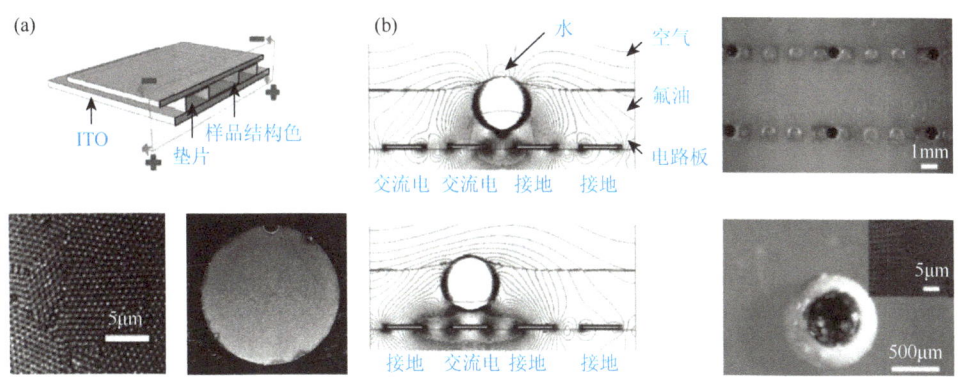

图 11-7 直流电场（a）、交流电场（b）诱导表面带电纳米粒子的组装

除电场外，磁场也常常被用来诱导纳米粒子的组装，尤其是诱导磁性纳米粒子的定向排列和可控组装[36-41]。得益于磁性纳米粒子良好的磁场响应性，不仅球形磁性纳米粒子能够在磁场的诱导下实现有序组装，一些非球形的磁性纳米粒子，如椭球形、针状的磁性纳米粒子，也能够在外加磁场的诱导下实现组装。对于球形磁性纳米粒子而言，当没有外加磁场时，纳米粒子在静电斥力的作用下稳定分散在溶液中，而当外加磁场作用于磁性纳米粒子时，除静电斥力外，粒子还会受到外加磁场的引力，以及磁偶极子间的作用力（包括磁偶极子间的引力和斥力）。此时磁性纳米粒子将在外加磁场的作用下，沿磁场方向组装形成一维链状结构。对于非球形的磁性纳米粒子，如椭球形的 $\gamma\text{-}Fe_2O_3$ 磁性纳米粒子，在外加磁场的作用下粒子将发生取向，且粒子的长轴方向与外加磁场平行。在静电斥力、外加磁场的引力、磁偶极子作用力的共同作用下，同样能够实现这些非球形磁性纳米粒子的组装。如果将外加磁场诱导组装和其他组装方法（如垂直沉积）相结合，能够将磁性纳米粒子诱导组装成高度有序的密堆积结构，如图 11-8 所示。

11.5　胶体晶体在生物分析中的应用

由于纳米粒子具有特殊的体积效应、表面效应、量子尺寸效应和宏观量子隧道效应，它在催化、光、电、磁等方面具有常规体相材料所不具备的独特物理化学性质。由一种或多种单分散胶体纳米粒子作为基本结构单元，组装并规整排列而成的空间有序结构统称为胶体晶体（colloidal crystal）。胶体晶体作为一种长程有序的结构化模板，在新型纳米结构及功能材料方面显示出巨大的潜力，在光学、传感、生物医学等领域具有广阔的应用前景。

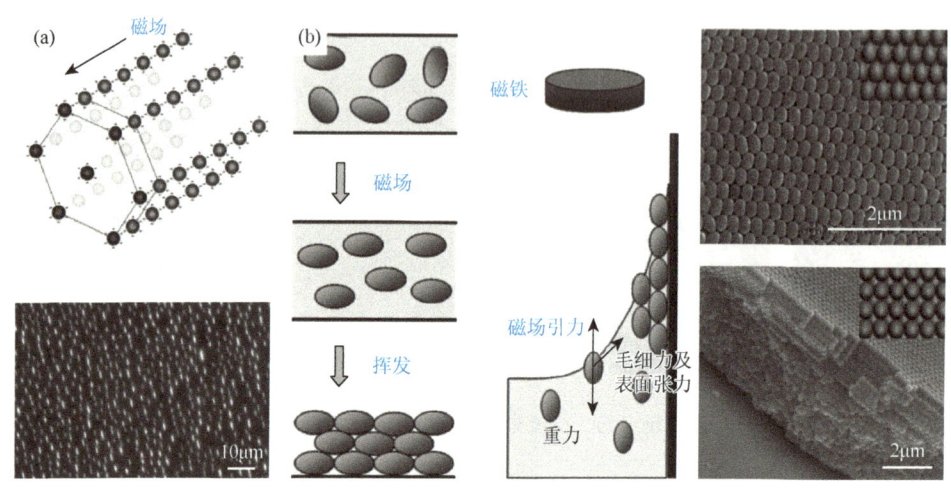

图 11-8 磁场诱导球形磁性纳米粒子（a）、椭球形磁性纳米粒子（b）的组装

11.5.1 基于胶体晶体的有序结构

胶体晶体是由尺寸在纳米或亚微米范围的胶体纳米粒子与空气两种介质周期性排列而成的长程有序结构，具有明显的周期性介电常数差异。当构成胶体晶体的结构单元的尺寸，即胶体纳米粒子的大小在一定的范围内时，其排列的周期与可见光的波长处于同一量级，此时胶体晶体将产生类似半导体禁带的光子禁带（photonic band gap）。这种由特定尺寸的单分散胶体纳米粒子排列和组装而成的有序结构称为光子晶体（photonic crystal）。光是一种电磁波，具有一定的频率。频率位于光子禁带中的光受到布拉格衍射的作用，在胶体晶体中的传播受到极大的抑制，从而不能透过胶体晶体，而其他波长不在光子禁带中的可见光在光子晶体中的传播并不受影响，能够顺利透过光子晶体，如图 11-9 所示[42-44]。因此，光子晶体具有反射特定波长可见光的能力，能够实现对光波的操控，从而显示出特定的颜色，即结构色（structural color）。

根据光子晶体的光子禁带在空间所存在的维数，可以将其分为一维光子晶体、二维光子晶体和三维光子晶体。其中，三维光子晶体结构具有能够获得完全光子禁带的光学特性，即特定频率的光在其各个方向上的传播都受到抑制，因此三维光子晶体的制备、性质及应用研究备受关注。尺寸均一的胶体纳米粒子常用来制备具有三维结构的光子晶体，包括单分散无机纳米粒子（如 SiO_2、TiO_2 粒子等）及聚合物纳米粒子（如聚苯乙烯、聚甲基丙烯酸甲酯粒子等）。这些单分散纳米粒子制备简单，成本低廉，粒径可控，是构建三维光子晶体的理想结构单元。

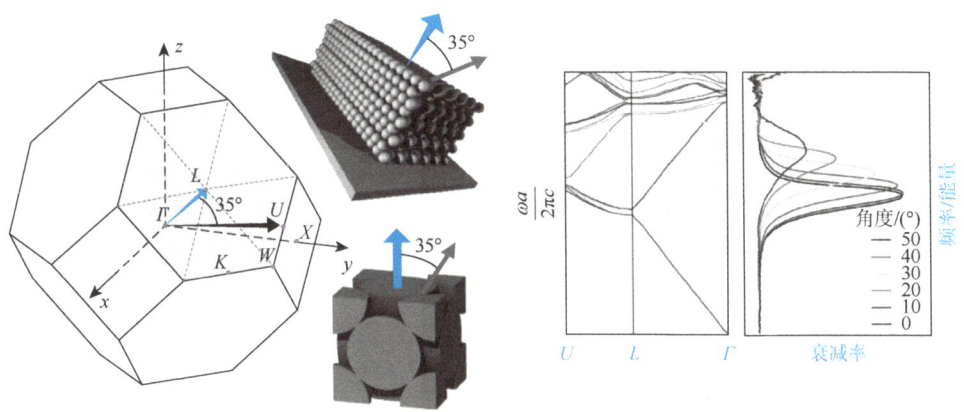

图 11-9　三维光子晶体的光子禁带

值得一提的是，胶体纳米粒子除了能够组装成具有密堆积周期性结构的胶体晶体外，还能够通过组装形成非密堆积的周期性有序结构（图 11-10）。与密堆积有序结构不同的是，胶体纳米粒子通常需要分散在一定的介质（如水溶液、水凝胶、离子液体等）中才能形成非密堆积有序结构。用来构建非密堆积结构的胶体纳米粒子通常其表面带有大量电荷或是具有一定的外场响应性，在粒子间相互作用力（如静电斥力）或外场力（如电场、磁场作用力等）的作用下，胶体纳米粒子能够稳定分散在介质中并组装成有序结构，且相邻的粒子间保持一定的距离。这种非密堆积有序结构的周期（即相邻粒子间距）能够通过改变粒子的表面状态，或是外场环境进行调控，使得光子禁带具有可调制性，大大拓展了胶体晶体在实际中的应用。

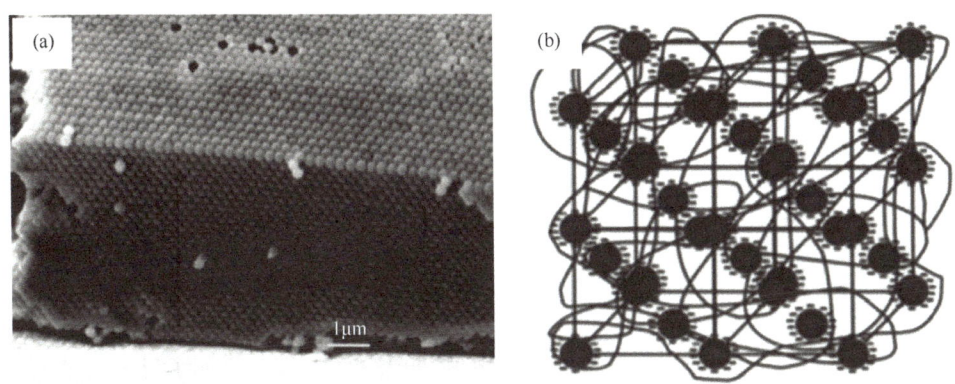

图 11-10　具有密堆积（a）、非密堆积（b）结构的三维光子晶体

此外，具有三维有序结构的胶体晶体，其相邻结构单元之间存在一定的间隙

（如具有面心立方密堆积结构的胶体晶体，其间隙约占总体积的 26%），能够用来填充有机、无机、金属等各种物质，制备三维有序多孔结构[45-47]。通常这种三维有序多孔结构能够通过模板法和共组装法制备。前一种方法使用预先组装好的具有三维有序结构的胶体晶体作为模板，利用多种手段（如离心、化学气相沉积、溶胶凝胶等）在胶体晶体有序结构的空隙中填充所需制备的材料或是其前驱体，使其完全占据胶体晶体中粒子之间的间隙形成复合体，再通过化学腐蚀或煅烧的方法去除复合体中的胶体晶体模板，即可得到具有三维有序排列的多孔结构。后一种方法则是将所需制备的材料或其前驱体与胶体纳米粒子共同组装，在胶体纳米粒子组装形成三维有序结构的过程中，这些材料或其前驱体在毛细力的作用下自发填充进相邻胶体纳米粒子的间隙中，从而形成三维有序结构的复合体，再通过化学腐蚀或煅烧去除胶体晶体模板，同样可以制备具有三维有序排列的多孔结构，如图 11-11 所示。不难看出，制得的三维有序多孔材料的孔径大小和结构受胶体晶体模板控制，而多孔材料的组成和结构则与填充的物质或前驱体、填充手段等因素相关。与具有密堆积周期性结构的胶体晶体类似，这种三维有序多孔材料同样具有一定的光子带隙。通过调节胶体晶体模板中胶体纳米粒子的粒径，能够有效调节三维有序多孔结构光子带隙的位置。此外，选用具有高介电常数的填充物质，可以提高三维有序多孔结构和空气这两种介质的介电常数之比，从而加宽光子带隙，甚至能够形成完全带隙。

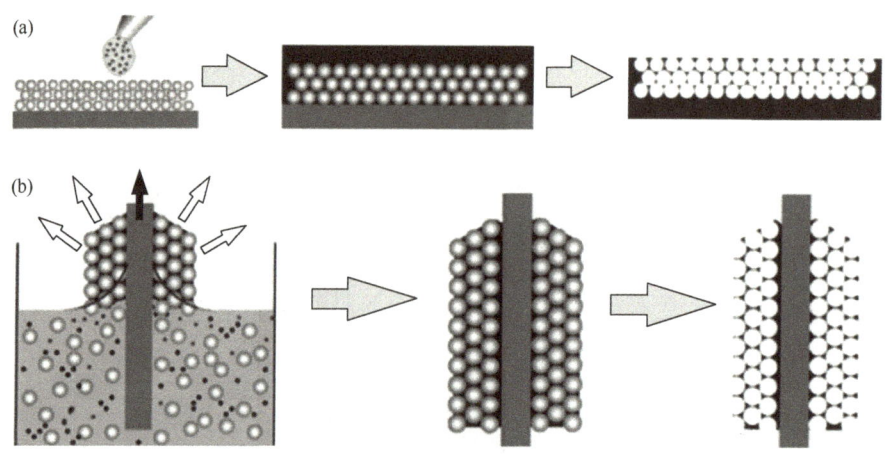

图 11-11　利用模板法（a），以及共组装法（b）制备的三维有序多孔结构

11.5.2　基于胶体晶体的生物分析

胶体晶体除了可以作为模型研究晶体结构外，由于其对光具有优异的调控作

用，在仿生材料与器件、生化检测与分析、光学传感等诸多领域崭露头角，具有巨大的潜在应用价值。

1. 胶体晶体用于荧光信号调控

胶体晶体由于具有一定的带隙，频率落在带隙中的电磁波的传播被有效抑制，因此可以用来构建具有特定周期结构的微腔，为调控电磁波的传播提供了有效手段。而光子晶体对特定波长的光的吸收、发射和传播具有调控作用，是调制荧光物质（如荧光蛋白）发射光谱的理想材料，为提高荧光检测灵敏度提供了新的途径。根据荧光物质在光子晶体有序结构中位置的不同，光子晶体对荧光物质发射光谱具有增强和削弱两种不同的作用。

如果荧光物质吸附在光子晶体的表面，则光子晶体的有序结构对与其带隙匹配的荧光物质的发射光谱具有明显的增强作用[48, 49]。一方面，当荧光分子的发射波长落在光子晶体的光子禁带内时，荧光分子受激产生的荧光不能穿透光子晶体，并被光子晶体有序结构所反射，产生荧光增强。同时，落在光子禁带中的激发光也会被光子晶体反射，使其能够激发更多的荧光分子，也有利于荧光信号的增强。另一方面，由于光子晶体具有慢光效应，位于光子禁带边缘的光传输的群速度大大降低，使得激发光和荧光分子相互作用的时间延长，产生光学增益和荧光增强。例如，将发射波长与光子晶体禁带匹配的罗丹明 B 分子沉积在光子晶体有序结构表面时，其荧光发射光谱将得到显著增强，强度可以达到相同条件下沉积在普通玻璃基底上的 41 倍，如图 11-12 所示。

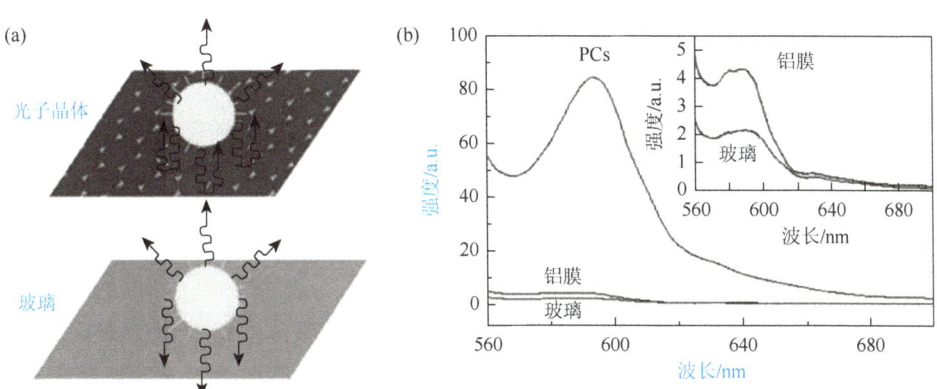

图 11-12　（a）光子晶体有序结构荧光增强机理；（b）吸附在不同基底表面的罗丹明 B 分子的荧光光谱

如果荧光物质被包埋进光子晶体有序结构的内部，荧光分子受激产生的激发光中落在光子禁带中的部分受到有序结构的影响，难以从光子晶体中传播出来，此时不仅不会产生荧光增强，反而会对发射光谱位于光子禁带中的部分有明显的削弱作用。例如，利用具有较宽发射光谱的荧光蛋白 DsRed2，将其包埋在具有不同晶格常数的 TiO_2 反蛋白石结构中，由于光子晶体的光子禁带对其内部受激产生的波长与禁带匹配的荧光具有抑制作用，能够实现对该荧光蛋白发射光谱及颜色的调控[50]。当光子晶体的禁带与荧光蛋白的发射光谱没有重叠时，荧光光谱与颜色不发生变化，随着 TiO_2 反蛋白石结构晶格常数的改变，当其光子禁带与荧光蛋白发射光谱发生重叠时，位于光子禁带中的荧光发射将会受到明显的抑制。选择具有不同晶格常数的 TiO_2 反蛋白石结构，可以对荧光蛋白发射光谱的不同位置产生选择性抑制，能够调控其荧光发射光谱，从而产生不同颜色的荧光（图 11-13）。

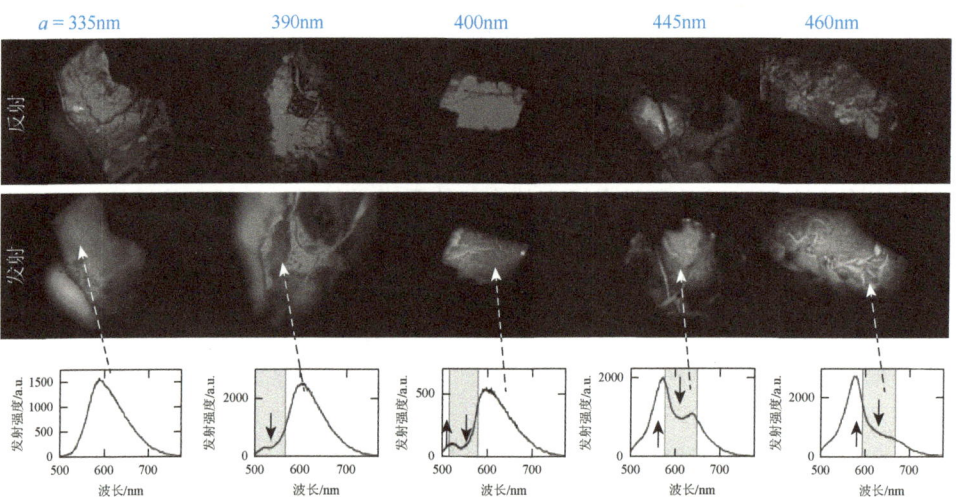

图 11-13　包埋在具有不同晶格常数光子晶体内部的荧光蛋白 DsRed2 的荧光发射光谱及颜色
上排：不同晶格常数的 TiO_2 反蛋白石结构的反射显微图；中间：包埋在 TiO_2 反蛋白石结构中的荧光蛋白 DsRed2 的荧光显微图；下排：包埋在 TiO_2 反蛋白石结构中的荧光蛋白 DsRed2 的发射光谱

2. 胶体晶体用于生物分子检测

胶体晶体所产生的带隙与其有序结构的周期（即有序结构中相邻粒子之间的间距），以及介质的平均折射率密切相关。因此，通过改变胶体粒子的粒径或晶体的晶面间距，或通过吸附、填充、掺杂等方法改变胶体晶体的组成而改变其平均折射率，能够有效调控胶体晶体的光子禁带及所产生的结构色。利用胶体晶体颜色和光子带隙对于结构和组成变化的高度敏感性，能够构建高灵敏的新型传感器，用于生物分子（如葡萄糖、肌酐、酶、抗原/抗体、DNA 分子等）的检测[51-53]。例如，包埋有葡萄糖分子识别剂的非密堆积胶体晶体水凝胶能够用来检测葡萄糖浓度。该结构中聚苯乙烯胶体粒子在聚丙烯酰胺-聚乙二醇水凝胶网络中组装形成了非密堆积的有序结构，粒子的间隙中填充了氟化硼酸衍生物作为葡萄糖分子识别剂。当葡萄糖分子进入该结构时能够与分子识别剂结合，引起水凝胶体积变化，从而改变了相邻聚苯乙烯胶体粒子之间的距离和胶体晶体有序结构的周期，使得光子禁带和胶体晶体的颜色发生明显的变化。该葡萄糖传感器的检测限约为1μmol/L，远低于人眼泪中的葡萄糖浓度（约为 400μmol/L），因此能够将这种类型的非密堆积胶体晶体葡萄糖传感器制备成隐形眼镜，检测眼泪中葡萄糖的浓度，并根据传感器颜色的变化，实现眼泪中葡萄糖浓度的裸眼检测。当待测物中不含葡萄糖时，胶体晶体传感器的反射峰位于 640nm，呈现红色；当待测物中葡萄糖浓度为 100μmol/L 时，由于水凝胶体积收缩，反射峰蓝移至 616nm，此时传感器呈现橘红色；当待测物中葡萄糖浓度为 200μmol/L 时，反射峰进一步蓝移至 603nm，此时传感器呈现橘黄色；当待测物中葡萄糖浓度升高至 500μmol/L 时，反射峰位于 581nm 而呈现绿色；当待测物中葡萄糖浓度达到 20mmol/L 时，反射峰蓝移至 454nm，呈现蓝紫色，如图 11-14 所示。此外，具有反蛋白石结构的胶体晶体水凝胶薄膜或是微球同样也能够用于检测 DNA 等生物分子。

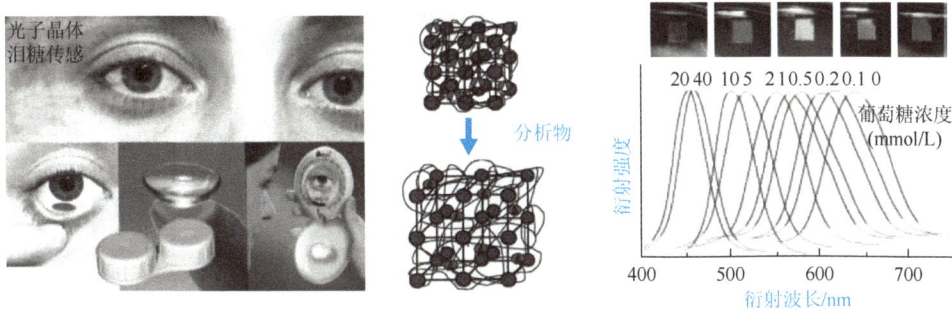

图 11-14 非密堆积胶体晶体水凝胶用于检测眼泪中的葡萄糖浓度

3. 胶体晶体用于生物环境变量传感检测

胶体晶体的带隙及产生的结构色能够通过改变其有序结构的周期或平均折射率进行调控，利用这一特性可以构建一系列新型传感器，并应用于温度、pH、离子浓度、气体浓度、应力等与生命活动密切相关的环境变量的传感检测中[54-58]。通过在胶体晶体有序结构的空隙中填充响应性水凝胶，或引入具有响应性组分的胶体纳米粒子作为结构单元构建胶体晶体，利用其特征反射峰或结构色随待测环境变量的改变而变化，实现传感检测。例如，以组装好的胶体晶体有序结构为模板，在有序结构的空隙中填充温度响应性水凝胶异丙基丙烯酰胺单体及引发剂，聚合形成胶体晶体和水凝胶复合物后，再去除胶体晶体模板，制备得到具有反蛋白石有序结构的多孔水凝胶。在不同温度下水凝胶的体积会发生变化，从而改变了多孔有序结构的周期及结构色。当温度升高时，异丙基丙烯酰胺水凝胶的体积发生收缩，引起反射光谱及结构色蓝移，而温度降低时水凝胶体积膨胀，反射光谱红移，因此根据特征反射峰的位置及多孔水凝胶的颜色，能够实现对温度的传感检测（图 11-15）。利用水凝胶材料对环境变量响应后体积变化引起多孔有序结构周期改变这一原理，具有反蛋白石结构的水凝胶还能够用来检测 pH、离子强度、应力等，是构建生物传感器的理想材料。

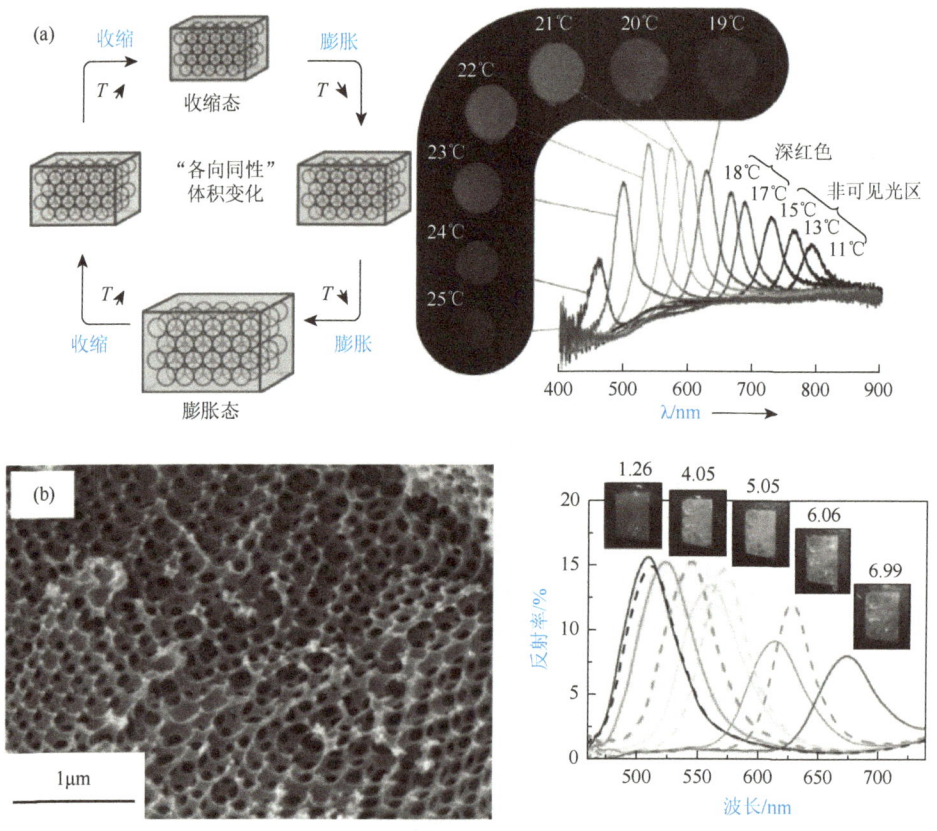

图 11-15　（a）反蛋白石结构胶体晶体水凝胶用于温度传感；（b）反蛋白石结构胶体晶体水凝胶用于 pH 传感，图中数值指示溶液的 pH

4. 胶体晶体用于多元生物检测

胶体晶体所具有的周期性有序结构具有特定的带隙，当带隙落在可见光范围内时能够产生明亮的结构色。胶体晶体的结构色所具备的特征反射峰来源于其物理有序结构,能够作为一种新型的编码方式应用于多元生物检测[59,60]。与传统的图形编码或荧光编码相比,胶体晶体的反射光谱具有良好的稳定性、可控的光学特性,以及编码/解码容易等优势,近年来受到了广泛关注。胶体晶体编码技术由 Sailor 课题组在 2001 年首先提出,该课题组基于多孔硅胶体晶体膜构建了流动生物编码载体,并以其反射光谱为编码,用于高通量的生物检测。除了胶体晶体薄膜外,具有三维结构的胶体晶体微球也是多元生物检测的良好编码载体。例如,利用微流控技术,将不同粒径(250nm,220nm,210nm)的聚甲基丙烯酸甲酯纳米粒子组装成具有不同结构色(红色、绿色、蓝色)的胶体晶体微球作为编码载体,并分别在不同结构色的胶体晶体微球上固定不同的免疫球蛋白探针。当胶体晶体微球与荧光标记的目标分子进行抗原-抗体特异性反应后,若是能够检测到荧光信号,则目标分子中含有能与该微球表面固定的探针反应的抗体。因此,以胶体晶体的特征反射峰为编码,通过能否检测到荧光信号,可以确定待测物中有无目标分子,实现多元生物检测,如图 11-16(a)所示。在胶体晶体特征反射峰编码的基础上,还能够结合其他编码技术(如量子点荧光编码),进一步提高编码量及检测的灵敏度。通过层层自组装技术,能够将具有不同荧光发射光谱的量子点通过静电作用力吸附固定在由微流控技术制备的胶体晶体微球表面。使用三种不同颜色的量子点和三种由不同粒径的纳米粒子组装而成的胶体晶体微球,能够组合得到九种反射和荧光光谱双重编码的胶体晶体编码载体,如图 11-16(b)所示。DNA 杂化研究表明,这种新型编码载体的检测限达到 6.7pmol/L,检测灵敏度相较于传统的玻璃微珠得到极大的提高,在高通量多元生物分子检测中具有良好的应用前景。

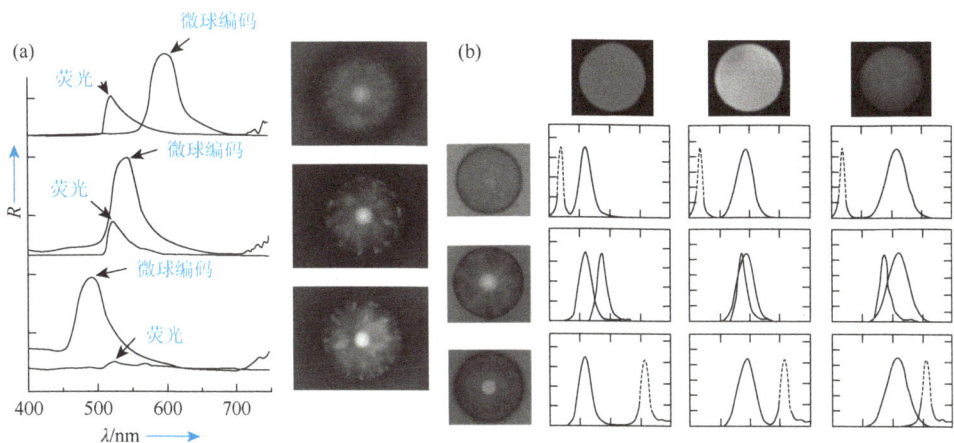

图 11-16 (a)具有六方密堆积结构的胶体晶体微球用于多元生物检测;(b)复合量子点的胶体晶体微球用于多重编码生物检测

5. 胶体晶体用于细胞培养与多元分析

传统的细胞培养一般使用平面基底，将细胞直接置于生物相容性材料的表面进行单层细胞培养，研究细胞在材料表面的黏附情况，以及材料对细胞生长、代谢的影响等。但这种二维细胞培养的方式与生物体细胞在体内生长的环境与方式有较大的区别，难以真正模拟细胞的体内生长环境。具有三维有序结构的胶体晶体具有较大的比表面积、良好的稳定性，作为一种新型的微载体，为细胞三维悬浮培养或多元分析提供了新的手段。利用微流控技术，能够将单分散的胶体纳米粒子组装成具有特定的特征反射峰和颜色的胶体晶体微球，并通过向微球中纳米粒子之间的空隙中填充生物相容性较好的水凝胶材料，构建适合细胞三维培养的胶体晶体微载体[61]。研究表明，黏附在三维胶体晶体微载体表面生长的 HepG2 细胞比培养在二维平面基底表面的细胞表现出更立体的空间结构，并且细胞只和微载体表面的水凝胶和胶体粒子相互作用，不影响微载体整体的结构周期和平均折射率，因此不会改变微载体特征反射峰的位置。以胶体晶体微载体的特征反射峰为编码，每种编码微载体中填充一种水凝胶，能够用来研究细胞与不同水凝胶材料之间的相互作用，实现生物材料的多元分析评价。此外，若是在胶体晶体微载体的表面固定适体探针，以微载体的特征反射峰为编码，还能够实现多种循环肿瘤细胞的捕获、培养与多元分析检测[62]（图 11-17）。

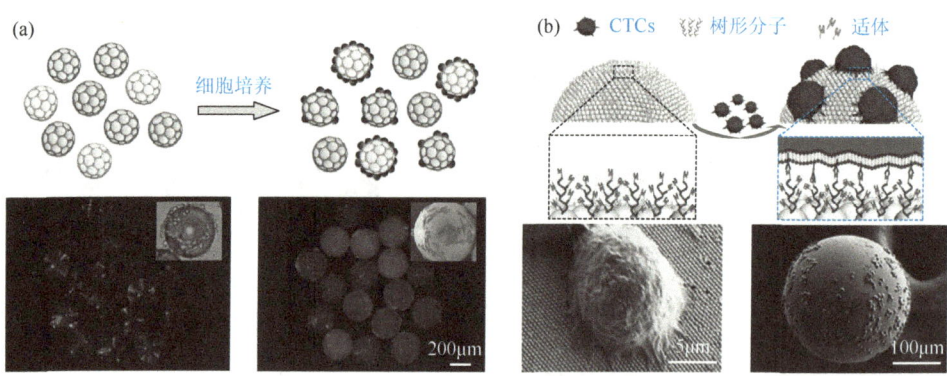

图 11-17　（a）胶体晶体编码微载体用于细胞三维培养及生物材料评价；（b）胶体晶体编码微载体用于循环肿瘤细胞的捕获与检测

虽然胶体晶体为功能材料与新型传感器的构建与设计提供了新的思路，目前已经在生物分子、细胞等分析与检测方面取得了一系列令人瞩目的研究成果，但胶体晶体在实际应用中仍有一些技术瓶颈亟待解决，限制其发展的主要问题在于如何制备高质量、缺陷可控、大面积的三维胶体晶体。胶体晶体的周期性结构由胶体纳米粒子有序组装而成，胶体纳米粒子即使存在极小的尺寸偏差，也会使得粒子在组装过程中将缺陷引入有序结构中，对胶体晶体的带隙产生一定的影响。因此，需要开发制备高质量或缺陷可控的胶体晶体的新方法。此外，还需要探索构建具有复杂或可控结构的胶体晶体的新策略，如多元胶体纳米粒子的可控组装、非球形胶体纳米粒子的可控组装等。相信随着研究的不断深入，胶体晶体的研究必将焕发新的生机，在更多的交叉学科领域展现出更加广阔的应用前景。

参 考 文 献

[1] Davis K E, Russel W B, Glantschnig W J. Disorder-to-order transition in settling suspensions of colloidal silica: X-ray measurements. Science, 1989, 245: 507-510.

[2] Pusey P N, van Megen W. Phase-behaviour of concentrated suspensions of nearly hard colloidal spheres. Nature, 1986, 320: 340-342.

[3] Park S H, Qin D, Xia Y. Crystallization of mesoscale particles over large areas. Adv Mater, 1998, 10: 1028-1032.

[4] Dimitrov A S, Nagayama K. Continuous convective assembling of fine particles into two-dimensional arrays on solid surfaces. Langmuir, 1996, 12: 1303-1311.

[5] Jiang P, Bertone J F, Hwang K S, et al. Single-crystal colloidal multilayers of controlled thickness. Chem Mater, 1999, 11: 2132-2140.

[6] Im S H, Kim M H, Park O O. Thickness control of colloidal crystals with a substrate dipped at a tilted angle into a colloidal suspension. Chem Mater, 2003, 15: 1797-1802.

[7] Vlasov Y A, Bo X Z, Sturm J C, et al. On-chip natural assembly of silicon photonic bandgap crystals. Nature, 2001, 414: 289-293.

[8] Wong S, Kitaev V, Ozin G A. Colloidal crystal films: advances in universality and perfection. J Am Chem Soc, 2003, 125: 15589-15598.

[9] Gu Z, Fujishima A, Sato O. Fabrication of high-quality opal films with controllable thickness. Chem Mater, 2002, 14: 760-765.

[10] Zhou Z, Zhao X. Flow-controlled vertical deposition method for the fabrication of photonic crystals. Langmuir, 2004, 20: 1524-1526.

[11] Zheng Z, Liu X, Luo Y, et al. Pressure controlled self-assembly of high quality three-dimensional colloidal photonic crystals. Appl Phys Lett, 2007, 90: 051910.

[12] Yin Y, Xia Y. Self-assembly of monodispersed colloidal spheres into complex aggregates with well-defined sizes, shapes, and structures. Adv Mater, 2001, 13: 267-271.

[13] Li H L, Dong W, Bongard H J, et al. Improved controllability of opal film growth using capillaries for the deposition process. J Phys Chem B, 2005, 109: 9939-9945.

[14] Li H L, Marlow F. Controlled arrangement of colloidal crystal strips. Chem Mater, 2005, 17: 3809-3811.

[15] Khanh N N, Yoon K B. Facile organization of colloidal particles into large, perfect one-and two-dimensional arrays by dry manual assembly on patterned substrates. J Am Chem Soc, 2009, 131: 14228-14230.

[16] Arpiainen S, Jonsson F, Dekker J R, et al. Site-selective self-assembly of colloidal photonic crystals Adv Funct Mater, 2009, 19: 1247-1253.

[17] Dinsmore A D, Hsu M F, Nikolaides M G, et al. Colloidosomes: selectively permeable capsules composed of

colloidal particles. Science, 2002, 298: 1006-1009.

[18] Kanai T, Lee D, Shum H C, et al. Gel-immobilized colloidal crystal shell with enhanced thermal sensitivity at photonic wavelengths. Adv Mater, 2010, 22: 4998-5002.

[19] Kim S H, Jeon S J, Jeong W C, et al. Optofluidic synthesis of electroresponsive photonic janus balls with isotropic structural colors. Adv Mater, 2008, 20: 4129-4134.

[20] Kim S H, Jeon S J, Yang S M. Optofluidic encapsulation of crystalline colloidal arrays into spherical membrane. J Am Chem Soc, 2008, 130: 6040-6046.

[21] Zhao X, Cao Y, Ito F, et al. Colloidal crystal beads as supports for biomolecular screening. Angew Chem Int Ed, 2006, 45: 6835-6838.

[22] Zhao Y, Shang L, Cheng Y, et al. Spherical colloidal photonic crystals. Acc Chem Res, 2014, 47: 3632-3642.

[23] Wang W, Gu B. Self-assembly of two-and three-dimensional particle arrays by manipulating the hydrophobicity of silica nanospheres. J Phys Chem B, 2005, 109: 22175-22180.

[24] Yu J, Zheng L, Geng C, et al. Colloidal monolayer at the air/water interface: large-area self-assembly and *in situ* annealing. Thin Solid Films, 2013, 544: 557-561.

[25] Tao A R, Huang J, Yang P. Langmuir-blodgettry of nanocrystals and nanowires. Acc Chem Res, 2008, 41: 1662-1673.

[26] Zhang J T, Wang L, Lamont D N, et al. Fabrication of large-area two-dimensional colloidal crystals. Angew Chem Int Ed, 2012, 51: 6117-6120.

[27] Jiang P, McFarland M J. Large-scale fabrication of wafer-size colloidal crystals, macroporous polymers and nanocomposites by spin-coating. J Am Chem Soc, 2004, 126: 13778-13786.

[28] Mihi A, Ocaña M, Míguez H. Oriented colloidal crystal thin films by spin-coating microspheres dispersed in volatile media. Adv Mater, 2006, 18: 2244-2249.

[29] Wang D, Möhwald H. Rapid fabrication of binary colloidal crystals by stepwise spin-coating. Adv Mater, 2004, 16: 244-247.

[30] Toolan D T W, Fujii S, Ebbens S J, et al. On the mechanisms of colloidal self-assembly during spin-coating. Soft Matter, 2014, 10: 8804-8812.

[31] Millman J R, Bhatt K H, Prevo B G, et al. Anisotropic particle synthesis in dielectrophoretically controlled microdroplet reactors. Nat Mater, 2005, 4: 98-102.

[32] Shah A A, Ganesan M, Jocz J, et al. Direct current electric field assembly of colloidal crystals displaying reversible structural color. ACS Nano, 2014, 8: 8095-8103.

[33] Yi G R, Moon J H, Yang S M. Macrocrystalline colloidal assemblies in an electric field. Adv Mater, 2001, 13: 1185-1188.

[34] Leunissen M E, Vutukuri H R, Blaaderen A. Directing colloidal self-assembly with biaxial electric fields. Adv Mater, 2009, 21: 3116-3120.

[35] Ma F, Wang S, Smith L, et al. Two-dimensional assembly of symmetric colloidal dimers under electric fields. Adv Funct Mater, 2012, 22: 4334-4343.

[36] Ding T, Song K, Clays K, et al. Fabrication of 3D photonic crystals of ellipsoids: convective self-assembly in magnetic field. Adv Mater, 2009, 21: 1936-1940.

[37] Hu Y, He L, Yin Y. Magnetically responsive photonic nanochains. Angew Chem Int Ed, 2011, 50: 3747-3750.

[38] Ge J, Lee H, He L, et al. Magnetochromatic microspheres: rotating photonic crystals. J Am Chem Soc, 2009, 131: 15687-15694.

[39] Wang M, He L, Xu W, et al. Magnetic assembly and field-tuning of ellipsoidal-nanoparticle-based colloidal photonic crystals. Angew Chem Int Ed, 2015, 54: 7077-7081.

[40] Zhu C, Chen L, Xu H, et al. A magnetically tunable colloidal crystal film for reflective display. Macromol Rapid Commun, 2009, 30: 1945-1949.

[41] Zhu C, Xu W, Chen L, et al. Magnetochromatic microcapsule arrays for displays. Adv Funct Mater, 2011, 21: 2043-2048.

[42] González-Urbina L, Baert K, Kolaric B, et al. Linear and nonlinear optical properties of colloidal photonic crystals. Chem Rev, 2012, 112: 2268-2285.

[43] López C. Materials aspects of photonic crystals. Adv Mater, 2003, 15: 1679-1704.

[44] Freymann G, Kitaev V, Lotschzc B V, et al. Bottom-up assembly of photonic crystals. Chem Soc Rev, 2013, 42: 2528-2554.

[45] Stein A, Li F, Denny N R. Morphological control in colloidal crystal templating of inverse opals, hierarchical structures, and shaped particles. Chem Mater, 2008, 20: 649-666.

[46] Zhao Y, Xie Z, Gu H, et al. Bio-inspired variable structural color materials. Chem Soc Rev, 2012, 41: 3297-3317.

[47] Stein A, Wilson B E, Rudisill S G. Design and functionality of colloidal-crystal-templated materials—chemical applications of inverse opals. Chem Soc Rev, 2013, 42: 2763-2803.

[48] Rusen E, Mocanu A, Diacon A, et al. Fluorescence enhancement of rhodamine B in the presence of photonic crystal heterostructures. J Phys Chem C, 2011, 115: 14947-14953.

[49] Zhang Y Q, Wang J X, Ji Z Y, et al. Solid-state fluorescence enhancement of organic dyes by photonic crystals. J Mater Chem, 2007, 17: 90-94.

[50] Blum C, Mosk A P, Nikolaev I S, et al. Color control of natural fluorescent proteins by photonic crystals. Small, 2008, 4: 492-496.

[51] Alexeev V L, Sharma A C, Goponenko A V, et al. High ionic strength glucose-sensing photonic crystal. Anal Chem, 2003, 75: 2316-2323.

[52] Alexeev V L, Das S, Finegold D N, et al. Photonic crystal glucose-sensing material for noninvasive monitoring of glucose in tear fluid. Clin Chem, 2004, 50: 2353-2360.

[53] MacConaghy K I, Geary C I, Kaar J L, et al. Photonic crystal kinase biosensor. J Am Chem Soc, 2014, 136: 6896-6899.

[54] Matsubara K, Watanabe M, Takeoka Y. A thermally adjustable multicolor photochromic hydrogel. Angew Chem Int Ed, 2007, 46: 1688-1692.

[55] Shin J, Braun P V, Lee W. Fast response photonic crystal pH sensor based on template photo-polymerized hydrogel inverse opal. Sens Actuators B, 2010, 150: 183-190.

[56] Hu X, Huang J, Zhang W, et al. Photonic ionic liquids polymer for naked-eye detection of anions. Adv Mater, 2008, 20: 4074-4078.

[57] Lee S S, Kim B, Kim S K, et al. Robust microfluidic encapsulation of cholesteric liquid crystals toward photonic ink capsules. Adv Mater, 2015, 27: 627-633.

[58] Kolle M, Lethbridge A, Kreysing M, et al. Bio-inspired band-gap tunable elastic optical multilayer fibers. Adv Mater, 2013, 25: 2239-2245.

[59] Zhao Y, Zhao X, Sun C, et al. Encoded silica colloidal crystal beads as supports for potential multiplex immunoassay. Anal Chem, 2008, 80: 1598-1605.

[60] Li J, Zhao X W, Zhao Y J, et al. Quantum-dot-coated encoded silica colloidal crystals beads for multiplex coding. Chem Commun, 2009, 17: 2329-2331.

[61] Liu W, Shang L, Zheng F, et al. Photonic crystal encoded microcarriers for biomaterial evaluation. Small, 2014, 10: 88-93.

[62] Zheng F, Cheng Y, Wang J, et al. Aptamer-functionalized barcode particles for the capture and detection of multiple types of circulating tumor cells. Adv Mater, 2014, 26: 7333-7338.

第12章
贵金属纳米粒子合成及动力学调控

12.1 引　　言

贵金属主要指金（Au）、银（Ag）和铂族金属［包括铂（Pt）、钯（Pd）、铑（Rh）、钌（Ru）、铱（Ir）、锇（Os）］这8种金属元素，因其在地球中含量极低，价格昂贵而得名。贵金属具有较强的化学稳定性，一般条件下不易与其他物质发生化学反应。当所制备的贵金属材料处于纳米尺度时，材料自身除了具备体相贵金属材料独特的物理化学性质之外，还被赋予了纳米材料一些新的性质，如体积效应、表面效应、量子尺寸效应、宏观量子隧道效应等特殊性质，在催化、能源、光学、电子、传感及生物医学等领域展示出广阔的应用前景。

在实际应用中，贵金属纳米粒子的尺寸、尺寸分布、形貌及结构对材料的光学、磁学、催化、热力学等物理化学性质具有极大影响。以金、银纳米粒子为例，不同尺寸或形貌的金或银纳米粒子的光学性质具有较大差异，球形的纳米粒子由于其高度的对称性，只表现出单个的散射峰，而具有立方体、八面体或棒状等形貌的金、银纳米粒子，由于在作为顶点的角上或棱边处局域电荷的高度极化现象，其在可见光范围内表现出多个散射峰。贵金属纳米粒子的反应活性或催化活性同样对尺寸或形貌具有较强的依赖性。通常尺寸较小的贵金属纳米粒子由于具有更高的比表面积，其反应活性或催化活性通常也较高，能够极大提高反应效率，有效控制反应速率。而对于立方体、八面体或其他形貌的铂、钯类贵金属纳米粒子，由于其表面所暴露的晶面不同，对一些催化反应的反应活性具有较大差异，不同的晶面对特定反应具有选择性催化作用。因此，制备尺寸及形貌可控的贵金属纳米粒子成为研究的热点之一，受到了科研工作者的广泛关注。

12.2　金属的表面等离子共振性质

许多金属（如碱金属、贵金属等）都可看作自由电子体系。当金属受电磁干扰时，金属内部的电子密度分布会变得不均匀，使得一些区域电荷密度不为零。库仑力的存在，会将部分电子吸引到正电荷过剩的区域，被吸引的电子由于获得动量，所以不会在引力与斥力的平衡位置停下而向前运动一段距离，之后电子间存在的斥力会迫使已经聚集起来的电子再次离开该区域，形成一种整个电子系统的集体振荡，而库仑力的存在使得这种集体振荡反复进行，称为等离子体振荡。当电磁波的频率和等离子体振荡频率相同时，就会产生共振。

表面等离子共振是一种物理光学现象，金属的表面等离子共振与表面自由电子的运动有关。金属表面存在大量的自由电子，当光照射到金属表面时，电子受光波作用发生集体振荡。如果入射光子频率与电子的整体振荡频率相同，就会发生表面等离激元共振（surface plasmon resonance，SPR）（或表面等离子共振）。如图 12-1 所示。表面等离子共振使得金属对入射光产生很强的共振散射和吸收[1]。此外，在光照下金属表面的电荷也会发生极化。与体相块状金属不同的是，贵金属纳米粒子所产生的感应电荷不能像波一样沿粒子表面传播，而是被限制在粒子表面，在粒子表面数个纳米范围内产生强烈的局域电场，即局域表面等离子共振（localized surface plasmon resonance，LSPR）。金、银、铂等贵金属纳米粒子均具有很强的局域表面等离子共振效应，在紫外-可见光波段展现出很强的光谱吸收，从而可以获得局域表面等离子共振光谱。该吸收光谱峰值处的吸收波长取决于该材料的微观结构特性，如组成、形貌、结构、尺寸、局域传导率等。

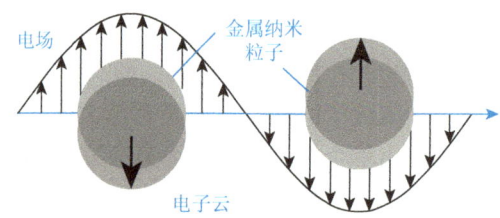

图 12-1 球形金属纳米粒子的表面等离子共振示意图

贵金属的表面等离子共振是决定贵金属纳米粒子光学性质的重要因素。共振的频率与电子的密度、电子有效质量、电荷分布的形状和大小等密切相关。因此，可通过调节贵金属纳米粒子的尺寸和形貌来调节表面等离子共振效应[2, 3]。通常情况下，贵金属纳米粒子的对称性越低，其表面等离子共振模式的数目越多。以银为例，球形的银纳米粒子的表面等离子共振峰只有一个，且共振峰的位置与粒子的尺寸密切相关。而非球形的银纳米粒子形貌具有各向异性，导致各个方向上电子的极化程度不同，由此产生了多个表面等离子共振峰。对于银纳米棒，有两个不同的表面等离子共振模式：横向共振模式和纵向共振模式，具有两个表面等离子共振峰。当纳米棒的直径不变，长度增加时，纵向振动模式将向长波方向移动，而横向振动模式保持不变，两个表面等离子共振吸收峰的能量分离也随之增加。其他形貌的银纳米粒子，如立方体银纳米粒子、四面体银纳米粒子、银三角片、银纳米盘等，也具有两个甚至更多的表面等离子共振吸收峰（图 12-2）。

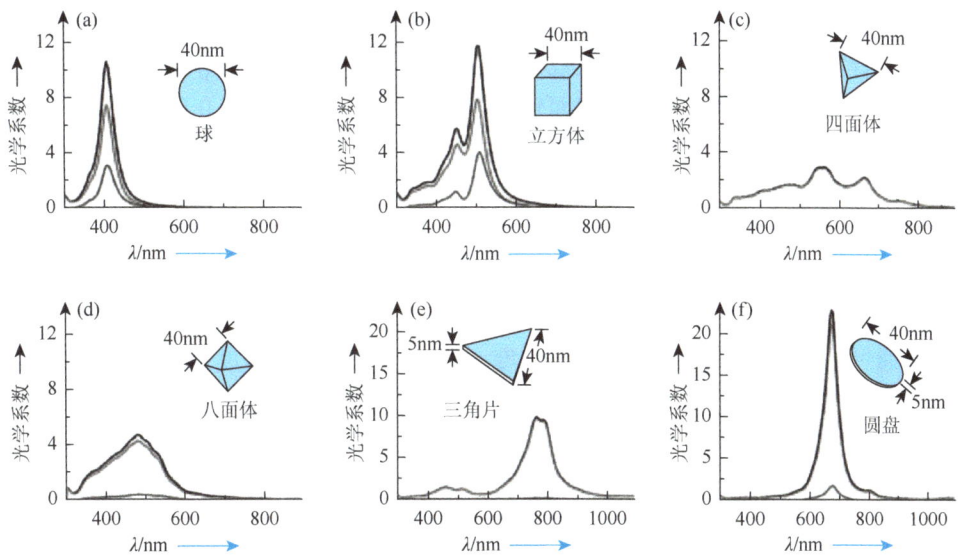

图 12-2　不同形貌的银纳米粒子的消光、吸收及散射光谱

贵金属的表面等离子共振也是表面增强拉曼散射（surface enhanced Raman scattering，SERS）的重要机理之一。由于贵金属纳米粒子的尺寸效应及量子效应，通过激发光照射能引起表面等离子共振，从而大大增强拉曼散射信号，能够实现痕量检测的目的，在生命科学、医疗检测、药物筛选、食品检测、环境监测等领域具有广泛的应用前景。

12.3　贵金属纳米粒子的合成方法

贵金属纳米粒子按制备过程大体上分为物理法和化学法两大类。物理法是"自上而下"的方法，将体相的块状金属用物理的方法使其尺寸达到纳米尺度，如机械粉碎法、气相凝聚法、离子溅射法、爆炸烧结法、火花放电法等，所制备的纳米粒子纯度较高，但对仪器及实验条件的要求苛刻，所得粒子的粒径分布范围较宽，形貌杂乱无章。化学法是"自下而上"的方法，从分子、原子层次操控粒子的生长过程，能够提供物理法难以实现的可控性，所得的纳米粒子大小均匀，形貌可控。常见的贵金属纳米粒子化学制备方法包括液相化学还原法、水热合成法、模板法、电化学沉积法、光化学还原法、溶液蒸发法、气相化学反应法、超声合成法、微乳液合成法等。

1. 液相化学还原法

液相化学还原法是最常用的贵金属纳米粒子的合成方法之一，具有制备简单、反应条件温和、对仪器装置要求低、产物尺寸及形貌可控性好等特点。此外，液相化学还原法中反应体系的选择面较广，既可以在以水为反应介质的水相体系中进行反应，也能够在以有机溶剂（如乙二醇、丙三醇等多元醇）为反应介质的有机相体系中进行。一般在反应体系中加入聚乙烯吡咯烷酮、聚乙烯醇、十六烷基三甲基溴化铵等表面包覆剂（capping agent）及适当的还原剂，在一定条件下还原金属前驱体来制备贵金属纳米粒子。还原剂包括水合肼、硼氢化钠、抗坏血酸、葡萄糖、乙醇、甲醛、甲酸、还原性气体（如 H_2、SO_2）等。在水相反应体系中，一般通过控制反应条件（如还原剂浓度、反应时间、反应温度、pH 等）来合成一定形貌的贵金属纳米粒子。有机相体系中较为常用的是多元醇反应体系，具有多个羟基的乙二醇、丙三醇等通常作为反应的分散介质。此外，多元醇反应体系中的溶剂在反应中同时起到了分散剂和还原剂的双重作用。溶剂乙二醇在常温条件下的还原性较低，但在高温条件下具有较强的还原性，因此多元醇反应一般在高温下进行。一些表面包覆剂如柠檬酸、聚乙烯吡咯烷酮、聚乙烯醇等也具有一定的还原能力，通过控制反应条件可制备具有不同形貌的贵金属纳米粒子。

2. 水热合成法

水热合成法指在密闭反应器（如高压反应釜）中，用水或其他溶剂作为反应介质，通过对反应体系加热、加压（或利用自身蒸气压），创造高温高压的反应环境，使通常情况下难溶或不溶的物质溶解并结晶而进行反应的一种方法。水热合成法的总原则是使反应物质处于高的活性态，实际上是要尽量增大反应的自由能，使反应体系具有更大的反应自由度。水热合成法制备的材料粒径的大小、形貌能够得到有效控制，而且产物的分散性较好。

3. 模板法

模板法是常用的贵金属纳米粒子合成方法之一，常用来合成棒状、线状和管状的贵金属纳米结构。利用模板提供的限域反应空间，使得前驱体中的金属离子在局限的模板中被还原，这些受限的空间结构可以控制粒子的成核与生长，从而形成具有特定形貌的纳米结构，具有形状可控、尺寸可调等优点。模板通常可分为硬模板和软模板两类。硬模板通常是孔径为纳米尺度的多孔固体材料，包括碳纳米管、多孔硅、多孔阳极氧化铝等，一般用来合成高密度、排列整齐的纳米棒、纳米线和纳米管阵列。软模板是表面活性剂分子在溶液中自发聚集形成的各种有序组合体，能够作为微反应器，同时利用表面活性剂与界面的相互作用，引导和调控颗粒的定向生长，从而获得不同形貌的纳米材料。软模板包括胶束、生物分子（如 DNA）等。例如，以十六烷基三甲基溴化铵分子形成的棒状胶束为模板，通过控制反应条件可以合成尺寸、长径比可控的金纳米棒或纳米线。

4. 电化学沉积法

电化学沉积法是通过外加电场在电解质溶液里诱导化学反应来制备贵金属纳米粒子的方法。通过改变电极电位或者电流密度，调控金属的成核速度、密度及纳米粒子的生长或溶解速度，可以方便地控制贵金属纳米粒子的生长。此外，前驱体溶液中不用添加稳定剂、表面活性剂，制备的纳米粒子清洁，可直接用于催化、性质研究等，具有方法简单、快速、无污染等优点。电沉积技术除了能够制备单一金属纳米粒子之外，还能够制备二元及多元金属复合纳米粒子，以及一些具有高指数晶面的贵金属纳米粒子。需要注意的是，由于通过电化学沉积法制备的纳米粒子生长于导电基底表面，通常只能得到单层的纳米粒子。

5. 光化学还原法

某些特定波长的光（如紫外光、高能射线等）能够使溶剂产生光电子和具有还原性的自由基基团，金属离子能够在这些自由基基团的作用下发生还原，得到金属纳米粒子。该方法制备的金属纳米粒子具有良好的分散性，通过控制光照强度、光照时间等参数，能够获得不同粒径、稳定性较好的贵金属纳米粒子。例如，利用紫外光照，可以制备形貌可控的金、银纳米粒子。

12.4 贵金属纳米粒子的形貌调控

由于液相化学还原法反应条件温和，所得纳米粒子的尺寸、形貌、结构较易控制，目前贵金属纳米粒子的制备广泛采用液相化学还原法。本节着眼于液相化学还原法，探讨贵金属纳米粒子合成中的形貌调控方法，并介绍一些典型的贵金属纳米粒子及多元贵金属纳米粒子的合成机理及研究进展。

12.4.1 成核与生长

通常情况下，液相化学还原法制备贵金属纳米粒子的反应过程主要包含成核

（nucleation）与晶体生长（growth）两个阶段。反应体系中的金属前驱体在还原剂的作用下，首先被还原为金属原子。随着反应的不断进行，溶液体系中自由原子的浓度逐渐升高。当体系中原子的浓度超过成核所需的最低浓度（称为过饱和浓度）时，反应体系中的金属原子开始通过自成核或通过碰撞发生聚集，形成由多个原子构成的原子簇（cluster）。此时反应体系中所形成的原子簇由于尺寸极小，反应活性、表面能均非常高，具有较强的自催化活性。这些原子簇作为活性生长位点，不断沉积生长反应过程中被还原出来的金属原子，以降低过高的表面能，从而能够在反应体系中稳定。一旦这些原子簇通过生长达到一定尺寸时，具有一定形貌的种子纳米晶体将在反应体系中形成。当溶液体系中的原子通过聚集生长，其浓度重新降低到过饱和浓度之下时，反应体系中还原出来的原子倾向于在体系中已存在的活性生长位点（即原子簇或种子纳米晶体）上沉积生长，而不是继续通过原子之间的聚集或自成核形成新的活性生长位点，此时反应将进入生长阶段。反应过程中溶液体系中原子浓度与反应时间的关系，以及反应体系中所得产物的状态如图12-3所示[4, 5]。

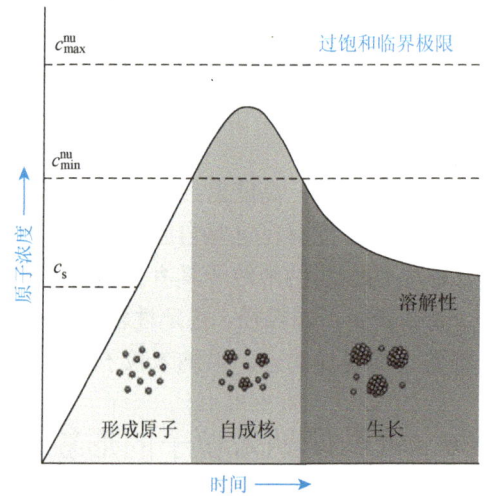

图12-3　反应过程中溶液体系中原子浓度与时间的关系及产物的状态

成核阶段所得的种子纳米晶核的结构对后续生长所得的金属纳米粒子的形貌也具有较大的影响（图12-4）。通过反应温度、还原剂、功能分子等一系列条件对反应进行调控，能够调节金属离子前驱体的还原速率及晶核的生长速率，实现不同形貌的贵金属纳米粒子的可控制备。

此外，液相化学还原法制备贵金属纳米粒子又可分为一步合成（one-pot synthesis）法及晶种介导生长（seed-mediated growth）法两大类。在一步合成法制备过程中，

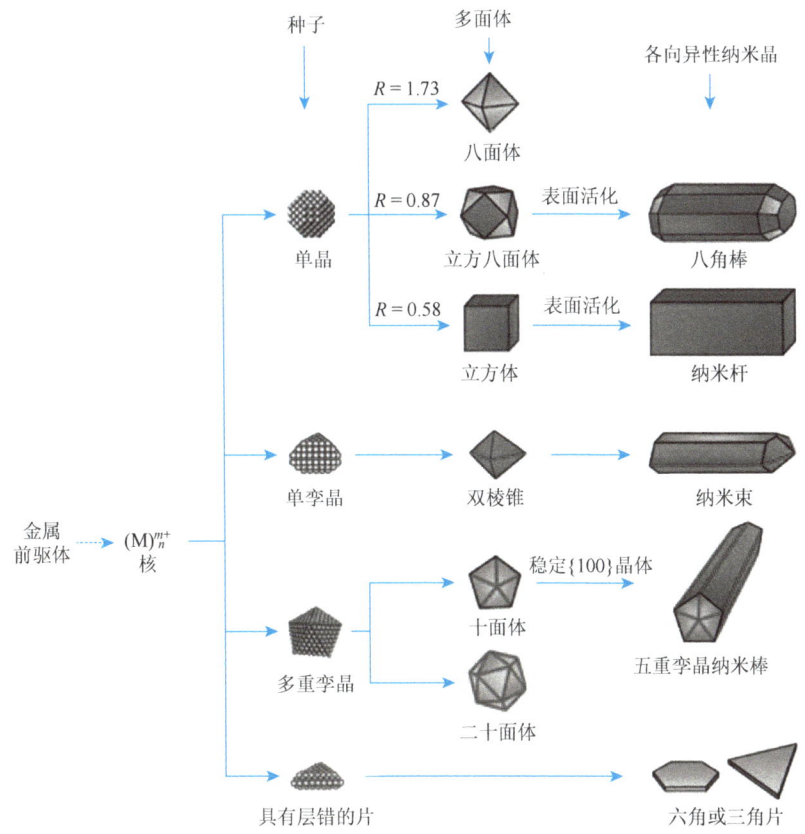

图 12-4 具有不同形貌的金属纳米粒子的制备示意图

成核及晶核的后续生长均在同一个反应体系中连续进行。该方法操作简单，能够制备一些尺寸、形貌可控的纳米粒子，但同时也存在成核过程不能完全可控的缺点。在一步合成法中新晶核的生成可能贯穿整个反应，给产物带来形貌、尺寸难以预测，均一性差等问题。近年来发展出的晶种介导生长法则是在反应体系中引入预先制备的金属团簇或具有特定形貌的纳米粒子作为成核中心，诱导纳米结构外延生长或选择性生长。由于种子溶液中的金属团簇或纳米粒子通常具有较高活性及自催化性质，能够有效抑制生长过程中新的晶核在反应体系中生成，并诱导还原出的金属原子在晶种上沉积与生长。该方法将成核阶段与核生长阶段区分开，分别在不同的反应体系中进行，使得成核与生长可以分别进行精确的调控，而不用担心在各自的反应中这两个反应阶段之间的相互影响。在后续的生长阶段可以更加系统地对反应条件及影响因素进行筛选和研究，从而实现特定形貌及尺寸的金属纳米粒子的高效制备。

12.4.2 贵金属纳米粒子形貌的热力学调控

研究表明，具有面心立方（face-centered cubic，fcc）晶格的金属在没有表面包裹分子的情况下，三个低指数晶面{111}，{100}，{110}的表面能存在如下顺序：$\gamma_{\{111\}} < \gamma_{\{100\}} < \gamma_{\{110\}}$。为了降低表面能，理论上应该倾向于形成以{111}晶面为主的八面体或四面体。但在相同体积下，八面体或四面体的表面积要大于立方体。为了使相同体积下的总表面能最低，在热力学上倾向于形成由{111}和{100}晶面混合的截角八面体。通常在热力学调控占主导的贵金属纳米粒子合成中，生长所得晶体的形貌取决于生长速率较慢、表面能较低的晶面。通过一些功能分子调控各个晶面的表面能，使其选择性地吸附在特定的晶面上，能够改变不同晶面表面能的大小顺序，从而改变不同晶面的生长速率。常用的功能分子包括表面包覆剂、稳定剂等，如聚乙烯吡咯烷酮、十六烷基三甲基溴化铵、十六烷基三甲基氯化铵、柠檬酸盐、卤素离子（Cl^-、Br^-、I^-）、气体分子（CO），以及一些生物分子等。

表面包覆剂是贵金属纳米粒子液相化学合成中常用的功能分子，能够选择性地吸附在特定类型的晶面上，从而改变其表面自由能[6]。当在反应体系中引入表面包覆剂时，由表面包覆剂分子所稳定的晶面具有更低的表面自由能。此外，吸附在特定晶面上的表面包覆剂会阻碍原子在该晶面上的沉积，因此在所形成的纳米粒子中该晶面将占主导。以截角八面体的晶核生长为例，如果引入的表面包覆剂分子选择性吸附于{100}晶面，有效降低了{100}晶面的表面能，使得{111}和{100}晶面的表面能顺序反转为$\gamma_{\{100\}} < \gamma_{\{111\}}$，此时沿〈111〉方向的生长速率将快于〈100〉方向，最终将得到以{100}晶面为主的立方体。如果引入的表面包覆剂分子选择性吸附在{111}晶面上，{111}和{100}晶面的表面能顺序仍为$\gamma_{\{111\}} < \gamma_{\{100\}}$，则沿〈100〉方向的生长速率将快于〈111〉方向，最后得到的是以{111}晶面为主的八面体（图12-5）。

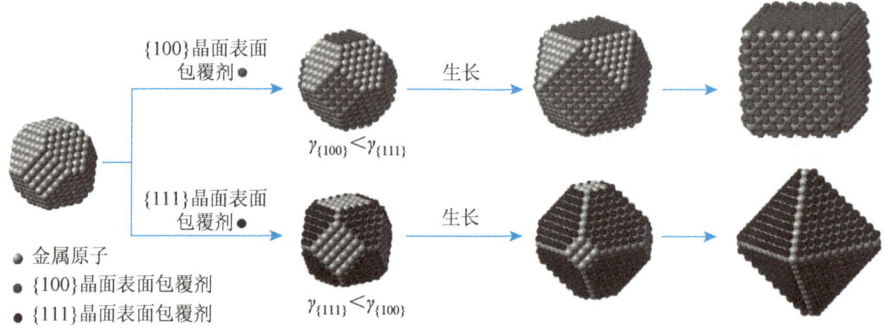

图12-5 表面包覆剂在截角八面体晶核生长中的作用

第 12 章　贵金属纳米粒子合成及动力学调控

可以看出，在液相化学合成中，热力学方法是一种简单有效的调控贵金属纳米粒子形貌的策略。热力学调控的实质是经过足够的时间后，粒子中所有的原子所处的最终位置能够使整个系统的吉布斯自由能最低。在热力学调控下获得的粒子形貌可以被认为是由包括温度、压力和周围环境等实验参数所定义的平衡状态。当这些参数中的任何一个发生扰动时，平衡状态和粒子形貌都会相应地发生改变。贵金属纳米粒子形貌的热力学调控可以通过以下两种方式实现。

1）引入不同类型的表面包覆剂，选择性地作用于不同的晶面，降低这些晶面表面自由能，从而促进特定晶面的形成[7]。利用不同的表面包覆剂对特定晶面吸附的选择性，能够有效降低该晶面的表面自由能，从而控制原子沿该晶面的生长速率，得到不同形貌的纳米粒子。例如，在球形银纳米粒子的外延生长中，若使用聚乙烯吡咯烷酮（PVP）作为表面包覆剂，PVP 会优先吸附在银纳米粒子的{100}晶面上，从而有利于合成表面为{100}晶面占主导的银立方体。而如果在生长体系中加入柠檬酸三钠作为表面包覆剂，柠檬酸三钠对银的{111}晶面的吸附具有选择性，能够有效控制银原子沿〈111〉方向的生长速率，因此生长体系中引入一定量的柠檬酸三钠有利于银八面体的合成（图 12-6）。

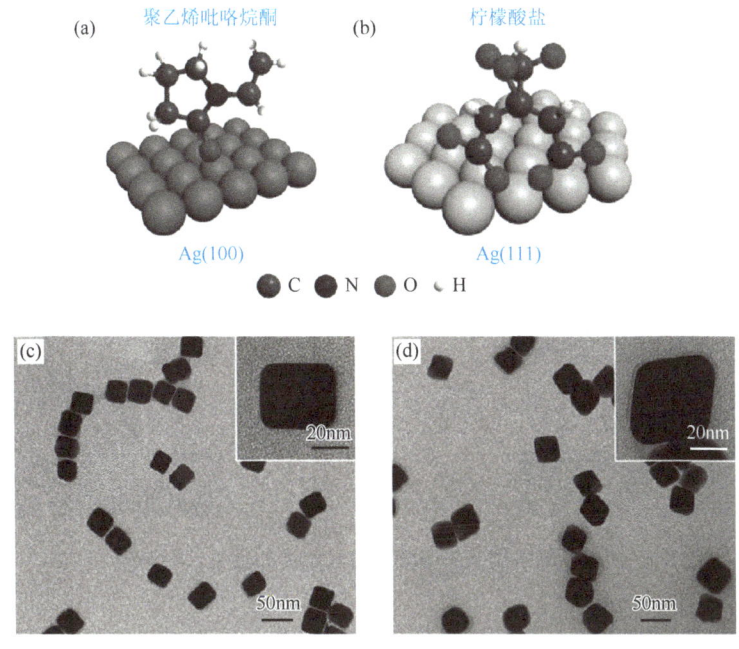

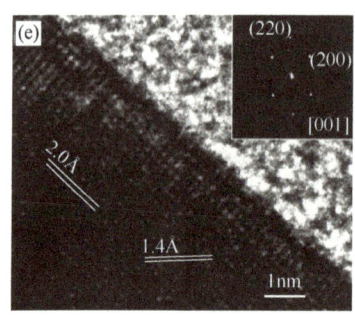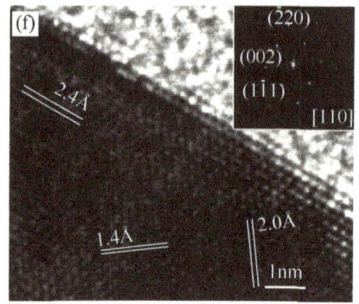

图12-6 两种不同的表面包覆剂[聚乙烯吡咯烷酮(左列)、柠檬酸三钠(右列)]在球形银纳米粒子的外延生长中对不同晶面吸附的选择性及形貌调控

2)通过调控反应体系中表面包覆剂的浓度来控制其在特定晶面上的吸附密度,从而调控其降低该晶面表面自由能能力的强弱[8, 9]。除了表面包覆剂的种类外,表面包覆剂对贵金属纳米粒子生长所得形貌的调控还与其浓度密切相关。以银立方体的外延生长为例,当在生长体系中加入高浓度的 PVP 作为表面包覆剂时,由于相对浓度较高,PVP 除了在银立方体表面吸附外,溶液中还存在大量的自由 PVP。因为 PVP 对银纳米粒子{100}晶面吸附的选择性,随着体系中被还原的银原子在立方体晶种表面的沉积生长,溶液中的自由 PVP 不断被消耗,维持银纳米粒子{100}晶面较高的吸附密度,此时银原子沿〈111〉方向的生长速度较快,因此产物仍为立方体,且尺寸随反应的进行不断增大,直至溶液中的自由 PVP 降至临界值之下,才会出现表面含有{111}晶面的结构。如果在初始的生长体系中加入低浓度的 PVP 并保持其他实验条件不变,随着反应的进行溶液中的自由 PVP 很快会降至临界值之下,此时 PVP 分子在银纳米粒子{100}晶面的吸附密度不断降低,银立方体将长成含有{111}面的截角立方体,最终得到银八面体,如图 12-7 所示。

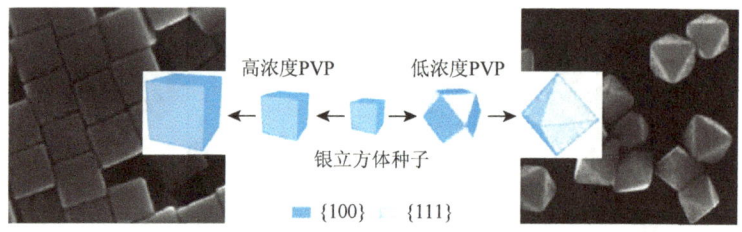

图12-7 聚乙烯吡咯烷酮的浓度对银立方体外延生长所得形貌的影响

12.4.3 贵金属纳米粒子形貌的动力学调控

尽管热力学调控的方法在贵金属纳米粒子的合成及形貌调控方面取得了诸多

进展，但贵金属纳米粒子的形貌可控合成仍面临挑战。首先，尽管目前有很多文献报道了不同种类的表面包覆剂对贵金属纳米粒子特定低指数晶面的选择性吸附，但极少有关于表面包覆剂优先稳定特定高指数晶面方面的报道。高指数晶面在原子尺度上并不是一个平面，可看作由多个仅为单个原子高度的狭窄低指数阶梯晶面构成，因此表面包覆剂在一定程度上依然可以作用于高指数晶面，但仍需要对其选择性及机理进行更深入的研究。其次，表面由多个等效的晶面所构成的金属纳米粒子由于其晶格的高度对称性，热力学的方法无法对这些晶面进行区分，通过热力学调控的方法难以获得具有非对称结构的贵金属纳米粒子。例如，表面由6个{100}晶面所构成的立方体，每个面上原子排列及表面自由能完全相同，在热力学上这6个面是等价的，热力学的方法无法实现在特定表面上的选择性生长。因此，为了克服热力学方法对贵金属纳米粒子合成的局限性，获得更多形貌及结构可控的贵金属纳米粒子，需要在热力学基础上引入其他调控手段，而动力学调控为贵金属纳米粒子的可控合成提供了更多有效的策略。

在贵金属纳米粒子的合成中，反应体系中被还原的自由原子倾向于沉积在纳米粒子表面具有最高反应活性（即自由能最高）的位点或区域，随后在热力学的驱动下，迁移到表面自由能较低的位置，这种情况下得到的是具有热力学主导形貌的纳米粒子。然而在很多情况下，并不是所有的原子都会发生表面迁移，使得最终得到的纳米粒子具有其他形貌。最近的研究表明，金属纳米粒子最终形貌由原子沉积速率（$V_{deposition}$）和表面扩散速率（$V_{diffusion}$）的相对大小决定[6, 10-12]。以立方体晶种的生长为例，在{100}晶面有表面包覆剂存在的情况下，原子会优先沉积在具有较高表面能的立方体角上，形成初始的吸附原子（adatom），而这些吸附原子是否会向相邻棱边或面上迁移则由$V_{deposition}$和$V_{diffusion}$的相对大小决定。当原子沉积速率远远小于表面扩散速率（$V_{deposition}/V_{diffusion} \ll 1$）时，吸附原子将会向能量更低的邻面或邻边扩散，纳米粒子沿〈100〉和〈110〉方向生长，最终得到热力学稳定的立方八面体。如果原子沉积速率远远大于表面扩散速率（$V_{deposition}/V_{diffusion} \gg 1$），则表面扩散相较于原子沉积来说可以被忽略，纳米粒子将沿〈111〉方向生长得到动力学主导的八角形结构（octapod）。如果原子沉积速率略小于表面扩散速率（$V_{deposition}/V_{diffusion} < 1$），则一部分的吸附原子会扩散到相邻的面或棱边上，纳米粒子沿〈100〉、〈110〉、〈111〉三个方向均生长，最终得到截角立方体。若是原子沉积速率略大于表面扩散速率（$V_{deposition}/V_{diffusion} > 1$），则更多的吸附原子将沉积在立方体的角上，最终形成具有高指数晶面的凹面立方体，如图12-8所示。

原子沉积速率和表面扩散速率均是与动力学相关的参数，可以通过与化学动力学相关的实验参数（如前驱体注入反应体系的速度、反应温度等）来调控[12]。需要注意的是，纳米粒子表面自由能受粒子表面所暴露的晶面，以及孪晶缺陷等因素影响，而表面包覆剂在特定晶面上的选择性吸附，不仅会降低该晶面的表面

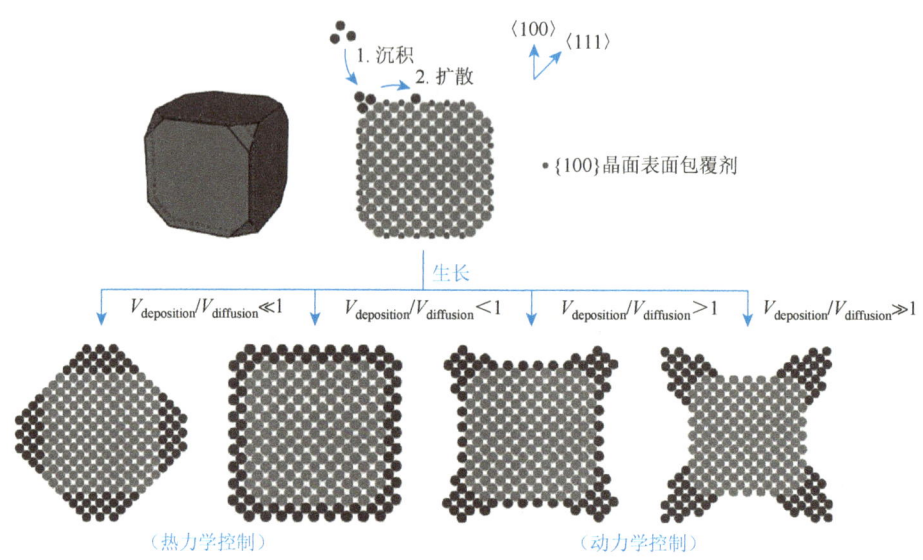

图 12-8　原子沉积速率与表面扩散速率的相对大小对产物形貌的影响

自由能,同时也会增加原子表面扩散的能垒。因此,需要对反应动力学及相应的参数进行精确的调控,才能够得到具有特定形貌的贵金属纳米粒子。例如,在钯立方体的可控生长中,可以通过注射泵将前驱体 Na_2PdCl_4 以可控的速度滴加进反应体系,控制反应体系中钯原子的浓度。若反应体系中使用还原能力较强的还原剂(如抗坏血酸),滴加进反应体系的前驱体会迅速被还原成钯原子。当反应温度固定时,反应体系中新形成的钯原子的浓度随前驱体的注入速度提高而增大,而反应体系中钯原子的浓度对其在立方体晶种表面的沉积速率有直接影响,因此钯原子的沉积速率与前驱体的注入速度成正比。此外,吸附原子在反应体系中的扩散速率可以通过反应温度控制,提高反应温度有利于沉积在立方体角上的吸附原子向邻面或邻边扩散。通过对前驱体注入速度及反应温度的精确调控,能够控制备八角形结构、凹面立方体、截角立方体、立方八面体等不同形貌的钯纳米粒子(图 12-9)。

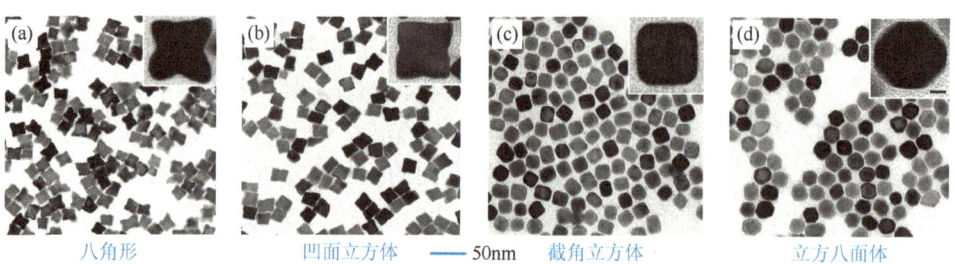

图 12-9　通过精确调控前驱体注入速度和反应温度,改变原子沉积速率与表面扩散速率的相对大小,制备具有不同形貌的钯纳米粒子

通过反应动力学调控贵金属纳米粒子形貌的方法还能够被应用于其他种类的贵金属体系，制备形貌可控的贵金属纳米粒子[13]。例如，在铑（Rh）立方体的可控生长中，可以通过控制前驱体的注入速度调控铑立方体晶核生长所得的形貌。当前驱体注入速度较慢时，所得粒子具有凹面立方体结构，而前驱体注入速度较快时，将得到具有八角形结构的纳米粒子。此外，一些二元贵金属纳米粒子的形貌也能够通过动力学的方法进行调控，包括钯-铂、钯-铑、铂-铑等二元贵金属纳米粒子[14-16]（图 12-10）。

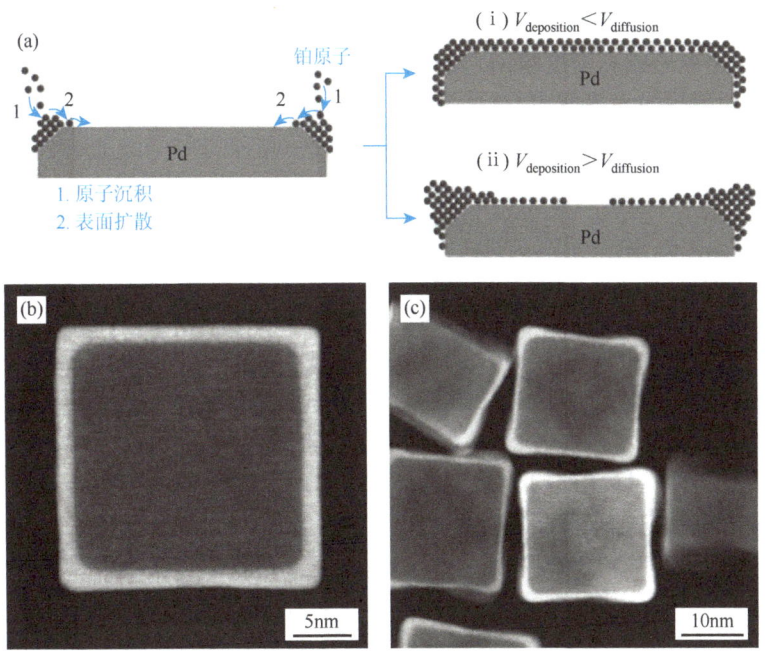

图 12-10　动力学调控铂在钯纳米晶种表面的生长模式

由上面的例子可以看出，具有 fcc 结构的单晶晶种，由于其晶格高度对称，更倾向于生长成高度对称的结构（如立方体、立方八面体、八面体等），其具体形貌由〈100〉方向和〈111〉方向的相对生长速率决定。在晶种的生长过程中，如果要突破立方对称晶胞对晶体形貌的内在束缚，得到具有非对称结构的产物，可以通过以下几种方法实现：

1）在成核过程中，在晶核的晶格中引入孪晶缺陷或堆叠层错，打破晶格的对称性。例如，含有孪晶缺陷的十面体种子通过后续生长，可以得到五重孪晶纳米棒或纳米线，而含有堆叠层错的片状种子通过生长可以得到三角形或六角形的纳米片。

2）生长过程中使晶种通过聚集或吸附形成聚集体，这些聚集体中同样含有较多的孪晶缺陷或堆叠层错。

3）生长过程中通过动力学方法，诱导自由原子在对称的晶种上不对称沉积。

动力学调控为对称晶种的不对称生长提供了非常有效的手段。通过对动力学相关的实验参数进行精确调控，能够诱导还原出的自由原子在立方体、八面体等对称晶种的表面上选择性沉积生长，形成具有特殊结构的非对称贵金属纳米粒子。例如，以银立方体为种子生长银，在使用低浓度的 PVP 作为表面包覆剂的条件下，通过控制前驱体 $AgNO_3$ 注入反应体系的速度，可以控制银原子在立方体晶种的 1 个、3 个或 6 个面上选择性生长[17]。因为反应体系中 PVP 浓度较低，不足以在银的{100}晶面上形成高密度吸附，此时{111}晶面的表面自由能仍低于{100}晶面，晶种生长后更倾向于暴露出{111}晶面。当前驱体的注入速度较慢时，体系中的自由原子浓度较低，经沉积扩散后仅能够在立方体晶种的 1 个面上形成活性生长位点，最终形成 5/6 截角八面体。当前驱体以中等速度注入反应体系时，自由原子数量增多，将在立方体晶种更多的面上形成活性生长位点，得到具有 3/6 截角八面体形貌的纳米粒子。当前驱体快速注入反应体系中时，体系中大量的自由原子使得在晶种表面的沉积与生长失去选择性，最终晶种沿所有方向外延生长得到八面体，如图 12-11 所示。此外，调控其他动力学参数，如使用具有不同还原速率的前驱体，也能够实现贵金属纳米粒子的选择性生长。

通过上面的例子可以看出，动力学调控的方法可以控制反应体系中新还原的自由原子在同种金属晶种的表面上选择性生长，获得一些通过热力学方法无法制备的特定形貌。但对于异质金属的生长而言，由于不同金属原子之间存在一定的晶格失配，形貌调控变得更为复杂与困难。在二元双金属体系中，较为容易制备的是基于异质外延生长所得的核壳结构的纳米粒子，以及基于选择性生长所得的异质结构的纳米粒子。不难看出，这两种形貌均具有对称性（中心对称或轴对称），而具有非对称结构形貌的双金属纳米粒子则罕有报道。动力学调控为双金属纳米粒子的形貌调控提供了有效的手段，能够突破热力学调控所形成形貌的对称性，实现异质金属在晶种表面的可控选择性生长。

通过动力学的方法调控银在钯种子纳米晶表面的选择性沉积生长就是一个典型的例子。以钯立方体作为晶种，通过控制表面包覆剂的浓度及种类、还原剂、前驱体注入反应体系的速度，以及反应温度等一系列动力学相关的反应条件，实现对反应动力学的调控，从而精确控制反应体系中被还原的银原子在钯立方体晶种不同数量表面上的选择性沉积与生长，涵盖只有一个面选择性生长，直至所有六个面均生长所有六种不同情况，分别制备了具有异质结构、偏心结构、核壳结构的钯-银双金属纳米粒子[18, 19]。在银的选择性生长中，银前驱体的还原速率极大影响了其选择性生长的模式。当银前驱体在反应体系中以极慢

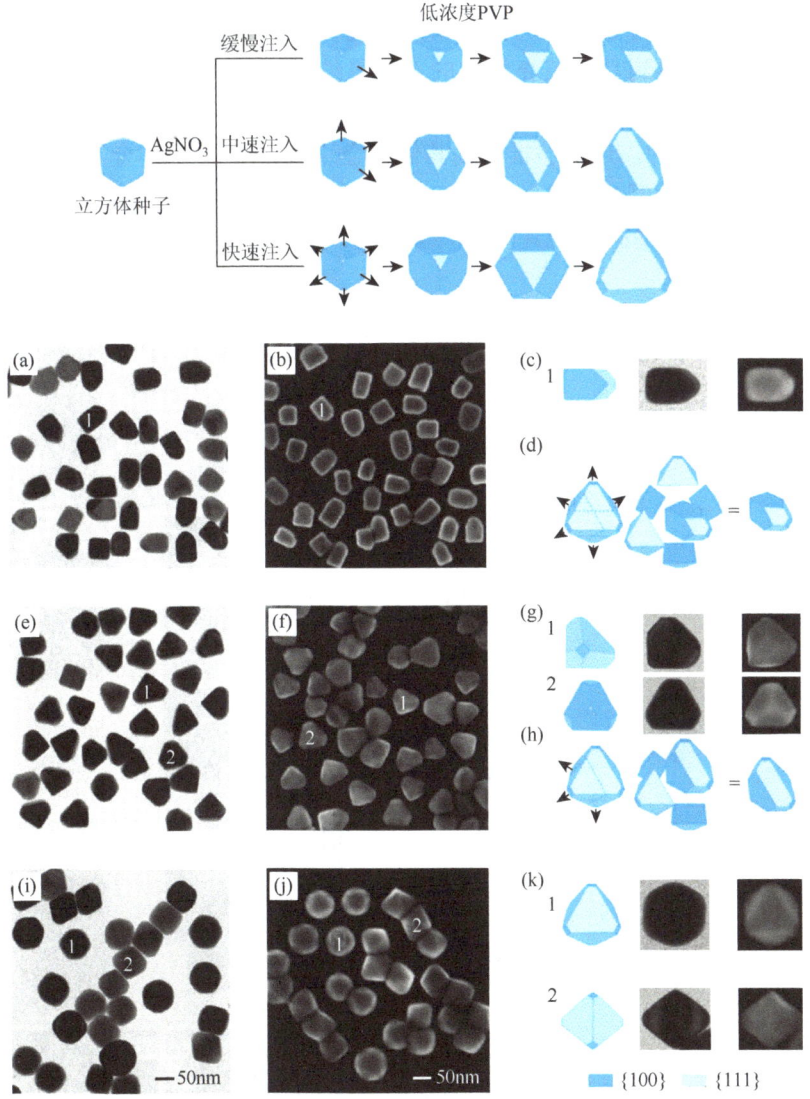

图 12-11 在低浓度 PVP 的反应体系中，通过前驱体 $AgNO_3$ 的注入速度调控银立方晶种的选择性生长

的速率还原时，反应体系中较低的银自由原子浓度使得其与晶种表面碰撞的概率变低，一旦银原子在晶种的某个面发生碰撞而沉积时，该面就成为后续原子沉积生长的活性位点，此时将得到银在钯立方体一个面选择性生长，具有异质结结构的双金属纳米粒子。增大前驱体的还原速率，银自由原子将有更高的概率与晶种更多数量的表面发生碰撞，从而形成更多的活性生长位点，此时将得到具有偏心结构的双金属纳米粒子。当前驱体以极快的速率还原时，体系中大

量的银自由原子使得碰撞和沉积生长失去选择性,最终银将在晶种所有表面上沉积生长,从而得到具有核壳结构的双金属纳米粒子,如图 12-12 所示。这种动力学调控双金属纳米粒子形貌的策略不仅能够应用于不同尺寸、不同形貌(如八面体)的晶种,还能够推广到其他双金属体系中(如钯-金、钯-铜、金-银等)[20-22],为制备更多形貌、结构可控的新型二元甚至多元金属纳米晶体提供有效的方法及理论基础。

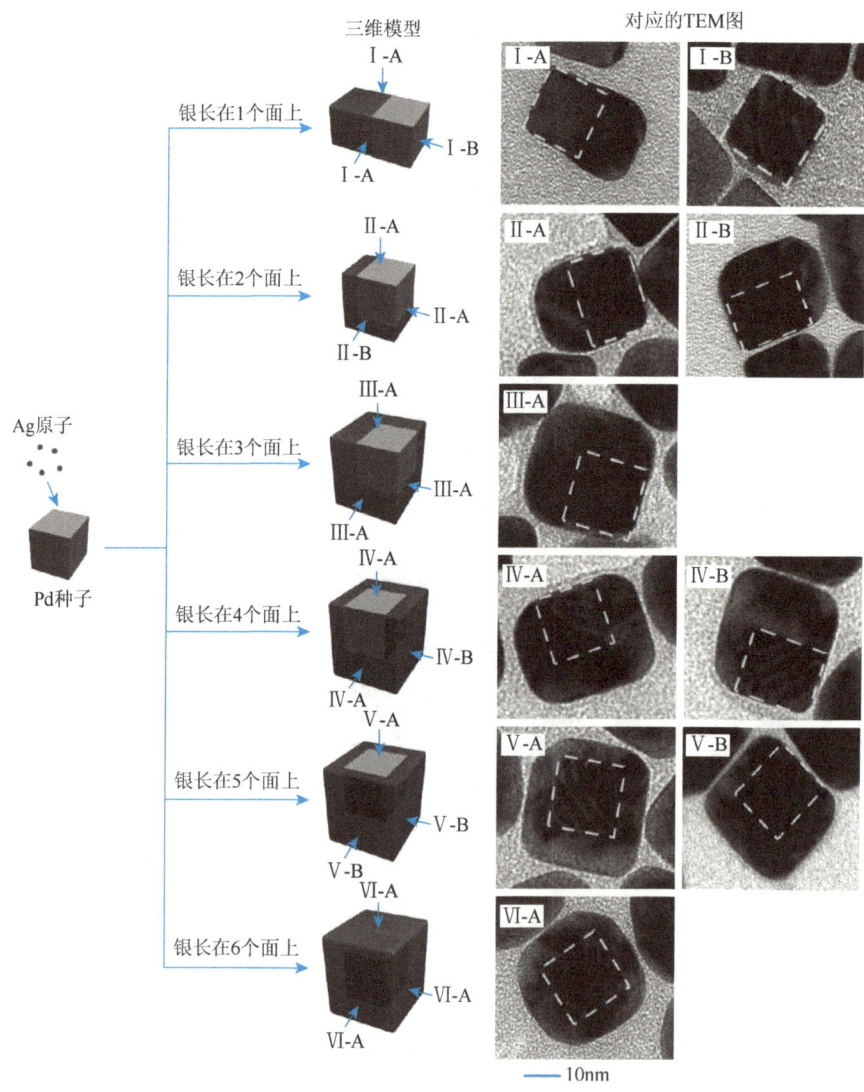

图 12-12　动力学调控银在钯立方体晶种不同数量的面上选择性沉积生长

需要说明的是，虽然目前贵金属纳米粒子的形貌可控合成与机理研究已取得了较大的进展，但实际上贵金属纳米粒子的成核与生长是一个非常复杂的过程，高质量晶种的获取、自由原子的表面沉积与迁移、非对称形貌的具体形成机理等一系列问题的研究仍然面临巨大的挑战。此外，热力学与动力学相关参数的精确调控也远比理论复杂，往往改变某个实验参数会引起成核与生长过程中诸多实验条件的变化。例如，改变反应温度不仅会改变前驱体的还原速率，还会影响自由原子在晶种表面的沉积与迁移速率。总体来说，贵金属纳米粒子的形貌可控合成是热力学与动力学共同作用的结果，仍需要后续进一步的深入研究。

参 考 文 献

[1] Kelly K L, Coronado E, Zhao L L, et al. The optical properties of metal nanoparticles: the influence of size, shape, and dielectric environment. J Phys Chem B, 2003, 107: 668-677.

[2] Wiley B J, Im S H, Li Z Y, et al. Maneuvering the surface plasmon resonance of silver nanostructures through shape-controlled synthesis. J Phys Chem B, 2006, 110: 15666-15675.

[3] Wiley B J, Chen Y, McLellan J M, et al. Synthesis and optical properties of silver nanobars and nanorice. Nano Lett, 2007, 7: 1032-1036.

[4] LaMer V K, Dinegar R H. Theory, production and mechanism of formation of monodispersed hydrosols. J Am Chem Soc, 1950, 72: 4847-4854.

[5] Xia Y, Xiong Y, Lim B, et al. Shape-controlled synthesis of metal nanocrystals: simple chemistry meets complex physics. Angew Chem Int Ed, 2009, 48: 60-103.

[6] Xia Y, Xia X, Peng H C. Shape-controlled synthesis of colloidal metal nanocrystals: thermodynamic versus kinetic products. J Am Chem Soc, 2015, 137: 7947-7966.

[7] Zeng J, Zheng Y, Rycenga M, et al. Controlling the shapes of silver nanocrystals with different capping agents. J Am Chem Soc, 2010, 132: 8552-8553.

[8] Xia X, Zeng J, Oetjen L K, et al. Quantitative analysis of the role played by poly (vinylpyrrolidone) in seed-mediated growth of Ag nanocrystals. J Am Chem Soc, 2012, 134: 1793-1801.

[9] Zhu C, Zeng J, Lu P, et al. Aqueous-phase synthesis of single-crystal Pd seeds 3 nm in diameter and their use for the growth of Pd nanocrystals with different shapes. Chem Eur J, 2013, 19: 5127-5133.

[10] Liu M, Zheng Y, Zhang L, et al. Transformation of Pd nanocubes into octahedra with controlled sizes by maneuvering the rates of etching and regrowth. J Am Chem Soc, 2013, 135: 11752-11755.

[11] Xie S, Lu N, Xie Z, et al. Synthesis of Pd-Rh core-frame concave nanocubes and their conversion to Rh cubic nanoframes by selective etching of the Pd cores. Angew Chem Int Ed, 2012, 51: 10266-10270.

[12] Xia X, Xie S, Liu M, et al. On the role of surface diffusion in determining the shape or morphology of noble-metal nanocrystals. PNAS, 2013, 110: 6669-6673.

[13] Zhang H, Li W, Jin M, et al. Controlling the morphology of rhodium nanocrystals by manipulating the growth kinetics with a syringe pump. Nano Lett, 2011, 11: 898-903.

[14] Zhang H, Jin M, Liu H, et al. Facile synthesis of Pd-Pt alloy nanocages and their enhanced performance for preferential oxidation of CO in excess hydrogen. ACS Nano, 2011, 5: 8212-8222.

[15] Xie S, Choi S I, Lu N, et al. Atomic layer-by-layer deposition of Pt on Pd nanocubes for catalysts with enhanced

activity and durability toward oxygen reduction. Nano Lett，2014，14：3570-3576.

[16] Xie S, Peng H C, Lu N, et al. Confining the nucleation and overgrowth of Rh to the {111} facets of Pd nanocrystal seeds: the roles of capping agent and surface diffusion. J Am Chem Soc，2013，135：16658-16667.

[17] Xia X, Xia Y. Symmetry breaking during seeded growth of nanocrystals. Nano Lett，2012，12：6038-6042.

[18] Zhu C, Zeng J, Tao J, et al. Kinetically controlled overgrowth of Ag or Au on Pd nanocrystal seeds: from hybrid dimers to nonconcentric and concentric bimetallic nanocrystals. J Am Chem Soc，2012，134：15822-15831.

[19] Zeng J, Zhu C, Tao J, et al. Controlling the nucleation and growth of silver on palladium nanocubes by manipulating the reaction kinetics. Angew Chem Int Ed，2012，51：2354-2358.

[20] Jin M, Zhang H, Wang J, et al. Copper can still be epitaxially deposited on palladium nanocrystals to generate core-shell nanocubes despite their large lattice mismatch. ACS Nano，2011，6：2566-2573.

[21] Gilroy K D, Hughes R A, Neretina S. Kinetically controlled nucleation of silver on surfactant-free gold seeds. J Am Chem Soc，2014，136：15337-15345.

[22] Lee S U, Hong J W, Choi S I, et al. Universal sulfide-assisted synthesis of M-Ag heterodimers (M = Pd, Au, Pt) as efficient platforms for fabricating metal-semiconductor heteronanostructures. J Am Chem Soc，2014，136：5221-5224.

索 引

A

阿伦尼乌斯方程　155
阿伦尼乌斯活化能　155
癌胚抗原　219
奥斯特瓦尔德稀释定律　71

B

半导体气体传感器　189
半衰期　157
编码　261
标准电池电动势　83
标准电极电势　88
标准吉布斯函数变化量　53
标准摩尔活化吉布斯自由能　176
标准摩尔活化焓　176
标准摩尔活化熵　176
标准平衡常数　52, 53, 55, 56, 59, 83, 92
标准氢电极　87
标准态化学势　40, 41
表面包覆剂　270
表面等离激元共振（SPR）　268
表面电势　138
表面扩散　277
表面效应　239
表面增强拉曼散射（SERS）　269
表面张力　245
表面自由能　274
玻璃电极　95
卟啉　201
卟啉功能化的介孔胶体晶体　204
卟啉修饰的胶体晶体微球　202
不可逆电极过程　60

布朗运动　128

C

参比电极　89
超电势　98
沉降　131
沉降平衡　131
成核　272
斥力势能　143
传感器　210

D

单壁碳纳米管　218
胆碱氧化酶　220
等电点　137
缔合胶体　128
碲化镉　198
电池电动势　84, 87
电池电动势的温度系数　83
电导　66
电导率　66, 68
电动电势　138
电动现象　135
电化学　60
电化学防腐　104
电化学腐蚀　103
电化学极化　100
电化学类气体传感器　192
电化学阻抗谱　220
电极的极化　98
电解池　61, 97
电解质溶液　60, 61, 65
电渗　136

电势　136
电子鼻　200
丁铎尔效应　133
动力性质（动态性质）　128
对峙反应　162
多巴胺　220
多元生物检测　261

E

二级反应　157

F

法拉第电解定律　62
反蛋白石结构　197
反应分子数　154
反应机理　154
反应级数　154
反应速率　150
反应坐标　173
范德华力　245
范特霍夫等温方程　52
方波伏安法　217
非密堆积　255
沸点升高　48
分解电压　97
分解压　57
分散介质　126
分散体系　126
分散相　126
分压商　52
分子印迹聚合物　221
负极　61

G

概率因子　172
高分子溶液　127
个体健康监护　208
各向同性粒子　246
各向异性粒子　246
光学传感阵列　201
光学气体传感器　196
光子鼻　200
光子禁带　254

光子晶体　201, 254
过饱和浓度　272
过渡态理论　173

H

还原反应　61
核酸适配体　214
核糖核酸　213
亨利定律　42, 44, 45
恒定电位电解池型气体传感器　193
宏观量子隧道效应　240
化学动力学　148
化学气相沉积　220
化学热力学　148
化学势　37, 45
化学吸附　178
黄嘌呤　221
挥发性有机化合物　201
活度　49, 74
活度系数　49, 74

J

基元反应　153
吉布斯-亥姆霍兹公式　47, 58
极限电流型气体传感器　194
疾病早期诊断　208
碱性蓄电池　108
胶态　125
胶体　125
胶体晶体　253
胶体晶体材料　196
胶体晶体微球　198, 201
接触电势　86
接触燃烧式气体传感器　191
结构色　254
解离平衡常数　70
介观系统　238
金黄色葡萄球菌　218
金属的阳极保护　105
金属的阴极保护　104
晶体　125
晶种介导生长　272
静电作用力　245

局域表面等离子共振（LSPR） 268
聚沉 143
聚沉值 144
聚合酶链式反应 217

K

咖啡因 221
抗坏血酸 220
抗肌萎缩蛋白 217
可逆电池 60, 76
枯草芽孢杆菌 218
扩散 130

L

拉乌尔定律 42, 45
辣根过氧化物酶 222
朗缪尔吸附等温式 181
离子的电迁移 63
离子平均活度 93
离子平均活度系数 75
理想稀溶液 45
理想液态混合物 42
锂离子电池 110
连续反应 166
链传递（链增长） 168
链反应 168
链引发 168
链载体 168
链终止 168
量子尺寸效应 239
量子点（QD） 198
零级反应 161
流动电势 136

M

毛细力 246
密堆积 255
面心立方 274
敏化作用 145
摩尔电导率 66, 68
摩尔吉布斯函数 47

N

囊性纤维化跨膜传导调节因子 217

能斯特方程 82
尿酸 220
凝固点降低 46
凝固点降低值 47
浓差电池 95
浓差电池型气体传感器 193
浓差极化 99

P

碰撞截面 171
碰撞理论 171
偏摩尔吉布斯函数 36, 37, 40
偏摩尔量 35, 36, 37
偏摩尔热力学能 36
偏摩尔体积 36
频率因子 155
平行反应 164
平衡 7
平衡常数 54, 55, 57
葡萄糖氧化酶 222
普鲁士蓝 222

Q

气固吸附的类型 178
气固吸附的作用力 185
气体传感器 188
气体传感阵列 199
气相销毁 170
器壁销毁 170
强电解质 61, 73
氢键 245
去甲肾上腺素 221
缺陷 279

R

燃料电池 109
热传导式气体传感器 191
热力学第一定律 11
人工鼻 199
人绒毛膜促性腺激素 221
人体呼出气体 205
溶胶 127
柔性可穿戴传感设备 207

瑞利散射　134
弱电解质　61, 73

S

三级反应　159
散射　268
渗透压　48, 130
渗析　146
生物标志物　218
生长　272
声表面波气体传感器　195
石英晶体微天平传感器　195
势能垒　173
势能面　173
输血传播病毒　217
双电层　138
四苯基锌卟啉　198
速率常数　153
速率方程　152
速率控制步骤　167
酸性铅蓄电池　108

T

弹性碰撞　171
碳糊电极　217
体积效应　239
脱氧核糖核酸　213

W

微生物燃料电池　110
稳态近似法　169
物理吸附　178

X

吸附等量线　180
吸附等温线　180, 181
吸附等压线　179, 180
吸附量与吸附平衡　179
吸附热　187
吸收　268
心脏肌钙蛋白 I　219
心脏肌钙蛋白 T　219
锌锰干电池　107

Y

亚甲基蓝　217
阳极　61
氧化反应　61
液体接界电势　96
一步合成　272
一级反应　156
乙酰氨基酚　221
乙酰胆碱　219
乙酰胆碱酯酶　220
乙型肝炎病毒　217
逸度　41
阴极　61
引力势能　143
有效碰撞　171
原电池　61
原电池型气体传感器　192
原子沉积　277
运动神经元生存蛋白　217

Z

振荡　268
蒸气压　46
蒸气压下降　46
正极　61
支链反应　168
直链反应　168
指数富集的配体系统进化技术　214
质量型气体传感器　195
质量作用定律　154
自由电子　268
自由能　176
自组装　244
左氧氟沙星　221

其他

1-芘丁酸琥珀酰亚胺酯　218
BET 多分子层吸附等温式　184
PEDOT/PPy 导电高分子材料　198
VOC 标志物气体　206, 207
α-唾液淀粉酶　222
ζ 电势　138